G. Rudolf
P. Henningsen

Somatoforme Störungen

Somatoforme Störungen

Theoretisches Verständnis und therapeutische Praxis

Herausgeber

G. Rudolf
und P. Henningsen,
Heidelberg

Mit 33 Tabellen
und 21 Abbildungen

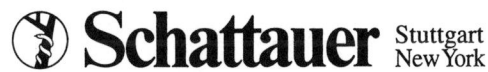 **Schattauer** Stuttgart New York

Herausgeber

Prof. Dr. med. G. Rudolf
Dr. med. P. Henningsen
Psychosomatische
Universitätsklinik Heidelberg
Thibautstraße 2
69115 Heidelberg

Umschlagabbildung:
Paul Klee 1939, 1119 (Hi 19) Ein Antlitz auch
des Leibes
© VG Bild-Kunst, Bonn 1997

**Die Deutsche Bibliothek – CIP-Einheits-
aufnahme**

Somatoforme Störungen : theoretisches Verständnis und therapeutische Praxis ; mit 33
Tabellen / Hrsg.: G. Rudolf und P. Henningsen.– Stuttgart ; New York : Schattauer,
1998
  ISBN 3-7945-1830-6

© 1998 by F. K. Schattauer Verlagsgesell-
schaft mbH, Lenzhalde 3, D-70192 Stuttgart,
Germany
Printed in Germany

Lektorat: Ingrid Haberkorn M. A.
Satz: Mitterweger Werksatz GmbH,
Am Ochsenhorn 14, 68723 Plankstadt
Druck und Einband:
Druckhaus „Thomas Müntzer" GmbH
99947 Bad Langensalza
Gedruckt auf chlor- und säurefrei gebleichtem
Papier

ISBN 3-7945-1830-6

Vorwort

Die diagnostische Klassifikation psychosomatischer Störungen ist seit langem problematisch. Krankheitsbilder wie Colitis ulcerosa, Asthma bronchiale etc. wurden unter Berufung auf F. Alexander als *vegetative Neurosen* interpretiert, was eine anhaltende Diskussion über die wirkliche oder vermeintliche Psychogenese dieser in der Inneren Medizin häufigen Krankheitsbilder auslöste. Wollte man unterstreichen, daß eine Störung nicht auf einem organischen Grundleiden beruhte, verwendete man Begriffe wie *funktionell* oder *psychovegetativ.* Da sich der Nachweis der Psychogenese einer Störung oft nicht mit Sicherheit führen läßt, blieb es häufig bei umstrittenen diagnostischen Behauptungen.

Mit der Einführung der Kategorie *Somatoforme Störungen* in DSM-III und ICD-10 ist eine deutliche Veränderung eingetreten. Im Vordergrund steht nun nicht mehr der Nachweis oder die Widerlegung einer Psychogenese, sondern die *Deskription eines typischen Verhaltensmusters.* Dieses enthält, im Gegensatz zu herkömmlichen Krankheitsbeschreibungen, nicht nur Symptome, sondern auch typische kognitive Überzeugungen, d. h. subjekte Krankheitstheorien und charakteristische Interaktionsbereitschaften.

Der Dissens zwischen den Patienten, welche vom Vorliegen einer primär organischen Krankheit überzeugt sind, und den Ärzten, die eine solche nicht nachweisen können, bedeutet nicht länger eine Alternative, die in die eine oder andere Richtung entschieden werden muß, sondern wird als *charakteristische Ausgangssituation somatoformer Störungen* akzeptiert. Diese Sichtweise erlaubt es, darauf zu verzichten, daß entweder auf organischer Seite eine »richtige« Körperkrankheit nachgewiesen oder auf psychotherapeutischer Seite ein krankmachender Konflikt aufgezeigt werden muß. Die Patienten, die oft lange Zeit mit großem Aufwand und vergeblich körperlich durchuntersucht und schließlich zum Psychotherapeuten überwiesen werden, sind in der Regel von der somatischen Medizin enttäuscht und setzen wenig Hoffnung auf eine psychotherapeutische Medizin, von der sie sich fälschlicherweise psychisiert oder psychiatrisiert fühlen.

Die Übernahme des traditionsreichen Begriffs Somatisierung transportiert noch etwas von der herkömmlichen Vorstellung eines psychischen Konflikts, der sich im Körper ausdrückt. Die ICD-10 versteht das Krankheitsbild der Somatisierungsstörung allerdings theorielos als *vielfältige Körperbeschwerde,* die mit der Befürchtung oder Überzeugung schwerer körperlicher Krankheit verbunden ist. Alle einzelnen Unterformen der somatoformen Störungen sind durch dieses Faktum in entscheidender Weise geprägt, so daß wir in dem vorliegenden Band den Schwerpunkt nicht auf die Unterscheidung dieser einzelnen Krankheitsbilder legen, sondern die gemeinsamen Grundlinien der somatoformen Störungen untersuchen. Als wichtigste Gemeinsamkeit werden wir die *Patienteneinstellungen* und die dadurch geprägte *Arzt-Patient-Beziehung* in den Vordergrund stellen, weil dieses Thema die stärksten therapeutischen Konsequenzen aufweist.

Psychotherapeutische Bemühungen bei somatoform gestörten Patienten scheitern leicht an dem Versuch, zu dem vermeintlichen psychologischen Kernkonflikt des Patienten vorzudringen. Dagegen eröffnet die Aufmerksamkeit für das interaktionelle Angebot des Patienten und die dahinterliegenden Überzeugungen gute Möglichkeiten, eine therapeutische Beziehung aufzubauen und sie über die ausgeprägten Zweifel des Patienten hinweg so zu festigen, daß eine therapeutische Zusammenarbeit möglich wird.

Die *neugeschaffene diagnostische Begrifflichkeit,* die daran anknüpfenden, vorwiegend *psychodynamischen Modellvorstellungen* und die daraus resultierenden *interaktionell zentrierten Therapieansätze* eröffnen so neue Wege in der psychotherapeutischen Medizin. Wie hilfreich diese sind, erweist sich nicht nur in der Auseinandersetzung mit einzelnen Krankheitsbildern und grundlagenorientierten

Perspektiven in diesem Band; sie werden sich in unser aller praktischem Umgang mit diesen notorisch »schwierigen« Patienten bewähren müssen.

Eine von uns verfaßte kurze Einführung zu den einzelnen Beiträgen findet sich vor den jeweiligen Abschnitten dieses Buches.

Als Herausgeber bedanken wir uns bei den Autoren für die konstruktive und zuverlässige Zusammenarbeit. Herrn Dr. med. Dipl.-Psych. W. Bertram danken wir für seine Unterstützung und die prompte Bereitschaft, diesen Band zu verwirklichen. Frau G. Katscher sind wir für die sorgfältige Betreuung dieses Buchprojekts ebenfalls dankbar. Über Anregungen und Kritik aus dem Kreis der Leser würden wir uns sehr freuen.

Heidelberg, im Frühjahr 1998

G. Rudolf
P. Henningsen

Inhalt

III. Therapeutische Verfahren

IV. Klinische Modellbildung

V. Forschungsperspektiven

Autoren

Prof. Dr. L. Alberti
Klinik und Klinisches Institut für
Psychosomatische Medizin und
Psychotherapie
Heinrich-Heine-Universität Düsseldorf
Postfach 12 05 10, 40605 Düsseldorf

R. Bischoff
In der unteren Rombach 6, 69118 Heidelberg

M. Borchert
Abteilung Tropenhygiene und Öffentliches
Gesundheitswesen
Hygiene-Institut
Im Neuenheimer Feld 324, 69120 Heidelberg

PD Dr. med. H. Ebel
Klinik für Psychiatrie und Psychotherapie
des Universitätsklinikums
RWTH Aachen
Pauwelsstraße 30, 52057 Aachen

Prof. Dr. med. U. T. Egle
Klinik für Psychosomatische Medizin und
Psychotherapie
Universität Mainz
Untere Zahlbacher Straße 8, 55131 Mainz

PD Dr. rer.nat. Dipl.-Psych. Ulrike Ehlert
Forschungszentrum für Psychobiologie und
Psychosomatik
Universität Trier
Friedrich-Wilhelm-Straße 23, 54290 Trier

PD Dr. med. W. Eich
Abteilung Innere Medizin II
Medizinische Universitätsklinik Heidelberg
Bergheimerstraße 58, 69115 Heidelberg

Prof. Dr. med. M. Franz
Klinisches Institut für Psychosomatische
Medizin und Psychotherapie
Heinrich-Heine-Universität Düsseldorf
Moorenstraße 5, 40225 Düsseldorf

Dr. phil. Dipl.-Psych. T. Grande
Psychosomatische Universitätsklinik
Heidelberg
Thibautstraße 2, 69115 Heidelberg

Dr. med. N. Hartkamp
Klinik für Psychosomatische Medizin und
Psychotherapie
Rheinische Landes- und Hochschulklinik
Düsseldorf
Postfach 12 05 10, 40605 Düsseldorf

Dr.med. Claudia Heckrath
Klinik und Klinisches Institut für
Psychosomatische Medizin und
Psychotherapie
Heinrich-Heine-Universität Düsseldorf
Postfach 12 05 10, 40605 Düsseldorf

Dr.rer.nat. Christine Heim
Forschungszentrum für Psychobiologie und
Psychosomatik
Universität Trier
Friedrich-Wilhelm-Straße 23, 54290 Trier

Prof. Dr.phil. D. Hellhammer
Forschungszentrum für Psychobiologie und
Psychosomatik
Universität Trier
Friedrich-Wilhelm-Straße 23, 54290 Trier

Dr. med. P. Henningsen
Psychosomatische Universitätsklinik
Heidelberg
Thibautstraße 2, 69115 Heidelberg

Prof. Dr. med. S. O. Hoffmann
Klinik für Psychosomatische Medizin und
Psychotherapie
Universität Mainz
Untere Zahlbacher Straße 8, 55131 Mainz

Prof. med. P. Joraschky
Abteilung Psychosomatische Medizin und
Psychotherapie
Universität Erlangen-Nürnberg
Schwabachanlage 6, 91054 Erlangen

Dr. med. J. Kruse
Klinik und Klinisches Institut für
Psychosomatische Medizin und
Psychotherapie
Heinrich-Heine-Universität Düsseldorf
Postfach 12 05 10, 40605 Düsseldorf

Prof. Dr. med. J. Küchenhoff
Abteilung für Psychotherapie und
Psychohygiene
Psychiatrische Universitätsklinik Basel
Socinstraße 55 a, CH-4051 Basel

Prof. Dr. K. Lieberz
Psychosomatische Klinik am Zentralinstitut
für Seelische Gesundheit
Quadrat J5, 68159 Mannheim

PD Dr. med. T. Loew
Abteilung Psychosomatische Medizin und
Psychotherapie
Universität Erlangen-Nürnberg
Schwabachanlage 6
91054 Erlangen

Dr. med. K. Podoll
Klinik für Psychiatrie und Psychotherapie
des Universitätsklinikums
RWTH Aachen
Pauwelsstraße 30
52057 Aachen

Univ. -Doz. Dr. W. Rief
Medizinisch-Psychosomatische Klinik
Roseneck
Am Roseneck 6, 83209 Prien am Chiemsee

Prof. Dr. med. G. Rudolf
Psychosomatische Universitätsklinik
Heidelberg
Thibautstraße 2, 69115 Heidelberg

Dr. med. M. Sack
Abteilung Psychosomatik und
Psychotherapie
Medizinische Hochschule Hannover
Carl-Neuberg-Straße 1, 30625 Hannover

Prof. Dr. med. H. Schepank
Psychosomatische Klinik am Zentralinstitut
für Seelische Gesundheit
Quadrat J5, 68159 Mannheim

Dr. N. Schmitz
Klinik und Klinisches Institut für
Psychosomatische Medizin und
Psychotherapie
Heinrich-Heine Universität Düsseldorf
Postfach 12 05 10, 40605 Düsseldorf

Dr. Rose Shaw
Institut für Therapieforschung, IFT
Parzivalstraße 25, 80804 München

Dr. J. Sommerfeld
Abteilung Tropenhygiene und Öffentliches
Gesundheitswesen
Hygiene-Institut
Im Neuenheimer Feld 324, 69120 Heidelberg

Univ.-Prof. Dr. Dr. W. Tress
Klinik und Klinisches Institut für
Psychosomatische Medizin und
Psychotherapie
Heinrich-Heine-Universität Düsseldorf
Postfach 12 05 10, 40605 Düsseldorf

Univ.-Prof. Dr. W. Wittling
Lehrstuhl für Physiologische und Klinische
Psychologie
Katholische Universität Eichstätt
Ostenstraße 26–28, 85071 Eichstätt

I. Klassifikation, Differentialdiagnose und Komorbidität

Einführung

Die Einführung der somatoformen Störungen in die psychiatrischen Klassifikationssysteme erfolgte erstmals 1980 in der 3. Auflage des *Diagnostic and Statistic Manual* (DSM-III) der American Psychiatric Association. In der 10. Auflage der *International Classification of Diseases* (ICD-10) der WHO wurde dieser Schritt hin zu einer deskriptiven Klassifikation 1991 weitgehend nachvollzogen. Dort erhalten sich aber gleichzeitig, im Gegensatz zum DSM, Reste älterer Klassifikationssysteme, die auf der ätiologischen Annahme sogenannter psychogener Störungen aufgebaut waren. Die somatoformen autonomen Funktionsstörungen (ICD-10 F45.3) gingen weitgehend textidentisch aus der Kategorie 306 der ICD-9 (körperliche Funktionsstörungen psychischen Ursprungs) hervor; diese wiederum waren eine partielle Übernahme der Kategorie 305 der ICD-8 (psychosomatische Störungen), in der noch nicht zwischen funktionellen und organstrukturellen körperlichen Störungen wahrscheinlich psychischen Ursprungs differenziert worden war.

Schon diese unterschiedliche Mischung deskriptiv und ätiologisch orientierter Anteile läßt die Klassifikation somatoformer Störungen heute noch uneinheitlich und unübersichtlich erscheinen. Der Beitrag von Hoffmann macht aber deutlich, daß eine kritisch-konstruktive Auseinandersetzung mit der heutigen *Klassifikation* und ihren Hintergründen nicht nur deren Probleme offenbart, sondern außer der höheren Reliabilität auch noch andere Chancen aufzeigt. Insbesondere wird deutlich, daß die mit der neuen Klassifikation vorgegebene weitgehende Lösung von alten Ätiologieannahmen den diagnostischen Blick für praktisch sehr bedeutsame Verhaltensaspekte der Patienten mit somatoformen Störungen schärfen kann, insbesondere für das auffällige Hilfesuchverhalten, das den Umgang mit diesen Patienten prägt und das in ausgeprägterer Form eher Bezüge aufweist zu den Persönlichkeitsstörungen, als beispielsweise zu den sogenannten psychosomatischen Krankheiten im eigentlichen Sinne.

Im klinischen Umgang mit Patienten, bei denen eine somatoforme Störung vermutet wird, sind ungeachtet dieser Diskussionen ständig diagnostische Entscheidungen zu treffen, die vielen, ganz unterschiedlichen Zwecken dienen müssen:

- der Verständigung mit dem Patienten,
- der Indikationsstellung und Behandlungsplanung,
- der Kommunikation mit Kollegen und Institutionen etc.

Für diese Aufgaben ist es hilfreich, neben den Definitionen und Kriterien der einzelnen somatoformen Störungen als Anhaltspunkt auch ein *Stufenschema der relevanten Differentialdiagnosen* zur Verfügung zu haben, wie es in unserem Beitrag vorgestellt wird. Eine gute Kenntnis der diagnostischen und differentialdiagnostischen Besonderheiten einzelner Störungen erlaubt es auch, den diagnostischen Spielraum, der im Einzelfall bleibt, zu nutzen, ohne in frühere Zeiten diagnostischer Beliebigkeit zurückzufallen.

Über einem solchen differentialdiagnostischen Leitfaden für die Praxis darf man allerdings nicht die Tatsache aus dem Blick verlieren, daß viele Patienten nach den deskriptiven diagnostischen Kriterien von ICD-10 bzw. DSM-IV gleichzeitig oder in Folge an mehreren psychischen und/oder organischen Störungen leiden. Erst wenn man sich dieses unter dem Stichwort *Komorbidität* bekannt gewordene und im Beitrag von Ebel und Podoll detailliert diskutierte Phänomen vergegenwärtigt, gewinnt man die notwendige Tiefenschärfe hinzu für diagnostisch-therapeutische Akzentsetzungen im Einzelfall.

1 Somatisierungsstörung und somatoforme Störungen – Herkunft der Konzepte und ihre Abbildung in den neuen diagnostischen Glossaren

S. O. Hoffmann

1.1 Kritische Anmerkungen zu den Neueinführungen

Somatisierung, Somatisierungsstörung und somatoforme Störungen sind Begriffe, die nicht unbedingt im Zusammenhang mit dem DSM-III entstanden sind – zumindest nicht die ersten beiden – aber ihre Verbreitung verdanken diese neuen diagnostischen Formeln fraglos dem Diagnosemanual der Amerikanischen Psychiatrischen Vereinigung und in seiner Folge der von der Weltgesundheitsorganisation herausgegebenen ICD-10. Zur Einführung seien mir kritische Anmerkungen über den groben Unfug erlaubt, den die neuen Klassifizierungen für die Psychosomatische Medizin darstellen bzw. etwas sachlicher ausgedrückt, Anmerkungen zu den massiven Problemen, in die diese Systeme uns als Psychosomatiker bringen, wobei die auch entstandenen Vorteile nicht verschwiegen werden sollen.

Um mit diesen *Vorteilen* anzufangen: entworfen zur Verbesserung der Reliabilität psychiatrischer Diagnosen, für die Prüfung der Wirksamkeit von Psychopharmaka und für die Durchführung epidemiologischer Studien, ist der angestrebte Effekt teilweise erreicht worden, was nicht wenig ist. In der Psychosomatischen Medizin hat sich besonders die Reliabilität für die Diagnose der Somatisierungsstörung gebessert, wie eine DSM-IV-Feldstudie belegt (Yutzy et al., 1995). Hier ist allerdings schon festzuhalten, daß die ICD-10-Kriterien mit den DSM-Kriterien nur sehr mäßig übereinstimmten. Auch für einige somatoforme Untertypen zeichnet sich eine Verbesserung der Wiederbelegung gleicher Symptome mit der gleichen Diagnose ab (Kirmayer u. Robbins 1991, Tomasson et al. 1991; zur Abgrenzung von Somatisierungsstörung und Konversionsstörung vgl. Hoffmann, 1994). Damit wären die Vorteile schon aufgezählt, denn anders als bei den therapeutisch vielversprechenden Feldern der affektiven Störungen und der Schizophrenien leiten die neuen Diagnosen *nicht* zu therapeutischen Handlungsanweisungen über. Bei meiner Durchsicht der Literatur war für mich überraschend, daß dies auch für den psychopharmakologischen Bereich im Felde der affektiven Störungen bei weitem nicht gesichert ist. In ihrer Übersichtsarbeit fassen Dubovsky und Thomas zusammen: »Ironischerweise . . . wurde klar, daß Patienten mit der gleichen Diagnose nicht notwendigerweise die gleiche Krankheit haben oder auf die gleiche Behandlung reagieren . . . Der Glaube, daß es eine spezifische Behandlung für eine der genannten Diagnosen oder Untertypen gäbe, ist erwiesenermaßen unrichtig . . .« (1995, S. 440).

In der Psychosomatischen Medizin sind die Schwierigkeiten ungleich größer. Diese hängen meines Erachtens mit drei Faktoren zusammen:

1. Die meist amerikanischen Autoren des DSM-III verfügten insgesamt über nur wenig Erfahrung im Bereich der Psychosomatischen Medizin.

2. Diese eingeschränkte Erfahrung wurde nicht durch die Erfahrungen der europäischen (auch nicht der englischsprachigen) Literatur kompensiert.

3. Der Drang zur Verbesserung der Reliabilität scheint jeden Preis wert, in erster Linie den der Validität.

Das hatte zur Folge, daß die psychosomatischen Phänomene in das Prokrustesbett der Taxonomie gezwungen wurden, anstatt eine Taxonomie zu entwerfen, die sich der empirischen Realität in natürlicher Weise anpaßt (Barsky, 1995). Dieser Mangel an Validität, der sich insbesondere bei den psychosomatischen Krankheitsbildern bemerkbar macht, ist von verschiedenen Autoren angemerkt worden (Hoffmann 1985, Bass und Murphy 1995, Sensky 1993). Der für die Psychosomatische Medizin so verdienstvolle Robert Kellner hält in einer nur noch posthum veröffentlichten Arbeit über psychosomatische Syndrome, Somatisation und somatoforme Störungen diesen weitgehenden Mangel an syndromatischer Validität fest (1994). Besonders arbeitete er heraus, in welch differenzierendem Maß den von ihm untersuchten Syndromen unterschiedliche biologische, physiologische, psychologische und psychosoziale Faktoren zugrunde liegen. Als Hauptursache einer solchen, nur scheinbar begründeten Einheitlichkeit sieht er die *Clusterbildung im Bereich psychosomatischer Symptome.* Auch Bass und Murphy zeigen eindeutig, daß die operationalen Kriterien für die meisten der somatoformen Störungen nicht nur unangemessen, sondern auch verwirrend sind (1995).

In mehreren dieser kritischen neuen Arbeiten aus psychosomatischer Sicht zeichnet sich ab, daß bei den psychosomatischen Phänomenen die Festschreibung einer reliablen Symptomstruktur nicht ausreicht. Deswegen plädieren Bass und Murphy auch dafür, die Somatisierungsstörung als eine Persönlichkeitsstörung zu verstehen. Persönlichkeitsstörungen beziehen sich auf überdauernde maladaptive Verhaltensmuster, und es ist in der Tat schwierig zu begründen, warum das pathologische Krankheitsverhalten ausgeschlossen werden sollte. Bass und Murphy argumentieren scharfsinnig, daß die ICD-10-*Persönlichkeitsstörung* als »anhaltenden ... Ausdruck des charakteristischen Lebensstils eines Menschen und seiner Weise, sich zu sich selber und anderen in Beziehung zu setzen« definiert. Dies lasse sich nun bestens begründet auf die Krankenrolle und ihre Beanspruchung übertragen. Bass und Murphy gehen in ihrer Kritik noch weiter. Zwar bezeichne die ICD-10 die Persönlichkeitsstörungen als Entwicklungsbedingungen (developmental conditions), lasse aber alle Theorien aus, die sich auf die Entwicklungsperspektive in der Psychopathologie beziehen. »Geht man von der engen Assoziation aus, die für somatoforme und Persönlichkeitsstörungen auf rein deskriptiver Ebene besteht und berücksichtigt man das offensichtliche Bestehen bestimmter Kindheitserfahrungen, wie das Erleben elterlichen Versagens im Zusammenhang emotionaler Vernachlässigung, so ergibt sich unser Vorschlag, somatoforme Störungen am besten als Entwicklungsbedingungen anzusehen« (1995, S. 424). Das gestörte Krankheitsverhalten hatte ja auch schon bei Pilowsky in seinem Konzept des *Illness behaviour* im Vordergrund gestanden (1987).

Statt dessen werden verzweifelte Versuche unternommen, eine andere (und besser behandelbare) Ausgangsbedingung zu finden, die eine andere Diagnose erlaubt, und das Krankheitsverhalten wird dann unter einem anderen Etikett abgehakt. Diese sarkastische Anmerkung stammt von P. Tyrer, und er fährt fort: »Keiner dieser Versuche kann die Oberhand über klinische Erfahrung gewinnen« (1995, S. 396). Der sehr viel vorsichtigere Tom Sensky, auch er ein Brite, meint, daß es hilfreich sein könnte, mehr auf die Mechanismen zu achten, die psychosomatischen Syndromen unterlägen, als auf die Syndrome selbst. Und er spricht sogar von einer Multiplizität diverser Mechanismen, die der Somatisierung zugrunde lägen, darunter z. B. die völlig unterschiedlichen Bedingungen der Symptomdarstellung im jeweils einzelnen Fall, der Einfluß der Persönlichkeitsstörungen, der Familie und der umgebenden Kultur. Schließlich kommt noch der zentrale Faktor der *Arzt-Patient-Beziehung* hinzu. Somatoforme Störungen können manchmal durch eine Intervention beeinflußt werden, die sich ausschließlich an den behandelnden Arzt und nicht den Patienten richtet. Dieser aus der Balint-Gruppenarbeit gut bekannte Effekt ist für die meisten sonstigen psychiatrischen Störungen eher ungewöhnlich. Um noch einmal Tyrer zu zitieren: »Wenn Persönlichkeitsstörungen und Symptomgruppierungen ineinandergreifen, ist es sehr viel besser zu fragen, warum sie dies tun, als sie mit viel Zeit und Energie durch klassifikatorische Manöver auseinanderzudividieren, die kaum mehr als sophistische Taschenspielertricks darstellen« (1995, S. 396 f.).

Eine letzte kritische Schleife: Barsky hält für möglich, daß die in der Literatur so stark betonte deskriptive Seite der Symptome des Patienten gar nicht so wichtig sein könnte wie die Interaktionsprozesse, die durch diese ausgelöst wurden. Dabei handelt es sich besonders um die *Attribuierung der Symptome* hin auf eine bestimmte angenommene Kausalität einerseits und das *Aufsuchen ärztlicher Hilfe* andererseits. Die Mannheimer Studie von Schepank und eine Übersicht von Kirmayer et al. machen überdeutlich, daß innerhalb einer bestimmten Kommune zu einem bestimmten Zeitpunkt die meisten Einwohner Symptome aufweisen (Punktprävalenz), die von somatoformen Störungen erst einmal gar nicht unterscheidbar sind (1987, 1994). Den Unterschied machen Verarbeitung und Bewältigung der Symptomatik und nicht die Symptomatik selbst aus. Es sind ihre Bewältigungsstrategien und ihr Inanspruchnahmeverhalten, die die Symptomträger zum »psychosomatischen Fall« werden lassen (Schepank, 1990).

Diese kurze Übersicht zur Klassifikation psychosomatischer Phänomene in den neuen Diagnosesystemen möchte ich nicht schließen ohne den Hinweis, daß alle kritischen Autoren, mit Ausnahme von Heinz Schepank, unmittelbar mit Psychoanalyse nichts zu tun haben. Es handelt sich einfach um Autoren mit einem großen Erfahrungsfundus im psychosomatischen Feld, die darunter leiden, wie eine forcierte Diagnosepräskription die Wirklichkeit ihrer Patienten verfehlt.

1.2 Somatisierung (Somatisation)

Der Begriff der Somatisierung oder Somatisation entstammt ohne Frage dem psychodynamischen Umfeld. Erstmals und noch kaum abgegrenzt vom Konversionskonzept benutzt Stekel den Begriff (Organsprache der Seele [Somatisation] 1908, S. 71, und Konversion oder Somatisation 1908, S. 221). Stekel hatte auch den Begriff der *Organsprache* eingeführt, womit er die Symbolik psychisch determinierter körperlicher Symptome meinte. Adler hatte von *Organjargon* geredet, und die beiden stritten sich fleißig um die Priorität. Auch die

Verwendung des Begriffs Somatisation durch W. C. Menninger in einer Arbeit über Somatization reactions bleibt eindeutig dynamisch (1947). Die ausführlichste psychoanalytische Studie zur Somatisation stammt von M. Schur und versucht, die Somatisation metapsychologisch als einen komplexen Abwehrvorgang zu umreißen (1955). Nur vier Jahre später verwendet der sonst nicht näher bekannte Bhaskaran den Begriff im Zusammenhang mit Somatization patterns reaktiver Depressionen (1955). Meines Wissens ist dies das erste Mal in der Literatur, daß der eigentlich dynamische Begriff auch und überwiegend deskriptiv verwandt wird, was der heute gängig gewordenen Praxis entspricht. Diese Praxis ist so allgegenwärtig, daß ich sie nicht weiter durch Beispiele aus der Literatur belegen muß. Stellvertretend beziehe ich mich auf die bekannt gewordene Arbeit von Lipowski über die Somatisierung, das Konzept und seine klinische Anwendung (1988). Gegenüber der Lipowski noch bekannten dynamischen Konzeption definiert er selbst die Somatisierung als »eine Tendenz, körperliche Beschwerden und Symptome, die nicht durch pathologische Befunde erklärt werden, zu erleben und auszudrücken, sie körperlichen Krankheiten zuzuschreiben und medizinische Hilfe für sie in Anspruch zu nehmen« (S. 1359). Reste eines dynamischen Verständnisses finden sich bei Lipowski und damit in der gegenwärtigen Verwendung des Somatisierungsbegriffs in der Betonung eines gesicherten Zusammenhangs zu den Affekten von Angst und Depression. Dabei entfällt natürlich die Vorstellung einer spezifischen Affektverdrängung. Die Variation der Somatisierungsphänomene beschreibt Lipowski in seiner weiterhin sehr lesenswerten Übersicht über vier Dimensionen:

1. die Dauer und
2. das Ausmaß begleitender Hypochondrie,
3. das Ausmaß von Emotionalität in bezug auf den körperlichen Befund und
4. das Ausmaß der Fähigkeit, Gefühle und Phantasien zu beschreiben.

1.3 Somatisierungsstörung

An dieser Stelle sei ein Schritt zurück zum Konzept der *Somatisierungsstörung* erlaubt. Dessen Vorgeschichte läßt sich vergleichsweise gut aufzeigen, auch wenn die Begriffe wechselten. 1962 erschien im *New England Journal of Medicine* eine Arbeit von Perley und Guze, die einen Symptomenkatalog für die polysymptomatische Hysterie vorlegte, der seinerseits wiederum auf den Arbeiten des Pariser Klinikers Briquet aus dem Jahre 1859, also 30 bis 40 Jahre vor Charcot, fußte. Der Symptomkatalog von Perley und Guze war in zehn Gruppen gegliedert und beschrieb ein weites Feld von Konversionssymptomen an zentralnervös und vegetativ versorgten Organen sowie Störungen des Allgemeinbefindens. Auch eine erste *Operationalisierung* war bei Perley und Guze vorgegeben: die Diagnose *Hysterie* (so hieß es damals noch) durfte nur gestellt werden, wenn:

- der Patient eine traumatische oder komplizierte medizinische Vorgeschichte, die vor dem Alter von 35 Jahren begonnen hatte, aufwies,
- Symptome in neun der zehn Symptomfelder nachweisbar waren und
- keine andere Diagnose gestellt werden konnte, die die Symptome hinreichend erklärte.

Auf der Linie dieser Definitionen folgten weitere Studien von Woodruff, in denen das Bild einer polysymptomatischen Störung, die noch *Hysteria* genannt wurde, Kontur annahm (1968, 1971). Es handelte sich um ein Krankheitsbild, das ganz überwiegend junge Frauen vor dem 35. Lebensjahr und nur selten Männer betraf. In weiteren Beiträgen setzten sich dann Guze et al. und Guze energisch für das von ihnen empirisch gut belegte polysymptomatische Syndrom ein, welches weiter als Hysterie oder jetzt auch als *Briquet-Syndrom* bezeichnet wurde (1972, 1975). Die Autoren plädierten sogar für die Bezeichnung Briquet-Syndrom, um den Namen aus dem historischen Kontext der Hysterie und damit aus seinem Kontext von Abwertung und Nosologie herauszulösen. Feministische Pressionen zur Abschaffung der Hysteriediagnose scheinen in die gleiche Richtung gegangen zu sein.

Ganz auf der Linie der kommenden diagnostischen Glossare wurde in St. Louis auch ein Screening-Interview für das Briquet-Syndrom entwickelt, welches Woodruff, der 1976 starb, noch inaugurierte (Woodruff et al., 1973; Reveley et al., 1977). Die meisten der genannten Arbeiten wiesen eine gute Qualität auf und erschienen in erstrangigen Zeitschriften, vor allem im *American Journal of Psychiatry* und den *Archives of General Psychiatry*. Es ist sicher gut, sich diese Publikationsorte zu vergegenwärtigen, um den Einfluß, den die St.-Louis-Gruppe für das DSM finden konnte, zu würdigen. Es ist die Beschreibungskategorie des Briquet-Syndroms bzw. der Hysteria, die ab 1980 im DSM-III mit der dann neuen Bezeichnung *Somatisierungsstörung* (somatization disorder) auftaucht.

Die Somatisierungsstörung im Sinne Lipowskis entspricht der Definition des Krankheitsbildes im DSM-III, also des polysymptomatischen funktionellen Beschwerdebildes junger Frauen, mit eher ungünstiger Prognose. Dieses neue Syndrom war mittlerweile weiter ausgearbeitet worden und hatte einen Screening-Test mit nur sieben Symptomen (Othmer und DeSouza, 1985) angeregt, der wiederum in das DSM-III-R aufgenommen wurde. Die sieben Screening-Symptome sind:

1. Kurzatmigkeit
2. Dysmenorrhö
3. Brennen in den Geschlechtsorganen
4. Kloßgefühl
5. Amnesie
6. Erbrechen
7. Schmerzen in den Extremitäten

1.4
Somatoforme Störungen

Es ist sinnvoll sich auch wissenschaftsgeschichtlich und wissenschaftspolitisch klarzumachen, daß die Psychiater aus St. Louis eine sehr einflußreiche, konsequent arbeitende und qualitativ gute Gruppe waren, die letztlich 1980 die Somatisierungsstörung in das DSM-III brachten, nachdem sie ursprünglich den exakt gleichen Gegenstand mit dem traditionellen Begriff der Hysterie bezeichnet hatten. Aber die Somatisierungsstörung und auch die Definition von Hysterie, wie sie Guze fast 15 Jahre propagiert hatte, ist eben nur ein Teil des hysterischen Syndroms: der *polysymptomatische Untertyp*. Die ganze Masse hysterischer Phänomene, die den Schiffbruch des Hysteriekonzepts überlebte (Lipowski), findet sich unter dem 1980 urplötzlich und ohne Vorläufer auftretenden neuen Begriff der *somatoformen Störungen* (vgl. Hyler und Spitzer, 1978). Gleichzeitig muß diese Aussage von der Restmasse der Hysterie aber auch eingeschränkt werden, weil im DSM-IV die *dissoziativen Störungen* eine den somatoformen Störungen gleichgestellte Kategorie bilden – und diese gehörten ja nun ganz fraglos in den Bereich hysterischer Symptome ersten Ranges! Bezüglich der Einheitlichkeit des nosologischen Konzepts der Hysterie wirkt ein Satz des DSM-IV geradezu entlarvend: »Wenn sowohl Konversions- als auch dissoziative Symptome beim gleichen Individuum auftreten, was häufig vorkommt, sollten beide Diagnosen gestellt werden« (S. 456). Ich möchte hier noch einmal an die einleitende Kritik der Unterbringung psychosomatischer Diagnosen im DSM-System erinnern: Wenn's denn zwei Prokrustes-Betten sein sollen, dann sind es eben zwei, auch wenn regelhaft derselbe Patient in beiden zur gleichen Zeit liegt.

Die Lösung der ICD-10 in diesem Punkt ist nosologischer und klinikähner: Unter dem Oberbegriff der *dissoziativen Störungen* werden die Konversionsstörungen einbezogen, und diese neue Kategorie steht gleichrangig neben den somatoformen Störungen, deren Hauptvertreter die Somatisierungsstörung bleibt. Die funktionellen Syndrome bzw. psychovegetativen Störungen sind ja ohnehin nur in der ICD-10 als *autonome somatoforme Funktionsstörungen* zu klassifizieren, im DSM fallen sie ziemlich durch und müssen irgendwoanders untergebracht werden. Aus dem *DSM-IV-Options-Book* vom Januar 1991 wissen wir, daß zu diesem Zeitpunkt noch die Einführung der Kategorie Autonomic arousal disorder, wie in der ICD-10, vorgesehen war. Vorsorglich heißt es damals aber schon, wenn diese Kategorie nicht in das DSM-IV aufgenommen würde, daß solche Symptome dann unter den *undifferenzierten somatoformen Störungen* oder bei den nicht anders spezifizierten somatoformen Störungen aufgenommen werden sollten. Immerhin hatte es im DSM-III-R geheißen:»Obwohl die undifferenzierte somatoforme Störung hier als eine Restkategorie der Somatisierungsstörung definiert wird, ist sie weitaus häufiger als das Somatisierungssyndrom selbst« (deutsche Version, S. 326). Im DSM-IV fehlt dieser Satz bezeichnenderweise. Worunter Europäer so häufig leiden, nämlich unter den Dysfunktionen ihrer vegetativ versorgten Organe, die weder

Konversionssymptome noch polysymptomatische Somatisierungen sind, die Amerikaner leiden darunter nicht. Irgend jemand ist jedenfalls dagegen.

Diese erneute Kritik an den offensichtlichen Schwächen des DSM-IV könnte übersehen lassen, daß ich das Konzept der somatoformen Störungen eigentlich für eine sinnvolle Einführung halte. Sprachlich taucht es als Neuschöpfung erstmals im DSM-III auf, ohne daß sich eine Vorgeschichte erkennen läßt. Da die Kenntnis antiker Sprachen in den USA noch geringer verbreitet ist als in Europa, kommt es auch unbeanstandet zu einer hybriden Wortbildung aus einem griechischen und einem lateinischen Stamm. Es müßte natürlich *somatomorphe Störungen* heißen; daß es *somatoforme Störungen* heißt, stört auch in Deutschland nur noch wenige. Die Wortschöpfung ist jedoch vom Inhalt her eine glückliche, weil sie das zentrale Problem auf eine Kurzformel bringt: *Die Störungen sehen wie körperlich verursachte aus, sind es aber nach dem gegenwärtigen Erkenntnisstand nicht.*

Es ist genau dieses Problem, daß die Patienten in Konflikt mit ihren Ärzten bringt. Die Patienten glauben, eine somatisch verursachte Störung zu haben, und die Ärzte fühlen sich düpiert, weil sie die traditionelle körperliche Kausalität, wie sie für die oft gleich aussehenden organisch verursachten Krankheitsbilder gilt, bei diesen Patienten nicht nachweisen können.

Somatoforme Störungen ist meines Erachtens ein guter Oberbegriff, der vor allem drei große, traditionelle nosologische Gruppen umfaßt:

1. ein polysymptomatisches Störungsbild (heute Somatisierungsstörung),

2. die Konversionssymptome und

3. die psychovegetativen/funktionellen Störungen.

Das DSM-IV (wie auch schon das DSM-III) beläßt es aber nicht dabei, sondern ord-

net noch die Schmerzstörung, die Hypochondrie, die Dysmorphophobie und die

nicht anders spezifizierte somatoforme
Störung hinzu (Tab. 1.1).

Tab. 1.1 DSM-IV: Somatoforme Störungen

300.81	Somatisierungsstörung
300.81	Undifferenzierte somatoforme Störung
300.11	Konversionsstörung
	Bestimme, ob: mit motorischen Symptomen oder Ausfällen /
	mit sensorischen Symptomen oder Ausfällen /
	mit Anfällen oder Krämpfen /
	mit gemischtem Erscheinungsbild
307.xx	Schmerzstörung
307.80	in Verbindung mit psychischen Faktoren
307.89	in Verbindung mit psychischen Faktoren
	wie einem medizinischem Krankheitsfaktor
	Bestimme, ob: akut / chronisch
300.7	Hypochondrie
	Bestimme, ob: mit wenig Einsicht
300.7	Körperdysmorphe Störung
300.81	NNB Somatoforme Störung

Die ICD-10 umfaßt beinahe die gleiche Gruppe von Störungen, mit der großen Ausnahme, daß die Konversionsstörungen – wie schon erwähnt, mit den dissoziativen Störungen unter dieser neuen Rubrik zusammengefaßt – den somatoformen Störungen zur Seite gestellt werden. In den traditionellen Formeln hieße dies, daß in der ICD vor allem der polysymptomatische Typ der Hysterie (Somatisierungsstörung) und die organbezogenen funktionellen Syndrome die Masse der Phänomene der somatoformen Störungen bildeten. Die Schmerzstörung, die man durchaus auch als Untergruppe eines funktionellen Syndroms sehen könnte, ist im amerikanischen und im europäischen System sinnvollerweise einbezogen (Tab. 1.2).

Tab. 1.2 ICD-10: Somatoforme Störungen

F45	Somatoforme Störungen
F45.0	Somatisierungsstörung
F45.1	Undifferenzierte Somatisierungsstörung
F45.2	Hypochondrische Störung
F45.3	Somatoforme autonome Funktionsstörung
F45.30	kardiovaskuläres System
F45.31	oberer Gastrointestinaltrakt
F45.32	unterer Gastrointestinaltrakt
F45.33	respiratorisches System
F45.34	Urogenitalsystem
F45.38	sonstiges Organsystem
F45.4	Anhaltende somatoforme Schmerzstörung
F45.8	Sonstige somatoforme Störungen
F45.9	Nicht näher bezeichnete somatoforme Störung

Persönlich habe ich mit beiden Systemen das Problem, daß eine so ausgeprägte Angststörung wie die Hypochondrie und eine teilweise Angststörung wie die körperdysmorphe Störung (der alte Begriff der Dysmorphophobie meinte ja auch nur eine Untergruppe dieses Bildes) hier unter den somatoformen Störungen auftauchen. Meines Erachtens sind es primär Ängste, die sich sekundär an körperlichen Phänomenen festmachen. Das aber ist nicht diagnostisch abzubilden. So müssen wir z.B. die Herzangstneurose oder, wenn man es modern will, die Herzangststörung, die ein außerordentlich präzise zu umreißendes Syndrom ist, im DSM als »Panikattacke«, allenfalls als »nicht anderenorts klassifizierte Somatisierungsstörung« und in der ICD-10 als »somatoforme autonome Funktionsstörung des Herzens und kardiovaskulären Systems« einordnen. Gerade an diesem Beispiel wird deutlich, wieviel weitere Arbeit noch zu leisten ist.

In welche Richtung könnte, besser, *sollte* eine produktive künftige Forschung gehen? Zwei Ansätze wurden in den einleitenden kritischen Anmerkungen zitiert:

1. der Hinweis auf die enge Beziehung der somatoformen Störungen zu den *Persönlichkeitsstörungen* (Tyrer) und

2. der Hinweis auf die besondere Bedeutung der *Arzt-Patient-Beziehung* für Entstehung, Diagnose und Therapie dieser Krankheitsbilder (Sensky).

Aus psychodynamischer Sicht ergibt sich eine Konvergenz von Persönlichkeitsstörungen und Beziehung(sstörung). Die deskriptive Forschung müßte den Komorbiditäten von somatoformen Störungen und Persönlichkeitsstörungen gelten und der Frage, ob die Bereitschaft, somatoforme Störungen auszubilden, nicht in den Rang einer genuinen Persönlichkeitsstörung aufrücken könnte/müßte. Das wäre der Weg, der Tyrer offensichtlich vorschwebt. Eine bessere Systematik der Beziehungsstörungen könnte vielleicht sehr viel mehr *beziehungsabhängige Symptomkonstanz* in das Störungsbild der somatoformen Störungen bringen, als es gegenwärtig der Fall ist. Das heißt, daß je nach der Art des Beziehungsmusters sich eine Symptomtypologie ergäbe, die sich in ein formal angemessenes diagnostisches Muster fügte und der klassifikatorischen Manipulation im Sinne der mythologischen Prokrustes nicht mehr bedürfte. Im Moment spricht aber wenig dafür, daß dieser Weg eingeschlagen wird. Die klassifikatorische Methode der Gegenwart ist eine ahistorisch-pragmatische, bei der Reliabilität vor Validität steht.

Literatur

Barsky AJ. Editorial: Somatoform disorders and personality traits. J Psychosom Res 1995; 39:399-402.

Bhaskaran K. Some somatization patterns in reactive depression. A preliminary report. J Nerv Ment Dis 1955; 121:444-51.

Bass C, Murphy M. Review: Somatoform and personality disorders: syndromal comorbidity and overlapping developmental pathways. J Psychosom Res 1995; 39:403-28.

Dubovsky SL, Thomas M. Beyond specificity: effects of serotonin and serotonergic treatments on psychobiological dysfunction. J Psychosom Res 1995; 39:429-44.

Guze SB, Woodruff RA, Clayton PJ. Sex, age and the diagnosis of hysteria (Briquet-Syndrome). Am J Psychiat 1972; 129:745-8.

Guze SB. The validity and significance of the clinical diagnosis of hysteria (Briquet Syndrome). Am J Psychiat 1975; 132:138-41.

Hoffmann SO. Können wir mit dem DSM-III leben? Diskussionsbeitrag zu Harvey Bluestones Aufsatz. Forum Psa 1985; 1:320-3.

Hoffmann SO. Somatisierung und die Somatisierungsstörung. Dtsch Ärztebl 1994; 91:A-113-7.

Hyler SE, Spitzer RL. Hysteria split asunder. Am J Psychiat 1978; 135:1500-4.

Kellner R. Psychosomatic syndromes, somatization and somatoform disorders. Psychother Psychosom 1994; 61:4-24.

Kirmayer LJ, Robbins J. Three forms of somatization in primary care: prevalence, co-occurence, and sociodermographic characteristics. J Nerv Ment Dis 1991;179:647-55.

Kirmayer LJ, Young A, Robbins JM. Symptom attribution in cultural perspective. Can J Psychiat 1994; 39:584-95.

Lipowski ZJ. Somatization: The concept and it's clinical application. Am J Psychiat 1988; 145:1358-68.

Mallouh SK, Abbey SE, Gillies LA. The role of loss in treatment outcomes of persistent somatization. Gen Hosp Psychiat 1995; 17:187-91.

Mayou R. Somatization. Psychother Psychosom 1993; 59:69-83.

Menninger WC. Psychosomatic medicine: somatization reactions. Psychosom Med 1947; 9:92-7.

Othmer E, DeSouza. A screening test for somatization disorder (hysteria). Am J Psychiat 1985; 142:1146-9.

Perley MJ, Guze SB. Hysteria – the stability and usefullness of clinical criteria. N Engl J Med 1962; 266:421-6.

Pilowsky I, Smith QP, Katsikitis MJ. Illness behaviour and general practice utilisation: A prospective study. Psychosom Res 1987; 31:177-84.

Portegijs PJM, et al. Somatization in frequent attenders of general practice. Soc Psychiat Epidem 1996; 31:29-37.

Reveley MA, et al. Evaluation of a screening interview for Briquet Syndrome (hysteria) by the study of medically ill women. Archs Gen Psychiat 1977; 34:145-9.

Rost KM, Atkins RN, Brown FW, Smith GR. The comorbidity of DSM-III-R. Personality disorders in somatization disorder. Gen Hosp Psychiat 1992; 14:322-6.

Schepank H. Psychogene Erkrankungen der Stadtbevölkerung. Eine epidemiologisch-tiefenpsychologische Feldstudie in Mannheim. Berlin, Heidelberg, New York: Springer 1987.

Schepank H. Verläufe. Seelische Gesundheit und psychogene Erkrankungen heute. Berlin, Heidelberg, New York: Springer 1990.

Schur M. Comments on the metapsychology of somatization. Psa Study Child 1955; 10:119-64.

Sensky T. Somatization: syndromes or processes? Psychother Psychosom 1993; 61:1-3.

Simon GE, Korff M von. Somatization and psychiatric disorder in the NIMH epidemiologic catchment area study. Am J Psychiat 1991; 148:1494-500.

Stekel W. Nervöse Angstzustände und ihre Behandlung. 4. Aufl. Wien, Berlin: Urban und Schwarzenberg 1924.

Stewart DE. The changing faces of somatization. Psychosom 1990; 31:153-8.

Tomasson K, Kent D, Coryell W. Somatization and conversion disorders: comorbidity and demographics at presentation. Act Psychiat Scand 1991; 84:288-93.

Tyrer P. Somatoform and personality disorders: personality and the soma. J Psychosom Res 1995; 39:395-7.

Wickramasekera IE. Somatization. Concepts, data and predictions from the high risk model of threat perception. J Nerv Ment Dis 1995; 183:15-23.

Woodruff RA. Hysteria, an evaluation of objective diagnostic criteria by the study of women with chronic medical illness. Br J Psychiat 1968; 114:115-9.

Woodruff RA. Hysteria. Studies of diagnosis, outcome and prevalence. JAMA 1971; 215:425-8.

Woodruff RA, Robins LN, Taibleson M, Reich T, Schwin R, Frost N. A computer assisted deviation of a screening interview for hysteria. Archs Gen Psychiat 1973; 29:450-4.

Yutzy SH, Cloninger CR, Guze SB, Pribor F, Martin RL, Kathol RG, Smith GR, Strain JJ. DSM-IV field trial: testing a new proposal for somatization disorder. AmJ Psychiat 1995; 152:97-101.

2 Klinische Differentialdiagnose somatoformer Störungen

P. Henningsen und G. Rudolf

2.1 Systematik der somatoformen und angrenzenden Störungsbilder

Die zur Zeit gültigen diagnostischen Klassifikationssysteme ICD-10 und DSM-IV gelangen bezüglich der somatoformen Störungen zu Ordnungen, die in den großen Linien übereinstimmen, in einigen Punkten aber Unterschiede aufweisen. Die wichtigsten Differenzen betreffen zum einen die Konversionsstörungen, die in der ICD-10 mit den anderen dissoziativenStörungen eine eigene Klasse bilden, während sie in der DSM-IV zu den somatoformen Störungen gerechnet werden; zum anderen betrifft es die Kategorie der somatoformen autonomen Funktionsstörung aus der ICD-10-Klassifikation, die keine Entsprechung im DSM-IV findet. Klinisch bedeutsam sind auch die Unterschiede im Operationalisierungsgrad, d. h. in dem Ausmaß, in dem für einzelne Diagnosen genaue Kriterien vorgegeben werden: die in Deutschland weit verbreiteten sogenannten klinisch-diagnostischen Leitlinien der ICD-10, Kapitel V (»blaues Buch«), sind geringer operationalisiert und lassen damit dem Kliniker einen größeren diagnostischen Spielraum als das DSM-IV oder die sogenannten ICD-10-Forschungskriterien (»grünes Buch«).

Die Problematik dieser Klassifikationsansätze wird von Hoffmann in diesem Band beschrieben. Aus klinischer Perspektive muß trotz der im Detail verwirrenden Unterschiede, Widersprüche und Überlappungen der Klassifikationsansätze und Diagnosekriterien auf eine möglichst verläßliche, therapierelevante Diagnose und Differentialdiagnose der somatoformen Störungen geachtet werden. Die differentialdiagnostischen Schwierigkeiten liegen dabei erfahrungsgemäß weniger in der Unterscheidung der somatoformen Störungen selbst, als vielmehr in ihrer Abgrenzung von anderen Krankheitsbildern wie organisch begründbaren Krankheitsbildern oder Angststörungen. Unser Vorschlag einer Differentialdiagnose bezieht sich auf die klinisch-diagnostischen Leitlinien des ICD-10 (einzelne Kriterien siehe dort) und unterscheidet sich in einigen Punkten von dem differentialdiagnostischen Flußdiagramm des DSM-IV (s. dort, S. 788), welches zu sehr der Logik der psychiatrischen Klassifikationssysteme und der darauf aufgebauten strukturierten diagnostischen Forschungsinterviews folgt und klinisch-psychosomatische Gesichtspunkte wenig berücksichtigt.

Den Ausgangspunkt unserer differentialdiagnostischen Überlegungen bildet das subjektive Krankheitserleben und das beobachtbare Krankheitsverhalten des Patienten. Hier steht die Klage über körperliche Symptome sowie die geäußerte Befürchtung oder Überzeugung einer körperlichen Ursache der Störung im Vordergrund. Im Gespräch zwischen Patient und Untersucher wird nicht nur eine wirklich vorhandene Störung des Patienten durch einen scharfsichtigen Untersucher entdeckt, sondern es wird *auch* die diagnostische Zuordnung der Beschwerden und Befürchtungen ausgehandelt; die Diagnose spiegelt (ebenso wie der Befund) auch den Beziehungsstil des Patienten wider. Vor diesem Hintergrund erfolgt die differentialdiagnostische Abklärung in drei Schritten.

2.2
Erster Schritt: Abgrenzung von primär körperlich verursachten Krankheiten

Wenn beim Patienten körperliche Beschwerden wie Atemnot, Schlafstörungen, Appetitlosigkeit, Gewichtsverlust z. B. durch eine Herzinsuffizienz mit Einflußstauung und Lungenödem verursacht sind, handelt es sich im Zweifelsfall um eine Fehlüberweisung, da die Behandlung der Körperkrankheit ganz im Vordergrund steht. Gelegentlich ist eine solche Fehlüberweisung eines Patienten, der an einer potentiell bedrohlichen körperlichen Krankheit leidet, an einen Psychosomatiker, Ausdruck einer gemeinsamen Verleugnung eben dieser Bedrohlichkeit durch Patient und (Haus-)Arzt.

Es ist also immer wichtig, Angaben des Patienten zur organischen Abklärung seiner Körperbeschwerden kritisch zu bewerten und im Bedarfsfall eigenständig zu überprüfen. Das setzt neben einer entsprechenden Haltung auch ausreichende Vorkenntnisse

des Untersuchers über somatische Krankheiten und ihre Abklärung voraus.

Es kann auch sein, daß eine chronische körperliche Erkrankung (z. B. Karzinom oder Niereninsuffizienz) psychische Symptome wie Angst oder depressive Verzweiflung auslöst, so daß ein Mischbild von körperlichen und psychischen Beschwerden zustande kommt. Nicht selten ist es auch hier so, daß Patienten unübersehbar körperliche Beschwerden erkennen lassen, aber in ihrer bewußt geäußerten Symptomklage den psychischen Aspekt betonen. Dadurch wird wiederum die Wahrnehmung der lebensbedrohlichen körperlichen Erkrankung abgewehrt zugunsten einer hoffnungsvolleren behandelbaren Störung, die in der Selbstzuschreibung z. B. als Depression bezeichnet wird.

Stellt sich heraus, daß psychische Faktoren die Entstehung und/oder den Verlauf einer organischen Erkrankung wesentlich mitbeeinflussen, kann zusätzlich zur Diagnose der organischen Erkrankung die ICD-10-Kategorie F54 verwendet werden. Dies kommt bei Patienten mit sogenannten psychosomatischen Krankheiten im engeren Sinne in Betracht (Neurodermitis, Colitis ulcerosa, rheumatoide Arthritis etc.), aber im Einzelfall auch bei vielen anderen Erkrankungen (z. B. Multiple Sklerose, Myasthenie etc.). Das Vorliegen einer strukturell-organischen Komponente ermöglicht in der Regel die Abgrenzung von somatoformen Störungen; bei einzelnen Symptomen bzw. Krankheiten mit umstrittener ätiologischer Bedeutung dieser pathophysiologischen Komponente (z. B. Tinnitus) bleibt die Zuordnung uneindeutig (vgl. 2.4.2).

Ein Sonderfall der Abgrenzung auf dieser Stufe betrifft die eher seltenen, aber schwerwiegenden *artifiziellen Störungen*. Hier liegt im Gegensatz zu somatoformen Störungen in der Regel eine nachweisbare körperliche Ursache für Körperbeschwerden vor (Infektionen, Blutungen, Wunden etc.); diese geht jedoch auf selbstschädigende Manipulationen des Patienten, meist im Rahmen schwerer dissoziativer Störungen oder Persönlichkeitsstörungen, zurück.

2.3 Zweiter Schritt: Abklärung anderer psychischer Störungen[1]

2.3.1 Abgrenzung von Angststörungen

Die Klage über körperliche Beschwerden ist häufig mit geäußerten oder zumindest signalisierten Ängsten verknüpft, so daß es nicht immer leicht fällt, zu entscheiden, ob der diagnostische Akzent im Bereich der Angststörung gesetzt werden soll oder im Bereich der somatoformen Störung. In beiden Fällen ist es so, daß die Störung von den betroffenen Patienten so deutlich körperlich erlebt wird, daß sie oft über längere Zeit mit Verdacht auf eine bedrohliche Körperkrankheit durchuntersucht und behandelt werden, ehe jemand den Übersetzungsvorschlag macht, das Geschehen als Angst oder als somatoforme Störung zu bezeichnen. Wird, z. B. bei funktionellen Herzbeschwerden, die Angst als primär eingeschätzt, erlebt der Patient also Angstattacken mit einer Reihe körperlicher Begleitsymptome als *Angstkorrelat,* wird eine Angststörung, genauer: eine Panikstörung, diagnostiziert. Manche Patienten, insbeson-

dere solche, die sich ein Selbstideal von Autonomie und Stärke aufgebaut haben, vermeiden dagegen konsequent die Bezeichnung Angst für ihre Beschwerden. Sie sprechen von:
- Herzbeschwerden
- Schwindel
- Schluckstörungen
- Kreislaufbeschwerden
- Atemstörungen
- Anfällen
- Schmerzen

Im Erleben ist ihnen Angst regelmäßig sekundär als Angst vor einer möglichen körperlichen Ursache ihrer Beschwerden zugänglich; entsprechend zeigt sich der Angstaspekt am deutlichsten im Krankheitsverhalten, wo durch Notarztrufe, akute Klinikeinweisungen und die Gabe von Psychopharmaka Entlastung (weniger: diagnostische Abklärung) gesucht und vorübergehend gefunden wird. Insbesondere dann, wenn die Beschwerden nicht nur anfallsartig auftreten, kommt die Diagnose einer somatoformen Störung, z. B. einer somatoformen autonomen Funktionsstörung des kardiovaskulären Systems (traditionelles Synonym: Herzneurose) in Betracht, die Körperbeschwerden wären dann ein *Angstäquivalent.* Doch diese Unterscheidung ist in der Praxis häufig nicht klar, angesichts der regelhaften Kopräsenz von körperlichen Beschwerden und Angst ist es vorwiegend eine Frage des Aushandlungsprozesses zwischen Untersucher und Patient, welchem Aspekt des Gesamtbildes Priorität eingeräumt wird. Das hängt in dieser Situation nicht nur von der *Einstellung des Patienten,* sondern ebensosehr auch von der theoretischen *Voreinstellung des Untersuchers* ab: welches Klassifikationssystem

---

[1] Der offziellen Klassifikation folgend werden somatoforme Störungen hier als »psychische Störung« aufgefaßt. Es ließe sich inhaltlich auch vertreten, sie statt dessen als »psychosomatische Störungen« von psychischen Störungen abzugrenzen.

und welche Diagnose bevorzugt er; gibt er, was nach Befolgung der klinisch-diagnostischen Leitlinien (nicht: der Forschungskriterien) möglich ist, einem Patienten sogar beide Diagnosen? So wählen Verhaltenstherapeuten häufig die Klassifikation nach DSM (in der die diagnostische Möglichkeit der somatoformen autonomen Funktionsstörung nicht gegeben ist), da nach dem kognitiv-behavioralen Erklärungsmodell der Panikstörung (katastrophische Fehlinterpretation von normalen Körperempfindungen) die meisten Patienten mit Herzbeschwerden und Angst dieser Diagnose zugeordnet werden sollten. Psychodynamisch orientierte Kollegen bevorzugen dagegen die Diagnose einer Herzneurose nach ICD-10, weil sie mit spezifischen Annahmen zur Psychodynamik verknüpft ist. Orientiert man sich an der therapeutischen Relevanz, ist es sinnvoll, die diagnostische Zuordnung in Zweifelsfällen davon abhängig zu machen, wie stark beim Patienten die Überzeugung ist, an einer bisher unentdeckten (Herz-)Krankheit als Ursache seiner Beschwerden zu leiden. Diese organische Krankheitsüberzeugung bestimmt das Krankheitsverhalten (im Sinne wiederholter, zum Teil eingreifender diagnostischer Maßnahmen, nicht primär im Sinne akuter Notfallmaßnahmen in einer Angstattacke) und die therapeutische Motivation in erheblichem Ausmaß; bei Patienten mit Angststörungen wird sie in der Regel geringer ausgeprägt sein als bei solchen mit einer somatoformen Störung.

2.3.2
Abgrenzung von depressiven Störungen

Die Abgrenzung von unterschiedlichen Formen der Depression ist klinisch von großer Bedeutung. Bei *depressiven Episo-*

den können körperliche Beschwerden im Sinne von:

- Appetitverlust,
- Gewichtsverlust,
- Libidoverlust,
- einem Gefühl der körperlichen Schwere,
- Erschöpfung oder
- Schmerzen

ausgeprägt sein. Auch bei der *Dysthymia* können:

- Müdigkeit,
- Erschöpfung,
- Schlafstörungen

und vielfältige andere Beeinträchtigungen des körperlichen Wohlgefühls vorliegen.

Wenn die üblicherweise als »psychisch« bezeichneten Kriterien des depressiven Geschehens selbst, also die Gefühle der Herabgestimmtheit, Zukunftslosigkeit, Selbstwertminderung, Freudlosigkeit und Schuld in ihrem episodischen oder chronisch rezidivierendem Auftreten nicht nur dem Untersucher als Zeichen einer Depression erscheinen, sondern auch für den Patienten im Laufe des Aushandlungsprozeß als solche zugänglich werden (fakultative Somatisierer), wird man sich differentialdiagnostisch für eine der affektiven Störungen entscheiden. Bei jenen Patienten, die sich aufgrund strenger Anforderungen an sich selbst eine Depression nicht zubilligen und nach außen hin nur mit körperlichen Beschwerden in Erscheinung treten (anhaltende Somatisierer), wurde früher häufig die diagnostische Bezeichnung einer *larvierten* oder *maskierten* Depression gewählt. Da diese Bezeichnung für eine Depressionsabwehr zumindest am derzeitigen Erleben des Patienten und damit an einem zentralen Interaktionsproblem mit ihm vorbeigeht (er ist von einer körperlichen Ursache überzeugt, der Untersucher von einer psychischen), sollte hier in der Regel eine somatoforme Störung, z. B. eine undifferenzierte Somatisierungsstörung, diagnostiziert werden.

2.3.3
Andere
psychische Störungen

Klagen Patienten über Gefühl- und Leblosigkeit im Körper, kann dies Teil eines *Depersonalisationssyndroms* sein, wie es z. B. häufiger bei Adoleszenten oder bei schizoiden Patienten zu beobachten ist. Meist finden sich über derartige Körperbeschwerden hinaus weitere Depersonalisationssymptome, die die Diagnose erleichtern. Körperlich-vegetative Beschwerden im Rahmen einer *posttraumatischen Belastungsstörung* sind durch den meist offenkundigen Bezug zu einem gravierenden Trauma von somatoformen Störungen abgrenzbar. Als letztes Krankheitsbild aus der Gruppe der psychischen Störungen muß hier die *koenästhetische Schizophrenie* genannt werden, die das Bild einer funktionellen Körperstörung oder einer somatoformen Schmerzstörung vortäuschen kann, indem der Patient seine Aufmerksamkeit ganz auf einen beeinträchtigten Körperbereich zentriert. Meist ist es die psychotische Anmutung der Körperbeschwerden, die zur Prüfung weiterer psychopathologischer Kriterien einer Psychose veranlaßt und so die Differentialdiagnose gegenüber einer der vorgenannten Störungen erlaubt.

2.3.4
Psychische Komorbidität

Über den Bemühungen, psychische Störungen im engeren Sinne als Ursache der körperlichen Beschwerden abzugrenzen, darf natürlich nicht vergessen werden, daß eine andere psychische Störung eine soma-toforme Störung ebenso begleiten kann wie eine Persönlichkeitsstörung. So ist es möglich, daß im Verlauf einer somatoformen Störung zeitlich klar abgrenzbar z. B. eine depressive Episode zusätzlich auftritt; die Entwicklung ausgeprägterer somatoformer Störungen kann biographisch untrennbar parallel gehen mit der Entwicklung einer Persönlichkeitsstörung (vgl. Ebel und Podoll, in diesem Band).

2.4
Dritter Schritt: Differenzierung der somatoformen Störungen

Nachdem die primär körperlichen Erkrankungen und die eigentlichen psychischen Störungen differentialdiagnostisch ausgeschlossen wurden, befinden wir uns jetzt auf dem Gebiet der Psychosomatik im engeren Sinne. Gemeinsam ist der Gruppe der somatoformen Störungen, daß die körperlichen Beschwerden von Patienten als Ausdruck körperlicher Erkrankungen interpretiert werden und daß auch die wiederholte Versicherung, daß keine körperliche Grundkrankheit nachzuweisen ist, dem Patienten keine nachhaltige Entlastung bringt und ihn nicht zur Änderung seiner Krankheitsüberzeugung veranlaßt. Über die aus dieser Gruppe zutreffende Diagnose entscheidet in den psychiatrischen Klassifikationssystemen ICD-10 und DSM-IV die Vielfalt und Dauer sowie die Qualität der somatischen Beschwerden. Mit diesen Gesichtspunkten wird allerdings die vom interaktionellen Kontext der Beschwerdepräsentation geprägte klinische Realität des Psychosomatikers nur unzulänglich abgebildet. Wir empfehlen deshalb in den folgenden Abschnitten, den neurotischen Beziehungskonflikt, sofern er erkennbar wird, mit zu berücksichtigen und z.B. zu prüfen, ob im Hintergrund der Somatisierung ein depressiver Grundkonflikt erkennbar wird. Darüber hinaus schlagen wir vor, jene Somatisierungen, die im situativen Kontext eines Unfallgeschehens aufgetreten sind, ebenso wie solche, die vom Betroffenen auf Umweltnoxen zurückgeführt werden, wegen der dadurch jeweils ganz spezifischen interaktionellen Dynamik als eigenes Störungsbild (unfallreaktive bzw. umweltbezogene somatoforme Störung) herauszuheben. In Erweiterung der ICD-10-Definition somatoformer Störungen sollten darüber hinaus wegen der oben erwähnten zentralen Gemeinsamkeiten in der Interaktion mit dem Patienten Konversionsstörungen (wie im DSM-IV) und die heute meist als *Chronisches Müdigkeitssyndrom* bezeichnete Neurasthenie in die Liste der somatoformen Störungsbilder hineingenommen werden.

2.4.1
Somatoforme Diagnosen
nach ICD-10 F45 im Überblick

Statt die einzelnen diagnostischen Kriterien hier nochmals durchzugehen (dafür sei auf die anderen einführenden und klinischen Beiträge in diesem Band sowie auf das »blaue«, in Ergänzung eventuell das »grüne Buch« der ICD-10 verwiesen), wollen wir einige allgemeinere Anmerkungen zu den Diagnosen und Zuordnungsschwierigkeiten machen.

Die *Somatisierungsstörung* im engeren Sinne ist, mit der geforderten Vielzahl von organisch unerklärten Beschwerden über längere Zeiträume, eine nur selten zutreffende Diagnose mit erheblichen Konsequenzen hinsichtlich Komorbidität und Prognose. Viel häufiger ist die Minusvariante davon, die an weniger strenge Kri-

terien gebundene *undifferenzierte Somatisierungsstörung*. Zwischen dieser Diagnose und der *somatoformen autonomen Funktionsstörung* gibt es im Einzelfall Überlappungen. Wenn die Beschwerden auf ein in den Kriterien genanntes vegetativ innerviertes Organ konzentriert bleiben, wird eher die letztere Diagnose gestellt werden können, als wenn sich herausstellt, daß z.B. neben den ängstlich verarbeiteten Herzbeschwerden oder den chronischen Verdauungsproblemen auch eine Reihe weiterer Beschwerden wie Muskelschmerzen oder Schwindel besteht. In diesem Fall wird eher die erstere Diagnose als zutreffend empfunden werden. Die Entscheidung hängt von der Beschwerdeschilderung des Patienten, von der Breite der anamnestischen Fragen des Untersuchers nach weiteren Körperbeschwerden wie auch vom klinischen Setting ab, in dem die Untersuchung stattfindet: In einer organmedizinisch geprägten Umgebung wird eher eine symptom- bzw. organzentrierte Diagnose wie eine autonome Funktionsstörung des Gastrointestinaltrakts erwogen werden, in einer eher psychotherapeutisch-psychiatrischen Umgebung eher die verhaltenszentrierte Diagnose einer (undifferenzierten) Somatisierungsstörung.

Bei der *hypochondrischen Störung* steht im Wahrnehmen und Denken der Patienten die ängstliche Beschäftigung mit dem eigenen Körper und seiner bedrohten Gesundheit und/oder die Überzeugung, an einer bisher unentdeckten Krankheit zu leiden, im Vordergrund, weniger jedoch körperliche Beschwerden im eigentlichen Sinne, z.B. Schmerzen. Ähnlich wie bei den anderen somatoformen Störungen bringt die wiederholte Untersuchung und die Versicherung, daß keine körperliche Krankheit vorliege, keine wirkliche Entlastung. Zum Wesen des Hypochonders gehört es ferner, daß nicht, wie bei der Panikstörung, allein die vermutete gegenwärtige Störung im Mittelpunkt der ängstlichen Aufmerksamkeit steht, sondern die drohende künftige Krankheitsentwicklung. Die in den Klassifikationssystemen derzeit gültige Zuordnung der hypochondrischen Störungen zu den somatoformen Störungen ist bis heute umstritten. Legt man besonderen Wert auf die Krankheitsangst als Kernmerkmal, liegt die Zuordnung zu den Angststörungen näher (vgl. Hoffmann, in diesem Band); dagegen rechtfertigen die davon abzugrenzende organische Krankheitsüberzeugung, das sich daraus ergebende Krankheitsverhalten und das nach den Kriterien von DSM-IV und ICD-10 notwendige Vorhandensein körperlicher Beschwerden die derzeitige Einordnung. In jedem Fall gibt es schon definitionsgemäß Überlappungen zu den anderen somatoformen Störungen, weil ein gewisses Maß hypochondrischer Ängste und organischer Krankheitsüberzeugung auch bei diesen dazugehören. Genauso gibt es auch Überlappungen zu den Angststörungen – dennoch existiert eine Kerngruppe von Patienten, bei denen, wenn die Krankheitsangst seit 6 Monaten führendes Symptom ist, primär diese Diagnose gerechtfertigt ist. (Bezieht man sich auf das DSM-IV, wird bei Patienten mit hypochondrischen Zügen zwangsläufig häufiger eine hypochondrische Störung diagnostiziert als bei Bezugnahme auf das ICD-10, denn dort können hypochondrische Züge als explizites Kriterium auch in der somatoformen autonomen Funktionsstörung diagnostisch verortet werden.) Die *Dysmorphophobie,* im ICD-10 aus wenig nachvollziehbaren Gründen der Hypochondrie zugeordnet, im DSM-IV als eigenes Krankheitsbild aufgeführt, beschreibt weniger die Aufmerksamkeit für eine vermutlich krankhafte als für eine vermeintlich häßliche Körperauffälligkeit (z. B. die unschöne Form der Nase oder der Brust). Die Differentialdiagnose zu den somatoformen Störungen ist weniger schwierig, da nicht eigentlich eine körperliche Beschwerde geäußert wird, sondern

eine unkorrigierbare Überzeugung bezüglich des Körperäußeren.

Wegen der derzeit wenig befriedigenden Klassifikationsmöglichkeiten für Menschen mit mehreren organisch unerklärten Körperbeschwerden, die die engen Kriterien der Somatisierungsstörung jedoch nicht erfüllen, wird mittelfristig möglicherweise die Diagnose eines Multiplen somatoformen Syndroms eingeführt werden, die zumindest auf der Ebene der Beschwerdequantität eine positive Bestimmung statt der nur negativen Abgrenzung von der Somatisierungsstörung erlaubt (SSI 4/6, vgl. Franz et al., in diesem Band). Steht in der Beschwerdeschilderung ein organisch nicht erklärtes konstantes Schmerzgeschehen im Vordergrund, wird die Diagnose einer *somatoformen Schmerzstörung* gestellt (vgl. Egle und Grande, jeweils in diesem Band).

2.4.2
Diagnostische Zuordnungen somatoformer Störungen im ICD-10 außerhalb F45

Einige Besonderheiten grenzen eine Konversionsstörung nach ICD-10 (Synonym: dissoziative Störung der Bewegung, Sensibilität, Empfindung, ICD-10 F44.4-7) diagnostisch von anderen somatoformen Störungen ab: die Symptome sind auf den Bereich der Willkürmotorik/-sensorik begrenzt (pseudoneurologische Störungen). Schmerz ist dabei keine führende Beschwerde. Der Untersucher muß einen Zusammenhang zwischen einem auslösenden Konflikt und dem Auftreten der Symptome herstellen können (das ist für die anderen somatoformen Störungen nicht gefordert). Typischerweise, aber nicht regelhaft, ist die Interaktion nicht so sehr geprägt durch die Überzeugung des Patienten von einer körperlichen Ursache der Beschwerden; statt dessen kann sich das unter dem Stichwort *Belle indifférence* bekannte, ruhige Annehmen der Störung finden.

In der Praxis ergeben sich hier mangels genauerer Kriterien fließende Übergänge zu den anderen somatoformen Störungen – wegen vermutlich geringer therapeutischer Relevanz kommt dieser differentialdiagnostischen Unklarheit allerdings bis jetzt keine große Bedeutung zu: Wenn weniger eine akute monosymptomatische Störung im Rahmen eines verständlichen Konflikts vorliegt, sondern eine chronifizierte Abfolge unterschiedlicher Beschwerdeschwerpunkte, wird die Abgrenzung zur (undifferenzierten) Somatisierungsstörung schwierig; werden Symptome wie Bewegungseinschränkungen von Schmerzen begleitet, ist die Abgrenzung zur somatoformen Schmerzstörung unklar.

Werden von Patienten einzelne körperliche Beschwerden geschildert, die einförmig und/oder sehr auf ein Organ fixiert sind, kommen *einzelsymptombezogene Diagnosen* in Betracht, wie sie in den ICD-10-Kapiteln für organische Krankheiten, z. B. aus dem Gebiet der Inneren Medizin und der Neurologie, vorgesehen sind. Zum Teil sind sie, wie die *Dyspepsie* und das *Colon irritabile,* im ICD-10-Kapitel für psychische Störungen zusätzlich unter den somatoformen autonomen Funktionsstörungen aufgeführt.

Zu den *symptombezogenen Diagnosen,* die nicht unter den autonomen Funktionsstörungen aufgeführt sind, zählen z. B:

- Fibromyalgie (vgl. Eich, in diesem Band)
- Tinnitus
- Pelvipathie (chronische Unterbauchschmerzen)
- chronische Prostatitis
- Spannungskopfschmerzen
- Attackenschwankschwindel

Wie schon weiter oben erwähnt, hängt es auch von der Art der Anamnese und dem klinischen Setting ab, ob im individuellen Fall eher solche Diagnosen oder z. B. die Diagnose einer undifferenzierten Somatisierungsstörung gestellt wird.

Bei einigen der genannten Symptomdiagnosen, so z. B. beim Tinnitus, herrscht nach wie vor Unklarheit über den möglichen Anteil strukturell-pathophysiologischer Faktoren an der Erklärung der Beschwerden. Differentialdiagnostisch ist es daher auch gerechtfertigt, hier – wie bei den sogenannten psychosomatischen Krankheiten im engeren Sinne – die Einzelsymptomdiagnose und, falls vorhanden, den Einfluß psychischer Faktoren auf Entstehung und/oder Verlauf mit der ICD-10-Kategorie F54 zu erfassen.

Für die Verständigung mit Patienten ist es häufig vor allem zu Beginn der therapeutischen Beziehung hilfreich, sich auf die symptombezogenen Diagnosen zu beschränken, da diese keine implizite Aussage zur Ursache enthalten und daher leichter akzeptabel sind. Das darf von seiten des Untersuchers allerdings nicht dazu führen, den diagnostischen Blick auf andere Beschwerden, psychische Störungen oder Auffälligkeiten im Krankheitsverhalten zu vernachlässigen – daher kann es günstig sein, hier mit Doppeldiagnosen, z. B. Tinnitus im Rahmen einer undifferenzierten Somatisierungsstörung, zu arbeiten.

Bei Patienten, die entweder über stark vermehrte Müdigkeit nach geistiger Anstrengung oder über körperliche Schwäche und Erschöpfung nach nur geringer Anstrengung, begleitet von muskulären oder anderen Schmerzen, klagen, kommt bei entsprechender Ausprägung und dem Vorliegen begleitender Beschwerden die Diagnose einer *Neurasthenie* (ICD-10 F48.0) in Betracht. Patienten, die mit der Selbstdiagnose eines *Chronischen Müdigkeitssyndroms* (Chronic Fatigue Syndrome, CFS) zum Arzt kommen (vgl. Sack, in diesem Band), erfüllen vielfach dieselben

Kriterien. Wie bei anderen ungeklärten Körperbeschwerden auch finden sich in dieser Gruppe aber auch Patienten mit unentdeckten körperlichen Erkrankungen (z. B. Schilddrüsenfunktionsstörungen) oder mit primär psychischen, z. b. depressiven Störungen. Die Selbstdiagnose eines CFS geht regelhaft mit einer ausgeprägten Überzeugung von einer körperlichen Ursache der Beschwerden einher; bei diesem Beschwerdekomplex finden sich derzeit häufiger als bei anderen Beschwerden Ärzte und andere Vertreter des Gesundheitssystems, die diese Annahme unterstützen.

In der klinischen Praxis, insbesondere aber in der gutachterlichen Zusammenarbeit mit Kollegen anderer Fachgebiete, ist die differentialdiagnostische Abgrenzung somatoformer Störungen von der Simulation (ICD-10 Z76.5) von großer Bedeutung. Das bewußte Vortäuschen subjektiv nicht erlebter körperlicher Beschwerden wird gelegentlich mit dem Vorliegen einer krankheitswertigen somatoformen Störung verwechselt. Simulation wird nur selten begründet nachgewiesen, am ehesten in Kontexten, in denen der Gewinn daraus unmittelbar evident ist, so z. B. zur Vermeidung von Strafverfolgung oder Wehrdienst oder zur Erlangung illegaler Drogen.

Schwieriger einzuordnen ist im Einzelfall das Phänomen der Aggravation, also die akzentuierte, dramatisierte Darstellung vorhandener Beschwerden aus psychischen Gründen. Während im Extremfall einer ausgeprägten, bewußt gesteuerten Übertreibung die Grenze zur Simulation fließend verlaufen kann, ist Aggravation in der Mehrzahl der Fälle, z. B. bei sozialmedizinischen Begutachtungen, Teil des subjektiv aufrichtigen Versuchs des Betroffenen, den Untersucher vom Vorliegen seiner körperlichen Beschwerden zu überzeugen – als solches ist das Phänomen auch Teil der Diagnose einer somatoformen Störung. Liegt eine deutliche Aggravation im Untersuchungskontext vor, wird sich diese bei einer Begutachtung allerdings auf die Schweregradeinschätzung der Störung auswirken. Die in diesem Kontext gelegentlich benutzte diagnostische Kategorie der *Rentenneurose* (vgl. ICD-10 F68.0) ist wenig geeignet, da sie impliziert, daß das Erlangen einer Rente zum Sistieren der Beschwerden führt; mittlerweile kann aber als empirisch gesichert gelten, daß das im statistischen Mittel nicht zutrifft. Wenn sich – vor allem in langanhaltenden Gutachtenverfahren – ein anhaltendes, querulatorisch anmutendes Kämpfen von Betroffenen um Anerkennung der Beschwerden, Recht und Entschädigung beobachten läßt, kann zusätzlich zur primären Diagnose einer somatoformen (z. B. Schmerz-)Störung die Diagnose einer *andauernden Persönlichkeitsänderung* (ICD-10 F62.8) erwogen werden.

2.4.3
Diagnostische Dimensionen außerhalb der ICD-10-Klassifikation

Es gibt verschiedene Möglichkeiten, für das Verständnis der Störung eines Patienten und damit auch für die Therapieplanung relevante Kontextinformationen in die an ICD-10 orientierte deskriptive Diagnose aufzunehmen. Hier handelt es sich also nicht wie bisher um differentialdiagnostische Möglichkeiten im engeren Sinne, sondern um Erweiterungen der diagnostischen Aussage, wie sie in umfassenderer Form auch in der *Operationalisierten Psychodynamischen Diagnostik* (OPD) angestrebt werden.

In der psychodynamischen Tradition bietet es sich an, den persönlichkeits- bzw. konfliktbezogenen Hintergrund der Symptomentstehung/-darbietung auch dann zu kennzeichnen, wenn sich daraus keine eigenständige Diagnose einer Persönlichkeitsstörung ergibt. Der Prozeß *der depressiven Somatisierung* (vgl. Rudolf, in diesem Band) – der im übrigen nicht zu verwechseln ist mit einer Somatisierung im Rahmen einer klinisch manifesten Depression – unterscheidet sich hier deutlich von einer *Somatisierung* bei *vorwiegend histrionischen Zügen,* wie sie aufgrund der historischen und theoretischen Zusammenhänge vorwiegend bei der Somatisierungsstörung im engeren Sinne angenommen wird.

Es kann sinnvoll sein, eine besonders ausgeprägte *organische Ursachenüberzeugung* speziell zu kennzeichnen, da sich aus ihr für Krankheitsverhalten, Therapiemotivation und Prognose sehr wichtige Konsequenzen ergeben. Zwei spezielle Formen der organischen Ursachenüberzeugung sollten möglichst genau benannt werden:

unfallreaktive und *umweltbezogene Somatisierungen.* In beiden Fällen wird als Ursache der Beschwerden keine primäre Erkrankung des eigenen Körpers angenommen, sondern eine Einwirkung von außen. Aus dieser Externalisierung ergeben sich wiederum spezifische, zusätzliche Interaktionsprobleme: der Bezug der Beschwerden zum eigenen Leben ist noch schwerer herstellbar. Bei der unfallreaktiven Somatisierung (häufig eine somatoforme Schmerzstörung, vgl. Grande, in diesem Band) spielen statt dessen Vorwurf und Entschädigungsansprüche an andere eine wichtige Rolle (Gutachten!), bei umweltbezogenen Körperbeschwerden Erwartungen an andere bezüglich der Veränderung der Umweltbedingungen.

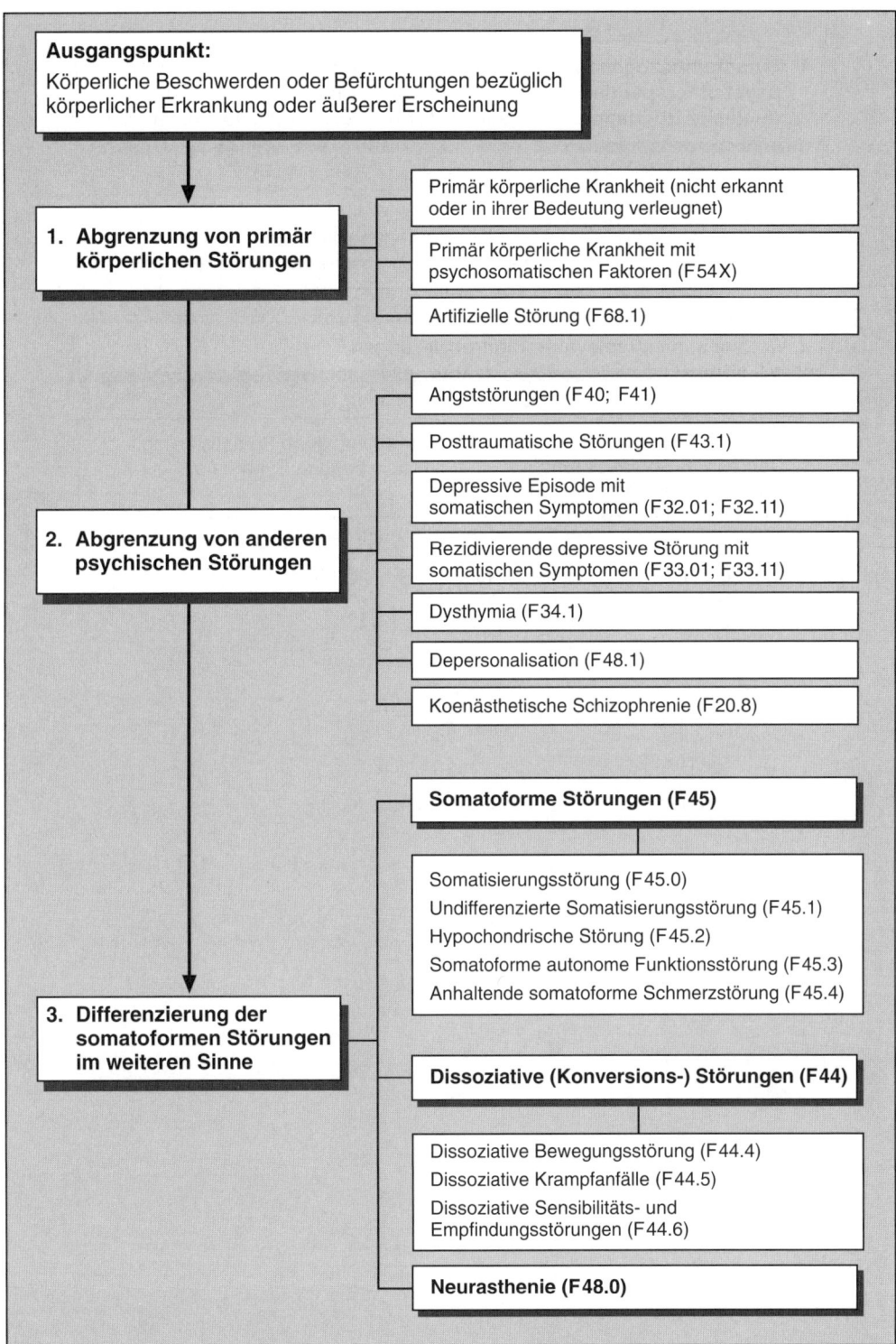

Abb. 2.1 Klinische Differentialdiagnose somatoformer Störungen (Ziffern nach ICD-10)

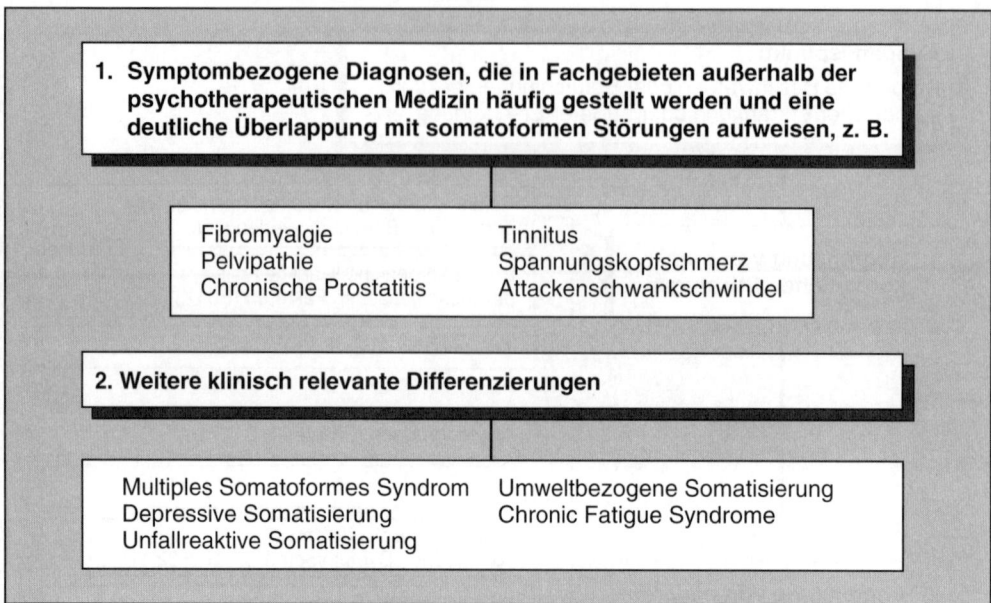

Abb. 2.2 Differenzierung der somatoformen Störungen außerhalb ICD-10 F

3 Komorbidität von somatoformen Störungen mit anderen psychischen Störungen

H. Ebel und K. Podoll

3.1 Einleitung

Der Schritt zu einer Vereinheitlichung und Standardisierung der Diagnostik im Bereich der vielfältigen klinischen Ausdrucksformen körperlicher Symptome ohne organische Ursache als somatoforme Störungen (vgl. ICD-10, WHO 1991; DSM-III, APA 1980) war innovativ. Die in den modernen Klassifikationssystemen vorgenommene Kategorisierung könnte den Eindruck hinterlassen, als ob es sich bei den somatoformen Störungen um relativ einfach von anderen psychischen Erkrankungen und ebenso gut voneinander unterscheidbare Kategorien handelt. Es ist aber vielmehr so, daß sich somatoforme Störungen mit anderen psychischen Störungen überschneiden und in diese auch übergehen. Ebenso fließend und verschwommen sind die Grenzen zwischen den verschiedenen somatoformen Syndromen untereinander. Die Diagnose einer somatoformen Störung (Somatisierungsstörung, Konversionsstörung, Hypochondrie, somatoforme Schmerzstörung u. a.) sollte daher nie die Möglichkeit einer anderen psychiatrischen Diagnose ausschließen, zumal bestimmte Komorbiditätsmuster für Verlauf, Prognose und Behandlung von erheblicher Relevanz sein können. Angesichts dessen ist es klinisch bedeutsam, die Beziehungen der wichtigsten somatoformen Störungen (Somatisierungsstörung, Konversionsstörung, Hypo-chondrie) untereinander und zu anderen psychischen Störungen zu kennen. Nachfolgend werden diese Zusammenhänge für die einzelnen Störungen und die daraus ableitbaren Implikationen dargestellt. Nicht eingegangen wird auf Komorbiditätsprofile somatoformer Störungen zu somatischen Erkrankungen und psychischen Verhaltensstörungen durch psychotrope Substanzen, da in dieser Hinsicht bisher nur auf wenige empirische Daten zurückgegriffen werden kann.

3.2 Somatisierungsstörung und depressive Störungen

Das Zusammentreffen von Depression und Somatisierungstendenzen läßt sich im klinischen Alltag ausgesprochen häufig beobachten. Nicht selten treten hypochondrische Befürchtungen als komplizierender Faktor hinzu (Lipowski, 1990). Auch auf kategorialer Ebene scheinen sehr enge Beziehungen zwischen somatoformen und depressiven Störungen zu bestehen. So fanden sich in Stichproben von Patienten mit dem vollständigen Bild einer Somatisierungsstörung bei 75 bis 90 % ausgeprägte depressive Syndrome (Tab. 3.1).

Tab. 3.1 Lebenszeitprävalenz begleitender psychischer Störungen bei Patienten mit Somatisierungsstörungen

Studie	n	Panikstörung %	Phobische Störung %	Depressive Störung %
Liskow et al. (1986)	78	45	39	87
Swartz et al. (1986)	15	43	70	65
Zocollilo/cloninger (1986)	50	10	–	52
Liskow et al. (1986)	16	31	25	94
Orenstein (1989)	16	56		81
Brown et al. (1990)	119	26	31	55
Bass et al. (1991)	33	73		60
ECA-Study (1991)	72	38	69	55
Golding et al. (1991)	80	30	39	59
Katon et al. (1991)	27	48	–	82
Rief et al. (1992)	30	13	17	47

Unter anderem Blickwinkel wurde untersucht, wieviele Patienten mit depressiven Störungen somatoforme Beschwerden bzw. Somatisierungstendenzen aufwiesen. In älteren Studien ließen sich bei 10 bis über 70 % der Patienten mit depressiven Störungen verschiedene und meist zahlreiche körperliche Symptome ermitteln (Jones und Hall, 1963; Woodruff et al., 1967; Baker et al., 1971). Verglichen mit psychischen Beschwerden wurden körperliche Symptome nicht nur häufiger angegeben, sondern standen zum Teil auch deutlich im Vordergrund der Beschwerdebilder (Jones und Hall, 1963; Hagnell und Rorsman, 1978; Goldberg, 1979; Cadoret et al., 1980). Aufgrund dessen wurde sogar vermutet, daß depressive Störungen mit dominierender Somatisierungsneigung wahrscheinlich die häufigsten affektiven Störungen in der Allgemeinbevölkerung darstellen (Akiskal, 1983). Studien nach 1980 zeigten, daß ungefähr 80 % der Patienten, die an einer Depression litten, in Allgemeinpraxen untersucht wurden und daß sich die Mehrzahl von ihnen nicht mit psychischen, sondern körperlichen Beschwerden vorstellte (Bridges und Goldberg, 1985; Prestidge und Lake, 1987; Duer et al., 1988). In einer anderen Studie wiesen 63 % der Patienten mit einer Major depression körperliche Symptome ohne organische Ursache auf (Escobar et al., 1983). In einer weiteren Studie hatten von 230 Patienten mit rezidivierenden Depressionen Frauen eine signifikant ausgeprägtere Somatisierungsneigung als Männer (Frank et al., 1988). Dies ließ sich ebenfalls bei 239 Männern und 260 Frauen mit einer Major depression bestätigen, da 94 % der Frauen verglichen mit 82 % der Männer neben den depressiven allgemeine körperliche Beschwerden und Symptome angaben (Hamilton, 1989).

Insgesamt bedeutet dies, daß Patienten mit einer Somatisierungsstörung eine hohe Lebenszeitprävalenz für eine Major depression aufweisen. Bei allen Erklärungsmodellen von somatoformen Störungen ist daher immer der Aspekt der hohen Komorbidität mit affektiven Störungen zu berücksichtigen (Rief, 1995). Unbestreitbar ist zudem, daß somatoforme Symptome wie hypochondrische Einstellungen wesentliche Merkmale depressiver Störungen darstellen und die somatische Präsentation depressiver Erkrankungen in westlichen Ländern, wie auch in Entwicklungsländern die Regel ist.

3.3
Somatisierungsstörung und Angststörungen

Bemerkenswerterweise schenkte man dem Vorkommen von Angststörungen und phobischen Störungen bei Patienten mit einer Somatisierungsstörung bislang wenig Aufmerksamkeit. Dabei treten viele der körperlichen Symptome, die bei der Somatisierungsstörung im DSM-IV und ICD-10 aufgelistet sind, auch bei verschiedenen Angststörungen auf. Ähnlich wie bei der Depression ist die Beziehung zwischen Angst und somatischen Symptomen sogar ein regelmäßig zu erhebendes Ergebnis (Tyrer, 1976). Patienten mit einer Panikstörung haben zahlreiche somatische Symptome, ebenso, allerdings in einem niedrigeren Ausprägungsgrad, wie Patienten mit

einer generalisierten Angststörung. Ähnlich wie die Patienten mit einer somatoformen Störung suchen Angstpatienten Allgemeinärzte vor allem wegen ihrer körperlichen Beschwerden auf (Clancy und Noyes, 1976; Sheehan et al., 1980; Katon, 1984). Generalisierte Angststörungen und Panikstörungen sind ein wichtiger, wenn nicht sogar der wesentlichste Grund für ein somatisierendes Beschwerdeverhalten (Kellner, 1988).

Nach verschiedenen Studien erhielten 10 bis 50 % der Patienten mit einer Somatisierungsstörung eine Panikstörung als Lebenszeitdiagnose (Tab 3.1). Die Komorbidität von phobischen Störungen mit Somatisierungsstörungen betrug sogar zwischen 17 und 70 % (Tab. 3.1). Das grundsätzlich häufige Vorkommen von Angst bestätigte sich auch auf psychometrischer Ebene, da in der Regel erhöhte Angstwerte bei Personen mit Somatisierungsstörungen gefunden wurden (Rief, 1995). Vergleicht man die verschiedenen epidemiologischen Untersuchungen zur Komorbidität, so wurden bei Patienten mit Somatisierungsstörungen Depressionen in fast allen Untersuchungen häufiger ermittelt als Angststörungen und phobische Störungen. Die Ergebnisse erlauben zum einen den Schluß, daß Somatisierungsstörungen zahlreiche psychische Symptome, unter Umständen auch Angstsymptome, zur Folge haben. Umgekehrt ließe sich annehmen, daß andere Achse-I-Störungen (z. B. die Panikstörung) zu chronischem Somatisierungsverhalten führen (Bass und Murphy, 1990).

3.4
Konversionsstörung und depressive Störungen

In einigen Studien versuchte man die Beziehung von Konversionssymptomen und depressiven Symptomen aufzuklären.

Tab. 3.2 Prävalenzraten begleitender psychischer Störungen bei Patienten mit Konversionsstörungen

Autoren	Historische Persönlichkeitsstörung (%)	Andere Persönlichkeitsstörung (%)	Depressive Störung (%)	Schizophrene Störung (%)	Somatisierungsstörung (%)
Ljungberg (1957)	21	9,6			
Chodoff/Lyons (1958)	18	41			
Ziegler et al. (1960)	48		30	14	
Stephens/Kamp (1962)	5	20	17	7	
Lewis/Berman (1965)	50			14	
Raskin et al. (1967)	31	28		22	60
Mc Kegney (1967)			57		
Barnet (1971)	7	9	54	7	
Stefánsson et al. (1976)	34		50	8	
Merskey/Trimble (1979)	19	27	17		76
Roy (1980)				88	
Folks et al (1984)	6		8		29
Marsden (1984)					7
Lempert et al. (1990)	9		38		
Spitzer et al. (1994)		34	70		

Die zum Teil sehr unterschiedlichen Komorbiditätsraten für depressive Störungen bei diesem Patienten sind vor allem als stichprobenbedingt anzusehen (Tab. 3.2). In den beiden jüngsten Untersuchungen wurde die psychiatrische Komorbidität von Konversionsstörungen erstmals mit einem standardisierten psychiatrischen Interview untersucht. Depressive Episoden bzw. rezidivierende depressive Störungen hatten insgesamt 70 % der 50 Patienten, wobei mittlere und höhere Schweregrade dominierten (Spitzer et al., 1994). Die ebenfalls mitgeteilten Werte einer Depressivitätsskala waren annähernd so hoch wie die der depressiven Kontrollgruppe und deckten sich mit psychometrisch erhobenen Depressionsscores bei Konversionsstörungen in anderen Arbeiten (Roy, 1980; Wilson-Barnett und Trimble, 1985). In der anderen Studie mit einem standardisierten Untersuchungsverfahren erhielten dagegen nur 27 % von 22 Patienten mit einer Konversionsstörung die Diagnose einer Major depression (Tomasson und Kent, 1994).

Die Beobachtung, daß einige Patienten mit konversionshysterischen Symptomen depressiv sind, wurde schon früher gemacht. So meinte Kraepelin (1913), daß derartige Syndrome in gewisser Hinsicht atypische Formen affektiver Störungen repräsentieren. Im Grunde ist ein wechselseitiges Bedingungsgefüge von Konversions- und depressiven Symptomen auch nicht überraschend, da es der alltäglichen klinischen Erfahrung entspricht, daß Konversionssymptome in der Regel mit belastenden Lebensereignissen oder ungelösten emotionalen Konflikten in Beziehung stehen. Auffassen ließe sich die Konversionsstörung daher als atypische Manifestation einer affektiven Störung und/oder als Signal, daß die betroffene Person demoralisierenden Belastungen und Spannungen ausgesetzt ist (Roy, 1980).

3.5
Konversionsstörung und Angststörungen

Ähnlich wie bei den Somatisierungsstörungen wurde auch bei den Konversionsstörungen das Zusammentreffen mit Angststörungen selten erforscht (Tab. 3.2). In der ältesten Untersuchung wurden zehn Patienten mit Konversionssymptomen – unter Anwendung psychometrischer Skalen zur Messung des Angstniveaus – verglichen mit 71 Patienten, die unter Angst und phobischen Zuständen litten, sowie mit 75 gesunden Kontrollprobanden (Lader und Sartorius, 1968). Überraschenderweise schätzten sich die Patienten mit Konversionsstörungen signifikant ängstlicher ein als ängstlich-phobische Patienten. In einer späteren Studie wiesen 10 % von 118 Patienten mit Konversionssymptomen phobische und Angststörungen auf (Guze et al., 1971). 50 Patienten mit Konversionsstörungen schätzten sich ängstlicher ein als Patienten mit neurotischen Depressionen (Roy, 1980). In einer neurologischen Klinik fanden sich bei 13 % der Patienten mit typischen pseudoneurologischen Konversionssymptomen Angst- oder Zwangssyndrome (Lempert et al., 1990). Bislang existieren nur zwei Studien, die Angststörungen bei Patienten mit Konversionsstörungen mit Hilfe standardisierter Interviews explorierten. Dabei stellten Angststörungen mit 72 % bei 50 Patienten mit Konversionsstörungen die am häufigsten diagnostizierten Störungen dar (Spitzer et al., 1994). In der anderen Untersuchung ließen sich bei drei von 20 Patienten mit einer Konversionsstörung Panikstörungen feststellen (Tomasson und Kent, 1994).

3.6
Somatisierungsstörung und Hypochondrie

In der diagnostischen Einordnung werden somatoforme, funktionelle und hypochondrische Symptome von den meisten Ärzten kaum oder überhaupt nicht unterschieden, zumal sie in ihrer Symptomatologie ausgesprochen identisch sein können (Tyrer, 1989). Obwohl ältere und jüngere Klassifikationssysteme zwischen den beiden Störungen differenzieren, ist dennoch nicht gesichert, ob und inwieweit sie als eigenständige bzw. mehr oder weniger voneinander unabhängige Syndrome angesehen werden sollten (Kenyon, 1964; Kellner, 1986; Kirmayer und Robbins, 1991; Barsky et al.,

1992). Das Zusammentreffen von Somatisierungsstörungen mit Hypochondrie wurde trotz der großen klinischen Bedeutung überraschenderweise erst in sehr wenigen Studien überprüft.

Unter hypochondrischen Patienten, die vom Allgemeinarzt zur weiteren Diagnostik in eine psychiatrische Klinik überwiesen wurden, erfüllten 39% die Kriterien für eine Somatisierungsstörung (Tyrer et al., 1980). Ein vergleichbarer Befund fand sich in einer Erhebung in einem Großkrankenhaus, wonach 32 % der hypochondrischen Patienten ebenfalls die Kriterien für eine subsyndromale Somatisierungsstörung erfüllten (Kirmayer und Robbins, 1991). Von 42 ambulanten hypochondrischen Patienten litten 21 % zusätzlich an einer Somatisierungsstörung (Barsky et al., 1992). Die Daten dieser Studie ließen darüber hinaus vermuten, daß unter Umständen eine phänomenologische Unterscheidung zwischen Hypochondrie und Somatisierungsstörung auf Symptomebene möglich sei. So korrelierten die Symptome der Somatisierungsstörung nach DSM-III nicht signifikant mit hypochondrischen Befürchtungen und Überzeugungen, während andere funktionelle Beschwerden deutlich mit hypochondrischen Einstellungen in Beziehung standen (Barsky et al., 1992). In der jüngsten Studie zur psychiatrischen Komorbidität von Patienten mit Hypochondrie fanden sich bei 62 % der Patienten Lebenszeitdiagnosen für weitere psychische Störungen (Noyes et al., 1994). Wenngleich in dieser Studie mit 7,4 % nur ein kleiner Teil der hypochondrischen Probanden die DSM-III-Kriterien für eine Somatisierungsstörung erfüllten, so hatten, wenn weniger stringente Maßstäbe angelegt wurden, über ein Drittel der hypochondrischen Patienten eine subsyndromale Somatisierungsstörung. In der einzigen deutschen Untersuchung wurde ebenfalls der Zusammenhang zwischen Hypochondrie und dem multiplen somato-formen Syndrom auf dimensionaler wie kategorialer Ebene untersucht (Rief, 1995). In dieser Untersuchung erfüllten 54 % der Patienten mit einem hypochondrischen Symptom auch die Kriterien für ein multiples somatoformes Syndrom.

Aussagen darüber, wie häufig hypochondrische Merkmale bei Patienten mit Somatisierungsstörungen sind, müssen sich auf eine noch schmalere empirische Basis stützen. In der ältesten Studie ließen sich bei 38 % der Patienten mit einer Somatisierungsstörung hypochondrische Symptome diagnostizieren (Oxman und Barrett, 1985). In einer weiteren Untersuchung hatten 62 % der Patienten mit der Diagnose *Funktionelles somatisches Symptom* hypochondrische Merkmale (Palsson, 1988). Von 114 Patienten mit einer *Abriged Somatization Disorder* hatten dagegen nur 15 % ein vollständiges hypochondrisches Syndrom (Kirmayer und Robbins, 1991). Zwischen diesen beiden Angaben liegt das Ergebnis der deutschen Untersuchung, in der 22 % der Patienten mit einem multiplen somatoformen Syndrom auch die Kriterien für die Diagnose einer hypochondrischen Störung erfüllten (Rief, 1995).

Die dargestellten diagnostischen Überlappungen zwischen Hypochondrie und Somatisierungsstörung sind gering bis deutlich ausgeprägt, jedoch keinesfalls vollständig. Denkbar wäre, daß zumindest bei einigen Patienten Hypochondrie und Somatisierungsstörung zwei unterschiedliche Wege darstellen, auf denen sich dieselbe Grundstörung äußert (Kellner, 1986).

3.7 Somatisierungsstörung und Konversionsstörung

Bis zur Publikation von DSM-III wurden Konversionssyndrome nicht als eine von der polysymptomatischen Hysterie (später Somatisierungsstörung) unabhängige bzw. eigenständige Kategorie aufgefaßt. Erst DSM-III und DSM-III-R trennten die eher akute, typischerweise mit pseudoneurologischen Symptomen einhergehende Konversionsstörung von der polysymptomatischen Hysterie und entwickelten auch für diese Störung operationalisierte Kriterien. Diese Kriterien lehnten sich eng an die Freud-Konzeptualisierung der *Konversionsneurose* an. Ein wesentlicher Unterschied zwischen Konversionsstörung und anderen somatoformen Störungen (insbesondere Somatisierungsstörung) besteht darin, daß für die Diagnose der Konversionsstörung ein Verlust oder eine Veränderung für eine körperliche Funktion erfüllt sein muß, während die Diagnose der anderen somatoformen Störungen weitgehend auf subjektiv erlebten Beschwerden basiert. Zur Unterscheidung ist außerdem wesentlich, daß sich Konversionsstörungen in der Regel nach belastenden Lebensereignissen akut manifestieren und fluktuierend verlaufen, während Somatisierungsstörungen chronisch sind, stabile Verlaufsmuster zeigen und sehr viel seltener mit situativen Auslösern in Zusammenhang zu bringen sind. Trotz dieser im idealtypischen Falle guten Differenzierungsmöglichkeiten stehen sich die beiden Störungen in anderer Hinsicht doch aber auch wieder sehr nahe. So können beispielsweise die für die Konversionsstörung typischen Episoden mit pseudoneurologischen Symptomen nach DSM-III/III-R/IV ebenfalls Merkmale der Somatisierungsstörung darstellen.

Trotz der lange bestehenden nosologischen Verknüpfung und symptomatologischen Überschneidungen von Konversionsstörungen und Somatisierungsstörungen wurden beide Syndrome bisher kaum miteinander verglichen (Tomasson et al., 1991). Von 50 Patienten mit Konversionssymptomen eines Allgemeinkrankenhauses

erfüllten 29 % ebenfalls die Kriterien einer Somatisierungsstörung (Folks et al., 1984). In zwei weiteren Studien bei Patienten mit klassischen Konversionsstörungen ließen sich bei 60 bzw. 76 % frühere multiple somatoforme Syndrome eruieren (Raskin et al., 1966; Merskey und Trimble, 1979). In einer deutschen Studie fanden sich bei 35 von 103 Patienten mit Konversionsstörungen begleitende psychovegetative (d. h. weitere somatoforme) Symptome wie:

- Beeinträchtigungen des Schlafrhythmus,
- Beeinträchtigungen des Appetits,
- Beeinträchtigungen der Verdauungsvorgänge,
- spezifische Herzsensationen,
- allgemeine Nervosität,
- muskuläre Verspannungen,
- chronische Müdigkeit und
- Energiemangel (Kapfhammer et al., 1992).

Die Autoren schlugen vor, unter einer strukturellen Perspektive eher eine Übergangsreihe von Konversionsstörungen im klassischen konversionsneurotischen Verständnis hin zur psychophysiologischen Symptombildung anzunehmen, als zu strikt zwischen diesen Erscheinungsbildern in der klinischen Empirie zu differenzieren.

Andere Ergebnisse sprachen dafür, daß die Beziehungen zwischen Somatisierungsstörung und Konversionsstörung nicht so eng sind. So waren unter 100 stationären Patienten bei 24 Patienten Konversionsstörungen nachzuweisen, die sich aber auf verschiedenste psychiatrische Symptome verteilten und bei Patienten mit der primären Diagnose *Alkoholismus* und *Soziopathie* ebenso häufig waren wie bei Patienten mit einer polysymptomatischen chronischen Hysterie (Woodruff et al., 1969). Verlaufsdaten ergaben, daß sich Patienten mit Konversionsstörungen bezüglich eines günstigeren Ausganges klar von Patienten mit einer Somatisierungsstörung (Briquet-Syndrom) unterscheiden ließen (Coryell und House, 1984). Die deutlich höhere Mortalität bei Patienten mit Konversionsstörungen glich der bei Patienten mit primärer Depression. Für diagnostisch heterogene Gruppen sprachen außerdem andere Muster in der familiären Belastung mit psychischen Störungen. In einer weiterführenden Studie stellte sich heraus, daß Konversionssymptome zwar bei vielen psychiatrischen Störungen beobachtet werden konnten, daß sie aber doch besonders charakteristisch für chronisch polysymptomatische Störungen (Hysterie) und antisoziale Persönlichkeitsstörungen waren. Eine oder sogar beide Diagnosen ließen sich bei 35 % der Patienten mit einer Vorgeschichte von Konversionssymptomen feststellen, verglichen mit nur 1% der Patienten ohne eine solche Vorgeschichte (Guze et al., 1971). Bisher wurden Patienten mit Konversionsstörungen und Somatisierungsstörungen erst einmal direkt miteinander verglichen (Tomasson et al., 1991). Bezüglich der diagnostischen Überlappung auf psychopathologischer Ebene hatten 69 % der Patienten mit einer Somatisierungsstörung gegenüber 29 % mit einer Konversionsstörung eine zusätzliche Achse-I-Diagnose. Während knapp 50 % mit einer Somatisierungsstörung eine Major depression aufwiesen, erhielten diese Diagnose nur 18 % der Patienten mit einer Konversionsstörung. Während keiner der Patienten mit einer Konversionsstörung eine Panikstörung hatte, erfüllten 20 % der Patienten mit einer Somatisierungsstörung diese Kriterien. Insgesamt ließen sich somit unter Patienten mit Somatisierungsstörungen mehr psychopathologische Auffälligkeiten als in der Konversionsstörungsgruppe beobachten. Dieses Ergebnis unterstreicht den Befund aus epidemiologischen Studien, die bei mehr als 60 % der Patienten mit Somatisierungsstörungen andere psychiatrische Diagnosen feststellen konnten (Swartz et al., 1986). Dagegen sollen bei Patienten mit Konversionsstörungen in 30 bis 50 % der Fälle assoziierte psychopathologische Auffälligkeiten nachweisbar sein (Lazare, 1981).

Zusammenfassend läßt sich feststellen, daß es sich bei Somatisierungsstörung und Konversionsstörung um unterscheidbare klinische Bedingungen zu handeln scheint, die allerdings in verschiedenen Hinsichten Merkmale teilen.

3.8 Persönlichkeitsmerkmale bei Somatisierungsstörung und Konversionsstörung

Wenngleich sich bei Patienten mit somatoformen Störungen keine einheitlichen Persönlichkeitsmerkmale finden lassen, so scheinen doch einige Persönlichkeitseigenschaften mit dem Auftreten körperlicher Symptome ohne organische Ursache enger assoziiert zu sein (Ermann, 1987; Pennebaker, 1982). Dazu gehören vor allem Züge wie Introversion, emotionale Labilität (Neurotizismus) sowie das Bedürfnis bzw. die Suche nach Neuem und Ungewöhnlichem (Kellner und Sheffield, 1973). Vor allem für die Dimension Neurotizismus fanden sich signifikante Korrelationen mit subjektiv erlebten körperlichen Beschwerden (Costa und McCrae, 1985).

Die bislang zur Verfügung stehenden Studien zu Komorbidiätsbeziehungen von Somatisierungsstörungen und Persönlichkeitsstörungen (Tab. 3.3) zeigten, daß 28 bis 72 % der Patienten wenigstens eine Persönlichkeitsstörung aufwiesen (Koenigsberg et al., 1985; Alnaes, 1988; Fabrega et al., 1988; Rost et al., 1992; Stern et al., 1993). Insbesondere histrionische (demonstrative) Persönlichkeitszüge wie auch die histrionischen Persönlichkeitsstörungen wurden wiederholt in engen Zusammenhang mit der Somatisierungsstörung gebracht (Kimble et al. 1975; Koenigsberg et al., 1985). In zwei anderen Untersuchungen erfüllten 54 % bzw. 70 % der Patienten mit einer Somatisierungsstörung auch die Kriterien für eine histrionische Persönlichkeitsstörung (Lilienfeld et al., 1986; Morrison, 1989). Unter 100 Patienten mit organisch nicht erklärbaren Symptomen hatten dagegen nur 2 % eine histrionische Persönlichkeitsstörung (Slavney et al., 1985). Patienten mit einer Somatisierungsstörung unterschieden sich von Patienten mit einer histrionischen Persönlichkeitsstörung ohne *Somatisierungsstörung* darin, daß sie Züge zeigten wie:

- emotionale Labilität,
- eine deutliche Neigung zur Dramatisierung,
- zwanghafte Persönlichkeitsmerkmale,
- Perfektionismus und
- eine Tendenz, körperliche Empfindungen genauer zu beobachten und zu kontrollieren (Kaminsky und Slavney, 1983).

Außerdem finden sich in der Literatur Daten, daß antisoziale Persönlichkeitszüge überdurchschnittlich häufig bei Personen mit somatoformen Störungen auftreten (Guze, 1964; Cloninger und Guze, 1970; Lilienfeld et al., 1986). Zu bedenken ist allerdings, daß es sich bei diesem Befund einer engen Beziehung zwischen antisozialer Persönlichkeitsstörung und Somatisierungsstörung um Stichprobeneffekte handeln könnte, da diese Studie bei psychotischen Patienten oder Strafgefangenen durchgeführt wurde (Bass und Murphy, 1995).

Gestützt wird diese Kritik durch drei Studien, nach denen andere Persönlichkeitsstörungen bei Patienten mit einer Somatisierungsstörung weitaus häufiger zu finden waren als die antisoziale und histrionische Persönlichkeitsstörung (Smith, 1991; Ross et al., 1992; Stern et al., 1993). So war in der frühesten Studie die vermeidende Persönlichkeitsstörung (28 %), gefolgt von der paranoiden Persönlichkeitsstörung (20%), am häufigsten, während 17 % der Patienten eine histrionische Persönlichkeitsstörung und nur 4,3 % eine antisoziale Persönlichkeitsstörung aufwiesen (Smith, 1991). Die vier am häufigsten gefundenen Typen in der zweiten Studie unter ambulanten Somatisierungsstörungspatienten aus der Primärversorgung waren:

- die vermeidend-selbstunsichere (26,7 %),
- die paranoide (21,3 %),
- die selbstschädigende (19,1 %) und
- die zwanghafte (17,1 %) Persönlichkeitsstörung.

Die Kriterien der *antisozialen Persönlichkeitsstörung* wurden nur von 7,4 % und die der *histrionischen Persönlichkeitsstörung* nur von 12,8 % der Patienten erfüllt (Rost et al., 1992). Damit stellte auch diese Studie die häufig anzutreffende Meinung in Frage, daß histrionisches Verhalten die Somatisierungsstörung oft bzw. notwendigerweise begleitet. In einer britischen Studie an ambulanten Patienten eines Allgemeinhospitals zeigte sich, daß drei Typen der *DSM-III-R-Persönlichkeitsstörung* bei Patienten mit einer Somatisierungsstörung häufiger waren als bei Kontrollprobanden. Dies waren:

- die passiv-aggressive,
- die zwanghafte und
- die paranoide Persönlichkeitsstörung (Stern et al., 1993).

Als häufigste Konversionssyndrome begleitende psychopathologische Auffälligkeiten wurden lange Zeit ebenfalls histrionische (hysterische) Persönlichkeitszüge angesehen (Ford und Folks, 1985). Allerdings waren die Ergebnisse verschiedener Untersuchungen sehr inkonsistent. So schwanken die Angaben zur Häufigkeit histrionischer Persönlichkeitsstörungen bei Konversionssyndromen zwischen 5 und 50 %, wobei sich in den meisten Studien bei

Tab. 3.3. Prävalenzraten (%) von Persönlichkeitsstörungen bei Patienten mit Somatisierungsstörungen

Studie	Königsberg et al. (1985)	Slavney et al. (1985)	Lilienfeld et al. (1986)	Alnaes (1988)	Fabrega et al. (1988)	Morrison et al. (1989)	Rost et al. (1992)	Stern et al. (1993)
n	27	100	48	14	32	60	94	25
Wenigstens eine Persönlichkeitsstörung [1]	30 %	4 %		64 %	28 %	80 %	61 %	72 %
Histrionische	70 %	2 %	54 %				13 %	28 %
Antisoziale			53 %				7 %	32 %
Paranoide							21 %	8 %
Borderline				43 %			11 %	
Vermeidend-selbstunsichere				43 %			27 %	16 %
Dependente	11 %			43 %			9 %	44 %
Zwanghafte				21 %			17 %	
Passiv-aggressive				14 %			9 %	
NNB, gemischt	11 %	2 %					2 %	

[1] In den meisten Studien hatten viele Patienten mehr als eine Persönlichkeitsstörung.

allenfalls 20 % der Patienten diese Merkmale feststellen ließen (Ljungberg, 1957; Chodoff und Lyons, 1958; Ziegler et al., 1960; Stephens und Kamp, 1962; Lewis und Berman, 1965; Raskin et al., 1966; Barnert, 1971; Stefansson et al., 1976; Merskey und Trimble, 1979; Folks et al., 1984; Wilson-Barnett und Trimble, 1985; Lempert et al., 1990). Wenn in den Studien nicht nur auf histrionische Persönlichkeitsmerkmale geachtet wurde, überwogen passiv-dependente Eigenschaften bei Patienten mit Konversionsstörungen (Chodoff und Lyons, 1958; Stephens und Kamp, 1962; Barnert, 1971).

Trotz der wenigen Daten zur Beziehung von Somatisierungsstörung und Persönlichkeitsstörung läßt sich doch ein einigermaßen charakteristisches Bild zeichnen. Die Somatisierungsstörung ist mit einer höheren Rate an Persönlichkeitsstörungen assoziiert als irgendeine andere psychische Störung (Bass und Murphy, 1995). Grund für diese *hohe Komorbidität* könnte sein, daß die spezifischen Einstellungen, Empfindungen und Verhaltensweisen, welche die somatoforme Störung auszeichnen, überdauernde Dysfunktionen in wesentlichen Bereichen der Persönlichkeit widerspiegeln. Die Überschneidung der Somatisierungsstörung mit Persönlichkeitsstörungen ist im Grunde genommen nicht überraschend, da beide Bilder in der späten Adoleszenz beginnen und viele Jahre bis Jahrzehnte anhalten (Tyrer, 1995). Obwohl sich bei oberflächlicher Betrachtung Somatisierungsstörung und Persönlichkeitsstörung als komorbide klinische Kategorien beschreiben lassen, plädierten drei Autoren erst kürzlich dafür, das gleichzeitige Auftreten der beiden Störungen als Hinweis auf einen einzigen Zustand zu interpretieren, der eng mit der Persönlichkeitsentwicklung verknüpft ist (Tyrer, 1995; Bass und Murphy, 1995). Spezifische Persönlichkeitsstörungen lassen sich bei den So-

matisierungsstörungen nicht finden (Ross et al., 1992). Jedoch überwiegen deutlich Persönlichkeitsstörungen aus dem ängstlich-furchtsamen Cluster des DSM-III-R, das die selbstunsichere, dependente, zwanghafte und passiv-aggressive Persönlichkeitsstörung einschließt. Im Gegensatz zu den Somatisierungsstörungen stimmen die wenigen Untersuchungsergebnisse zur Komorbidität von Persönlichkeitsstörungen und Konversionsstörungen wenig überein und zeigen auch nicht vergleichbar typische Muster, bis auf die Tatsache, daß passiv-dependente Züge im Vordergrund zu stehen scheinen. Bemerkenswert ist zudem, daß Persönlichkeitsstörungen deutlich seltener mit Konversionsstörungen als mit Somatisierungsstörungen assoziiert sind. Mangels entsprechender Studien ist vorerst nicht beantwortbar, ob es sich bei einigen Persönlichkeitszügen, wie sie für chronisch somatisierende Patienten herausgestellt wurden, nicht eher um Folgen ihres chronischen Krankseins und weniger um prämorbid vorhandene Veranlagungen handelt (Kellner, 1991).

3.9
Schlußbemerkung

Somatoforme Störungen werden im Gegensatz zu anderen psychischen Störungen durch den Nachweis eines oder mehrerer körperlicher Symptome klassifiziert und nicht mit Hilfe bestimmter psychopathologischer Phänomene. Vergegenwärtigt man sich aber die dargestellte Komorbidität mit anderen psychischen Störungen und Persönlichkeitsstörungen, erscheint die Klassifikation allein anhand von Symptomlisten – wie in den modernen Diagnosesystemen vorgeschlagen – zu oberflächlich (Heuft und Schüßler, 1993). Dies gilt umso mehr, als sich die Patienten mit somatoformen Störungen nicht nur in ihrer Psychopathologie und ihren Persönlichkeitseigenschaften, sondern auch in ihren Einstellungen zu Krankheit und Gesundheit (Hypochondrie) unterscheiden. Die prinzipiell einen Fortschritt bedeutenden phänomenalen Klassifikationssysteme vernachlässigen darüber hinaus Aspekte der Biographie und Persönlichkeitsentwicklung, die neben einer differenzierten Symptomcharakterisierung für eine klinische, d. h. vor allem therapieorientierte Diagnosestellung relevant sein können. Um der Komplexität der Phänomene besser gerecht zu werden, sollten die symptomorientierten Klassifikationssysteme daher tiefer gehen und zu einer differenzierteren Erfassung aller vorhandenen Informationen mit Hilfe einer multiaxialen Registrierung gelangen, die über die rein phänomenalen diagnostischen Kriterien hinausreicht (Saß, 1987). Insbesondere therapeutische Ansätze in diesem Bereich müssen der Tatsache des häufigen Zusammentreffens von somatoformen mit anderen psychischen Störungen Rechnung tragen.

▌ Literatur

Alnaes R, Torgersen S. The relationship between DSM-III symptom disorders (Axis I) and personality disorders (Axis II) in an outpatient population. Acta Psychiatr Scand 1988; 78: 485-92.

Akiskal HS. Diagnosis and classification of affective disorders: new insights from clinical and laboratory approaches. Psychiatr Dev 1983; 2:123-60.

American Psychiatric Association. Diagnostic and Statistical Manual of Mental Disorders. 3rd ed. Washington DC: APA 1980.

American Psychiatric Association. Diagnostic and Statistical Manual of Mental Disorders. 3rd ed. Washington DC: APA 1987.

American Psychiatric Association. Diagnostic and Statistical Manual of Mental Disorders. 4rd ed. Washington DC: APA 1994.

Baker M, Dorzab J, Winokur G, Cadoret RJ. Depressive disease-classification and clinical characteristics. Compr Psychiatr 1971; 12: 354-65.

Barnert C. Conversion reactions and psychophysiologic disorders: a comparative study. Psychiatry Med 1971; 2:205-20.

Barsky AJ, Wyshak G, Klerman GL. Psychiatric comorbidity in DSM-III-R hypochondriasis. Arch Gen Psychiatry 1992; 49:101-8.

Bass CM, Murphy M. Somatoform and personality disorders. Syndromal comorbidity and overlapping developemental pathways. Psychosom Res 1995; 39:403-27.

Bass CM, Murphy MR. Somatization disorder: critique of the concept and suggestions for future research. In: Somatization: Physical Symptoms and Psychological Illness. Bass CM (ed). London, Edinburgh, Boston, Melbourne, Paris, Berlin, Vienna: Blackwell Scientific Publications 1990;301-32.

Bridges KW, Goldberg DP. Somatic presentation of DSM-III psychiatric disorders in primary care. J Psychosom Res 1985; 29:563-9.

Chodoff P, Lyons H (1958). Hysteria, the hysterical personality and hysterical conversion. Am J Psychiatry 114:734-740.

Clancy J, Noyes R. Anxiety neurosis: a disease for the medical model. Psychosomatics 1976; 17:90-3.

Cloninger CR, Guze SB. Psychiatric illness and female criminality: the role of sociopathy and hysteria in the antisocial women. Am J Psychiatry 1970; 127:303-11.

Coryell W, House D. The validity of broadly defined hysteria and DSM-III conversion disorder: outcome, family history and mortality. J Clin Psychiatry 1984; 45:252-6.

Costa PT, Mc Crea RR. Hypochondriasis, neuroticism, and aging. When are somatic complaints unfounded? Am Psychol 1985; 40:19-28.

Dilling H, Mombour W, Schmidt MH (Hrsg). Internationale Klassifikation psychischer Störungen: ICD-10, Kapitel V (F), Klinisch-diagnostische Leitlinien, Weltgesundheitsorganisation. Bern: Huber 1991.

Duer S, Schwenk TL, Coyne JC. Medical and psychosocial correlates of self-reported depressive symptoms in family practice. J Fam Pract 1988; 27:609-14.

Ermann M. Die Persönlichkeit bei psychovegetativen Störungen. Berlin: Springer 1987.

Escobar JI, Gomez J, Tuason VB. Depressive phenomenology in north and south american patients. Am J Psychiatry 1983; 140:47-51.

Folks DG, Ford CV, Regan WM. Conversion symptoms in a general hospital. Psychosomatics 1984; 25:285-95.

Ford CV, Folks DG. Conversion disorders: an overview. Psychosomatics 1985; 26:371-83.

Frank E, Carpenter LL, Dupfer DJ. Sex differences in recurrent depression: are there any that are significant ? Am J Psychiatry 1988; 145: 41-5.

Goldberg DP. Detection and assessment of emotional disorders in primary care settings. Int J Ment Health 1979; 8:30-48.

Guze SB. Conversion symptoms in criminals. Am J Psychiatry 1964; 121:580-3.

Guze SB, Woodruff RA, Clayton PJ. A study of conversion symptoms in psychiatric out-patients. Am J Psychiatry 1971; 128:643-6.

Hagnell O, Rorsman B. Suicide and endogenous depression with somatic symptoms in the Lundby study. Neuropsychobiology 1978; 4: 180-7.

Hamilton M. Frequency of symptoms in melancholia (depressive illness). Br J Psychiatry 1989; 154:201-6.

Heuft G, Schüßler G. Die Klassifikation der somatoformen Störungen in der ICD-10. In: Diagnostik und Klassifikation nach ICD-10 Kap. V. Schneider W, Freyberger HJ, Muhs A, Schüßler G (Hrsg). Göttingen, Zürich: Vandenhoeck und Ruprecht 1993.

Jones D, Hall SB. Significance of somatic complaints in patients suffering from psychotic depression. Acta Psychotherapeutica 1963; 11:193-9.

Kaminsky MJ, Slavney PR. Hysterical and obsessional features in patients with Briquet's syndrome (somatization disorder). Psychol Med 1983; 77:101-6.

Kapfhammer HP, Buchheim P, Bove D, Wagner A. Konversionssymptome bei Patienten im psychiatrischen Konsiliardienst. Nervenarzt 1992; 63: 527-38.

Katon W. Panic disorder and somatization: review of 55 cases. Am J Med 1984; 77: 101-6.

Kellner R. Anxiety, somatic sensations and bodily complaints. In: Handbook of Anxiety, Vol 2: Classification, Etiological Factors and Associated Disturbances. Noyes R, Roth M, Burrows GD (eds). New York: Elsevier 1988; 213-37.

Kellner R. Psychosomatic Syndromes and Somatic Symptoms. Washington DC: American Psychiatric Press 1991.

Kellner R, Sheffield BR. The one-week prevalence of symptoms in neurotic patients and normals. Am J Psychiatry 1973; 130:102-5.

Kellner R. Somatization and Hypochondriasis. New York: Praeger Publishers 1986.

Kenyon FE. Hypochondriasis: a clinical study. Br J Psychiatry 1964; 110: 478-88.

Kimble R, Williams HG, Agras S. A comparson of two methods of diagnosing hysteria. Am J Psychiatry 1975; 132:1197-9.

Kirmayer LJ, Robbins JM. Three forms of somatization in primary care. Prevalence, co-occurence and sociodemographic characteristics. J Nerv Ment Dis 1991; 179:647-55.

Koenigsberg HW, Kaplan RD, Gilmore MM, Cooper AM. The relationship between syndrome and personality disorder in DSM-III. Experience with 2.462 patients. Am J Psychiatry 1985; 142: 207-12.

Kraepelin E. Psychiatrie. 6. Aufl. Bd. II/III. Leipzig: Barth 1913.

Lader M, Sartorius N. Anxiety in patients with hysterical conversion symptoms. J Neurol Neurosurg Psychiatry 1968; 31: 990-5.

Lazare A. Conversion symptoms. N Engl J Med 1981; 305: 745-8.

Lempert T, Dieterich M, Huppert D, Brandt T. Psychogenic disorders in neurology: frequency and clinical spectrum. Acta Neurol Scand 1990; 82: 335-40.

Lewis WC, Berman M. Studies of conversion hysteria: I. operational study of diagnosis. Arch Gen Psychiatry 1965; 13:275-82.

Lilienfeld SO, Van Valkenburg C, Larntz K, Akiskal HS. The relationship of histrionic personality disorder to antisocial personality and somatization disorder. Am J Psychiatry 1986; 718-22.

Lipowski ZJ. Somatization and depression. Psychosomatics 1990; 31:13-21.

Ljungberg L. Hysteria: A Clinic, Prognostic and Genetic Study. Copenhagen: Munksgaard 1957.

Merskey H, Trimble MR. Personality, sexual adjustment, and brain lesions in patients with conversion symptoms. Am J Psychiatry 1979; 136:179-82.

Morrison J. Histrionic personality disorder in women with somatization disorder. Psychsomatics 1989; 30:433-7.

Noyes R, Kathol RG, Fisher MM, Phillips BM. Psychiatric comorbidity among patients with hypochondriasis. Gen Hosp Psychiatry 1994; 16:78-87.

Oxman TE, Barret J. Depression and hypochondriasis in family practice patients with somatization disorder. Gen Hosp Psychiatry 1985; 7: 321-9.

Palsson N. Functional somatic symptoms and hypochondriasis among general practice patients: a pilot study. Acta Psychiatr Scand 1988; 78:191-7.

Pennebaker JW. The Psychology of Physical Symptoms. New York: Springer 1982.

Prestidge BR, Luke CR. Prevalence and recognition of depression amony primary case outpatients. J Fam Pract 1987; 25: 67-72.

Raskin M, Talbott JA, Myerson AT. Diagnosis of conversion reactions: predictive value of psychiatric criteria. JAMA 1966; 197:530-4.

Rief W. Multiple somatoforme Symptome und Hypochondrie. Bern, Göttingen, Toronto, Seattle: Huber 1995.

Rost KM, Atkins RN, Brown FW, Smith GR. The comorbidity of DSM-III-R personality disorder in somatization disorder. Gen Hosp Psychiatry 1992; 14:322-6.

Roy A. Hysteria. J Psychosom Res 1980; 24: 53-6.

Saß H. Die Krise der psychiatrischen Diagnostik. Fortschr Neurol Psychiat 1987; 55:355-60.

Sheehan DV, Ballenger J, Jacobson G. Treatment of endogenous anxiety with phobic, hysterical, and hypochondriacal symptoms. Arch Gen Psychiatry 1980; 37:51-9.

Slavney PR, Teitelbaum ML, Chase GA. Referral for medically unexplained somatic complaints: the role of histrionic traits. Psychosomatics 1985; 26:103-9.

Smith GR. Somatization Disorder in the Medical Setting. Washington, London: American Psychiatric Press 1991.

Spitzer C, Freyberger HJ, Kessler C, Kömpf D. Psychiatrische Komorbidität dissoziativer Störungen in der Neurologie. Nervenarzt 1994; 65:680-8.

Stefansson JG, Messina JA, Meyerowitz S. Hysterical neurosis, conversion type: clinical and epidemiological considerations. Acta Psychiatr Scand 1976; 53:119-38.

Stephens JH, Kamp M. On some aspects of hysteria: a clinical study. J Nerv Ment Dis 1962; 134:302-15.

Stern H, Murphy M, Bass C. Personality disorders in patients with somatization disorder. A controlled study. Br J Psychiatry 1993; 163: 785-9.

Swartz M, Blazer D, George L, Landerman R. Somatization disorder in a community population. Am J Psychiatry 1986; 143:1403-8.

Tomasson K, Kent D A. Follow-up study comparing somatization and conversion disorders. Nordir J Psychiatry 1994; 48:27-32.

Tomasson K, Kent D, Coryell W. Somatization and conversion disorders: comorbidity and demographics at presentation. Acta Psychiatr Scand 1991; 84:288-93.

Tyrer P. The Role of Bodiliy Feelings in Anxiety. London: Oxford University Press 1976.

Tyrer P. Classification of Neurosis. Chichester, New York, Brisbane, Toronto, Singapore: John Wiley and Sons 1986.

Tyrer P. Somatoform and personality disorders. J Psychosom Res 1995; 39:395-7.

Tyrer P, Lee I, Alexander J. Awareness of cardiac function in anxious, phobic and hypochondriacal patients. Psychol Med 1980; 10:171-4.

Wilson-Barnett J, Trimble MR. An investigation of hysteria using the Illness Behaviour Questionnaire. Br J Psychiatry 1985; 146: 601-8.

Woodruff RA, Murphy GE, Herjanik M. The natural history of affective disorders. J Psychiatry Res 1967; 12:255-63.

Woodruff RA, Clayton PJ, Guze SB. Hysteria: an evaluation of specific diagnostic criteria by the study of randomly selected psychiatric clinic patients. Br J Psychiatry 1969; 115:1243-8.

Ziegler FJ, Imboden JB, Meyer E. Contemporary conversion reactions: clinical study. Am J Psychiatry 1960; 116:901-10.

Zoccolillo M, Cloninger CR. Somatiziation disorder: psychologic symptoms, social disability, and diagnosis. Compr Psychiatr 1986; 27:65-73.

II. Zur Klinik einzelner Störungsbilder

▌ Einführung

In den folgenden Kapiteln wird kein vollständiger Überblick über die Klinik der einzelnen somatoformen Störungen angestrebt. Angesichts der teilweise geringen Trennschärfe der offiziellen diagnostischen Kategorien sowohl im Quer- als auch im Längsschnitt und der Seltenheit einzelner Bilder, wie der Anführerin der ganzen Gruppe, der Somatisierungsstörung im engeren Sinne, scheint uns dieser Verzicht auf Vollständigkeit im klinischen Teil vertretbar (vgl. den Beitrag von Hartkamp in Teil V). Anhand der ausgewählten Störungsbilder sollen statt dessen einige klinische Kernfragen, die den Umgang mit Patienten mit somatoformen Störungen prägen, erläutert und damit das Gemeinsame dieser Gruppe von Störungen herausgehoben werden. Zwei Beiträge, von Egle und von Grande, widmen sich der *Somatoformen Schmerzstörung,* die nicht nur besondere Probleme in der Differentialdiagnose zu den organisch verursachten Schmerzsyndromen hin aufwirft, sondern auch einem psychodynamischen Verständnis oftmals noch schwerer zugänglich ist als andere Störungen. Das Thema Schmerz und die differentialdiagnostische Abgrenzung zu organischen Krankheitsursachen taucht auch in dem Beitrag von Eich über *Fibromyalgie* auf, dort wird aber vor allem auf pragmatische therapeutische Ansatzpunkte bei Patienten mit dem Leitsymptom Muskelschmerzen eingegangen.

Gerade wenn Schmerzen (Paradebeispiel Rückenschmerzen) als klinisches Leitsymptom im Vordergrund der Beschwerden stehen, geraten andere Beschwerden, die parallel oder im zeitlichen Verlauf beim selben Patienten auftreten, leicht aus dem Blick von Patient und Untersucher. Die Vielfalt möglicher Körperbeschwerden und ihre Häufung bei einzelnen Individuen in der Allgemeinbevölkerung, die noch nicht die engen Kriterien der Somatisierungsstörung erfüllen, wird von Franz et al. unter Bezug auf das Konzept des *Multiplen somatoformen Syndroms* dargestellt. In den Beiträgen von Sack und Joraschky über das *Chronische Müdigkeitssyndrom* und über *Umweltbezogene Ängste* und *Körperbeschwerden* wird sichtbar gemacht, wie eine solche Vielzahl von Körperbeschwerden im Erleben von Patienten und manchen Ärzten auf den gemeinsamen Nenner einer einheitlichen Ursachenannahme gebracht und damit moderne Krankheitsbilder erschaffen werden. Die beiden Beispiele machen besonders deutlich, daß ein erfolgversprechender therapeutischer Umgang mit somatisierenden Patienten nur dann gelingt, wenn diese Ursachenüberzeugungen von Anfang an ernst genommen werden; erst dann können sie in Zusammenarbeit mit dem Patienten nach und nach in einen weiteren Zusammenhang gestellt werden.

4 Das Multiple somatoforme Syndrom in der Allgemeinbevölkerung

M. Franz, N. Schmitz, K. Lieberz und H. Schepank

Somatoforme Störungen unterliegen heute einer oft sehr heterogen anmutenden, wenig theoriegeleiteten oder von ätiologischen Konzepten inspirierten, eher deskripten Klassifikation. Möglicherweise in Abhängigkeit vom erreichten ichstrukturellen Reifungsniveau lassen sie sich nach DSM-IV oder ICD-10 klinisch beispielsweise beschreiben als:

- undifferenziert-psychovegetative Beschwerden (z. B. somatoforme autonome Funktionsstörung,
- Schmerzstörung,
- Hypochondrie.

Escobar führte als weitere diagnostische Gruppe das *Somatoforme Syndrom* ein (Escobar et al., 1987 a, Escobar et al., 1987 b).

4.1 Epidemiologie somatoformer Beschwerden

Somatoforme Beschwerden sind in klinischen Untersuchungsstichproben, aber auch in der Allgemeinbevölkerung außerordentlich häufig, und sie tendieren zur Chronifizierung. In Bevölkerungsstichproben werden somatoforme Symptome in einer Größenordnung von 80 % (Kellner, 1986) angegeben. Die Prävalenz funktioneller psychosomatischer Erkrankungen (ICD-Diagnose und klinisch signifikante Überschreitung eines *Beeinträchtigungsschwellenwertes* [BSS], Schepank, 1995) in der erwachsenen Allgemeinbevölkerung beträgt nach Schepank ca. 11,7 % (1987). Im Rahmen der ECA-Studie betrug die Monats-, aber auch die Lebenszeitprävalenz der Somatisierungsstörung im eigentlichen Sinne (unter Verwendung des DIS-Interviews und orientiert an den engen DSM-III-Kriterien) unter 1 %, die Häufigkeit des Somatoformen Syndroms (vier oder mehr somatoforme Symptome bei Männern, sechs oder mehr bei Frauen) wurde hier immer noch unrealistisch niedrig mit 3,9 % (1-Jahres-Prävalenz) bzw. 11,6 % (Lebenszeitprävalenz) angegeben (Swartz et al., 1991).

Somatoforme Beschwerden können auch als Kommunikationsversuch eines Konflikts, der dem Patienten nicht bewußt sein muß, angesehen werden (Lipowski, 1988). Sie signalisieren häufig (vergeblich) den Versuch vor dem Hintergrund von Rollenerwartungen innerhalb der konventionellen Arzt-Patient-Beziehung bei der Lösung eines seelischen Konflikts Hilfe zu erhalten. Gerade bei somatoform erkrankten Patienten stellt das Symptom häufig eine Eintrittskarte in das medizinische Versorgungssystem dar. Unbewußt geht es aber vielen Patienten um die idealisierende Teilhabe an der Macht des Arztes, von dem sich diese Patienten eine regressive Lösung innerer

Konflikte ohne eine ängstigende oder schmerzvolle Neuorientierung erhoffen.

Auch deshalb gehören Patienten mit somatoformen Beschwerden zu den intensivsten Nutzern des medizinischen Versorgungssystems (Fink, 1992 a; Fink, 1992 b; Lamprecht, 1996; Franz und Schepank, 1995; Portegijs et al., 1996). In neueren klinischen Untersuchungen im primärärztlichen ambulanten Versorgungsbereich stehen die somatoformen Erkrankungen an erster Stelle der vergebenen Diagnosen psychogener Erkrankungen. Nach Tress et al. leiden 17,1 % (Frauen 19,3 %, Männer 12,3 %) der in Allgemeinpraxen gesehenen Patienten an einer somatoformen Störung (ICD-Diagnose und Überschreiten des BSS-Fallschwellenwertes und SSI-Kriterien, siehe unten); bei Nichtberücksichtigung der Beeinträchtigungsschwere oder des *Somatic Symptom Index* (SSI) steigt die Prävalenz somatoformer Beschwerden in dieser Untersuchungsklientel sogar auf 30,6 % (1997). Neuere amerikanische Studien bestätigen diese Häufigkeitsangabe. So fanden Bridges et al. im primärärztlichen Versorgungsbereich ebenfalls eine Prävalenz somatoformer Erkrankungen von ca. 19 % (1991).

Die hohe Varianz der Häufigkeitsangaben in der Literatur resultiert aus der fehlenden, unzureichenden oder unterschiedlichen Berücksichtigung der Symptomanzahl und der Beeinträchtigungsschwere als wesentlichen Parametern der Diagnose und Falldefinition. Wie andere psychogene Symptome können sich auch somatoforme Beschwerden multipel und zeitgleich oder isoliert und wechselnd sowie im Verlauf in unterschiedlicher Ausprägungsschwere manifestieren (Franz et al. 1994, Franz und Schepank 1995). Die Festlegung eines plausiblen Schwellenwertes zur Definition einer klinisch signifikanten Störung mittels der Symptomanzahl oder der durch somatoforme Beschwerden bedingten Beeinträchti-

gungsschwere ist in verschiedenen Untersuchungen, aber auch den verschiedenen operationalisierten diagnostischen Klassifikationssystemen sehr unterschiedlich festgelegt. So müssen beispielsweise nach DSM-III-R bei einem Patienten zur Diagnose einer Somatisierungstörung 13 von 35 möglichen somatoformen Symptomen bestehen. DSM-IV fordert hierzu acht von 31 Symptomen und ICD-10 sechs von 14, wobei sich abzeichnet, daß diese unterschiedlichen Operationalisierungen auch zu unterschiedlichen diagnostischen Resultaten in der Fallfindung führen (Rief, 1996).

4.2
Das somatoforme Syndrom

Angesichts der dargestellten, wenig validen und von anderen Studien stark divergierenden Angaben zur Prävalenz somatoformer Beschwerden in der ECA-Studie und aufgrund der häufig gegebenen Multiplizität somatoformer Symptome schlugen Escobar et al. (1987a, b; 1989) vor, die Diagnose eines somatoformen Syndroms vom gleichzeitigen Bestehen mehrerer somatoformer Beschwerden abhängig zu machen. Mittels des *Somatic Symptom Index* (SSI) wird dieser Konvention zufolge ein somatoformes Syndrom (Somatization Syndrome) bei Frauen bei Bestehen von sechs und mehr, bei Männern bei vier und mehr somatoformen Symptomen (Symptomliste des DSM-III-R) diagnostiziert. Es handelt sich hier also nicht um eine qualitative nosologische Entität, sondern um eine akkumulativ-deskriptive Falldefinition über einen summarischen Schwellenwert der Symptomanzahl. Keine Berücksichtigung findet das Ausmaß der durch diese Beschwerden gegebenen Beeinträchtigung.

4.3
Daten der Mannheimer Kohortenstudie

Die *Mannheimer Kohortenstudie zur Epidemiologie psychogener Erkrankungen* erlaubt Aussagen zu Häufigkeit, Verlauf und Risikoindikatoren auch somatoformer Beschwerden und Erkrankungen, wobei bei der Diagnostik psychogener Erkrankungen sowohl kategorial-syndromale Aspekte als auch quantitative Beeinträchtigungsmaße berücksichtigt wurden.

Die Gruppe um Schepank untersuchte erstmals zwischen 1979 und 1983 (A-Studie, Schepank, 1987) eine repräsentative Stichprobe der erwachsenen Großstadtbevölkerung hinsichtlich der Häufigkeit und des Verlaufs psychogener Erkrankungen. Eine repräsentative Stichprobe von insgesamt 600 aus dem Melderegister zufallsgezogenen erwachsenen Mannheimer Bürgern (je 200 der Geburtsjahrgänge 1935, 1945, 1955) wurde von tiefenpsychologisch geschulten und klinisch-psychosomatisch erfahrenen Ärzten und Psychologen in mehrstündigen Forschungsinterviews persönlich untersucht. Ziel dieser Studie war die Aufklärung der wahren Prävalenz psychogener Erkrankungen in der erwachsenen Normalbevölkerung. Neben einem halbstandardisierten, tiefenpsychologisch orientierten Interview kamen zahlreiche sozialempirische und psychometrische Instrumente und Fragebögen zu kritischen Lebensereignissen sowie Experten-Ratings zum Einsatz. Sämtliche psychogene Symptome inklusive somatoformer Beschwerden wurden über Beschwerdefragebögen und Symptomlisten erfaßt. Bei jedem Probanden wurden bis maximal zehn psychogene Symptome inklusive somatoformer Beschwerden dokumentiert.

Die Häufigkeit (Punktprävalenz) psychogener Erkrankungen betrug in der Mannheimer A-Studie ca. 26 % der erwachsenen Normalbevölkerung [1]. Angehörige der unteren Sozialschichten sind bei den Fällen überrepräsentiert, ebenso Ledige, Getrenntlebende und Geschiedene. Es wurden verschiedene frühkindliche Belastungsfaktoren identifiziert, die zu einer späteren Fallzuweisung prädisponierten. Unter anderem waren dies uneheliche Geburt, pathologische Elternbeziehungen, gehäufte Abwesenheit oder deutliche Psychopathologie der Mutter sowie beispielsweise ein erheblicher Altersunterschied zwischen den Eltern.

In einer ersten Folgeuntersuchung zwischen 1983 und 1985 wurden von den 600 Probanden der A-Studie 528 (88 %) ein zweites Mal untersucht (B-Studie). Die wesentlichen deskriptiv-epidemiologischen Befunde der A-Studie konnten repliziert werden (Schepank, 1990). Es zeigte sich

---

[1] Als Fall einer psychogenen Erkrankung galt ein Proband bei Bestehen:

- einer ICD-Diagnose einer psychogenen Erkrankung (qualitatives Kriterium; zum damaligen Zeitpunkt orientiert an der 8. Fassung der ICD-Diagnosekategorien definiert: Psychoneurosen (ICD-300), Persönlichkeitsstörungen (ICD-301), Suchterkrankungen (ICD-303, 304.4), psychosomatische Erkrankungen (ICD-305, 306, 316+), in den
- letzten sieben Tage (zeitliches Kriterium, Punktprävalenz) und
- bei Bestehen einer klinisch relevanten psychogenen Beeinträchtigung (quantitatives Kriterium, operationalisiert über den Beeinträchtigungsschwere-Score, BSS-Summen-Score > 5; [Schepank, 1995] sowie mittels des Cooper-Goldberg-Interviews [Goldberg et al., 1970]).

bereits hier wie im weiteren Verlauf eine hohe Verlaufsstabilität der durch psychogene Beschwerden verursachten Beeinträchtigung sowie eine Abhängigkeit von Persönlichlichkeitsfaktoren und den frühkindlichen Entwicklungsbedingungen (Franz et al., 1994, 1995).

Die bislang letzte Querschnittuntersuchung der Stichprobe des Mannheimer Kohortenprojektes fand zwischen 1991 und 1993 statt. Insofern ist heute auch die Untersuchung des Langzeitverlaufes somatoformer Beschwerden in einer Bevölkerungsstichprobe über ca. 11 Jahre hinweg möglich.

Repräsentative Aussagen zu Häufigkeit, Verlaufscharakteristika und Risikoindikatoren somatoformer Erkrankungen in der erwachsenen Normalbevölkerung erlauben insbesondere die Daten der Mannheimer A- und B-Studie.

4.4
Verlauf somatoformer Beschwerden

Auf der Ebene der vergebenen ICD-Diagnosen zeigt sich eine hohe inter- und intraindividuelle Verlaufsvarianz somatoformer Erkrankungen. Eine ICD-Diagnose einer psychogenen Erkrankung mit primär funktionell-psychosomatischer Symptomatik wurde in der A-Studie bei 11,7 % der Probanden gestellt. Die intraindividuelle Verlaufsstabilität der entsprechenden ICD-Diagnosen betrug in der Mannheimer Kohortenstudie nach drei Jahren 36,2 % (Franz und Schepank, 1995). Dies bedeutet jedoch nicht, daß dieser Gruppe psychogener Erkrankungen eine hohe Spontanremissionsrate eigen ist. Wie bei anderen psychogen beeinträchtigten Probanden auch, kommt es in einem hohen Prozentsatz zu einem Über-

gang in eine andere psychogene Erkrankung (Schepank, 1990; Franz et al., 1994). Im Rahmen der Mannheimer Kohortenstudie wurde bei 35,5 % der Probanden, bei denen zum Zeitpunkt der A-Studie die ICD-Diagnose einer somatoformen Störung diagnostiziert worden war, eine andere psychogene Erkrankung (z. B. aus der Gruppe der Psychoneurosen oder Persönlichkeitsstörungen) diagnostiziert. Eine echte Remission in dem Sinne, daß zum Zeitpunkt der B-Studie keine ICD-Diagnose einer psychogenen Erkrankung mehr vergeben wurde, war nur bei 28,4 % der zuvor somatoform erkrankten Probanden zu verzeichnen. Diese Probanden waren jedoch nicht völlig symptom- oder beschwerdefrei. Ein großer Teil wies auch weiterhin funktionelle Beschwerden auf, die jedoch aufgrund des Beeinträchtigungsschweregrades nicht die Vergabe einer kategorialen ICD-Diagnose rechtfertigten.

Die intraindividuelle Verlaufsstabilität (%) häufiger umschriebener somatoformer Beschwerden gibt Abbildung 4.1 wieder. Die individuell probandenbezogene Wiederfindung einer zuvor in A bestehenden Symptomatik in B, beträgt für diese Beschwerden zwischen 28 % und 52 %.

Insgesamt läßt sich also sowohl auf der Ebene der vergebenen ICD-Diagnosen als auch hinsichtlich der im einzelnen angegebenen somatoformen Beschwerden eine Inkonstanz des individuellen Beschwerdebildes im Verlauf, bei einer hohen Stabilität der Tendenz zur Entwicklung somatoformer und anderer psychogener Symptome überhaupt resümieren.

Demzufolge manifestieren sich somatoforme Erkrankungen im Verlauf zumeist polysymptomatisch fluktuierend. Die Vergabe einer auf ein einzelnes Symptom fokussierenden diagnostischen Kategorie sollte deshalb – wenn überhaupt – nur mit einer gewissen Vorsicht erfolgen. Aus demselben Grund eignen sich aggregierende

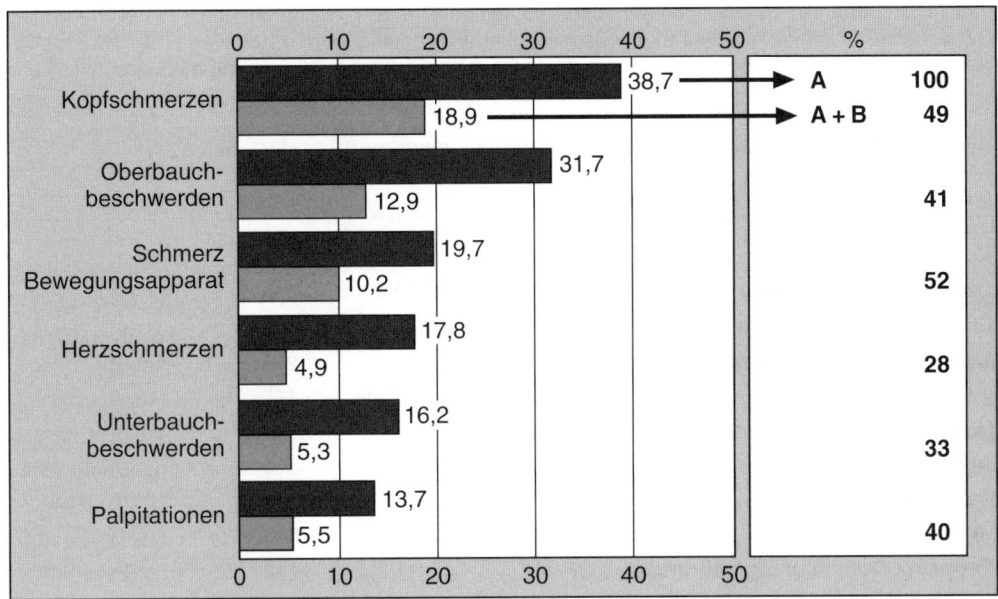

Abb. 4.1 1-Jahres-Prävalenz (%) häufiger somatoformer Beschwerden in der Allgemeinbevölkerung zum Zeitpunkt der A-Studie (■). Die grau unterlegte Säule (▣) repräsentiert den Anteil der Probanden in der B-Studie, die bereits in A dieses Symptom aufwiesen. In der rechten Abbildungshälfte ist die intraindividuelle Verlaufsstabilität des jeweiligen Symptoms (%) zum Zeitpunkt der B-Studie angegeben; gerundete Werte.

diagnostische Verfahren unter Berücksichtigung einer kritischen Schwellenanzahl somatoformer Symptome, etwa im Sinne des Multiplen somatoformen Syndroms (Escobar und Canino, 1989; Rief 1996), besser zu einer klinisch relevanten Erfassung somatoformer Erkrankungen als verlaufsinstabile Symptomdiagnosen. Die Häufigkeit der im einzelnen angegebenen somatoformen Beschwerden zeigt Tabelle 4.1.

Auf der Ebene der erfaßten Symptomatik sind die mit Abstand häufigsten, eher umschriebenen somatoformen Beschwerden in der untersuchten Bevölkerungsstichprobe:

- Kopfschmerzen
- Oberbauchbeschwerden
- Schmerzen im Bereich des Bewegungsapparates
- Herzschmerzen
- Unterbauchbeschwerden
- Palpitationen

Wenn auch das globale Häufigkeitsprofil der verschiedenen Symptome von A nach B im wesentlichen analog verläuft, so sind doch für einzelne häufige Beschwerden, wie Kopfschmerzen oder Schmerzen im Bereich des Bewegungsapparates, zum Teil hochsignifikante Änderungen der Prävalenzraten nachweisbar (Franz und Schepank, 1995).

4.5 Häufigkeitsverteilung somatoformer Symptome – Definition des Multiplen somatoformen Syndroms (MSS)

Unter den bei den Probanden der A-Studie erfaßten psychogenen Symptomen waren

Tab. 4.1 1-Jahres-Prävalenz somatoformer Symptome in den Stichproben der B- und A-Studie (erwachsene Allgemeinbevölkerung); Absolutzahlen, Prozentangaben in Klammern. Die Häufigkeitsreihung erfolgte nach Prävalenz in A; die zehn häufigsten Sympome wurden fett markiert.

Somatoforme Symptome	A (n = 600)		B (n = 528)	
	n	%	n	%
Kopfschmerzen	232	(38,7)	167	(31,6)
Oberbauchbeschwerden	190	(31,7)	143	(27,1)
Ermüdung, Erschöpfung	173	(28,8)	168	(31,8)
Muskel-, Skelettschmerzen	118	(19,7)	209	(39,6)
Herzschmerzen	107	(17,8)	68	(12,9)
Unterbauchbeschwerden	97	(16,2)	96	(18,2)
Appetit-, Eßstörungen	85	(14,2)	114	(21,6)
Palpitationen	82	(13,7)	74	(14,0)
Starkes Schwitzen	67	(11,2)	101	(19,1)
Periphere Durchblutungsstörungen	67	(11,2)	112	(21,2)
Schwindel, Ohnmacht	51	(8,5)	51	(9,7)
Schluckstörungen, Globus	42	(7,0)	32	(6,1)
Erbrechen, Übelkeit	40	(6,7)	18	(3,4)
Hautsymptome	40	(6,7)	61	(11,6)
Alibidinie	35	(5,8)	43	(8,1)
Stottern, Tics	31	(5,2)	36	(6,8)
Urogenitalsystem	29	(4,8)	41	(7,8)
Atembeschwerden	25	(4,2)	35	(6,6)
Vaginismus, Frigidität	10	(1,7)	6	(1,1)
Störungen des Sensoriums	6	(1,0)	12	(2,3)
Potenzstörungen	2	(0,3)	7	(1,3)
Paresen	2	(0,3)	1	(0,2)

zahlreiche somatoforme Beschwerden. Für die Gesamtstichprobe liegt der Mittelwert der Anzahl speziell der somatoformen Beschwerden bei 3,6 (SA 2,1). Dies belegt noch einmal, daß funktionell-psychogene Symptome eher nicht vereinzelt, sondern in der Regel polysymptomatisch in Kombination mit anderen somatoformen Beschwerden vorkommen. Über die Häufigkeitsverteilung bei Männern (MW = 3,2 [SD 1,9]) und Frauen (MW = 4,0 [SD 2,1]) orientiert Abbildung 4.2.

Unter Zugrundelegung dieser geschlechtsbezogenen Verteilungen und Mittelwerte sowie bei Festlegung eines Schwellenwertes von jeweils einer Standardabweichung erscheint in Anlehnung an Escobar et al. zur Definition eines *Multiplen somatoformen Syndroms (MSS)* ein diesbezüglicher Schwellenwert von mehr als fünf Symptomen bei Männern und von mehr als sechs Symptomen bei Frauen als plausibel, aber natürlich nicht zwingend (1987 a, b). In der untersuchten Stichpro-

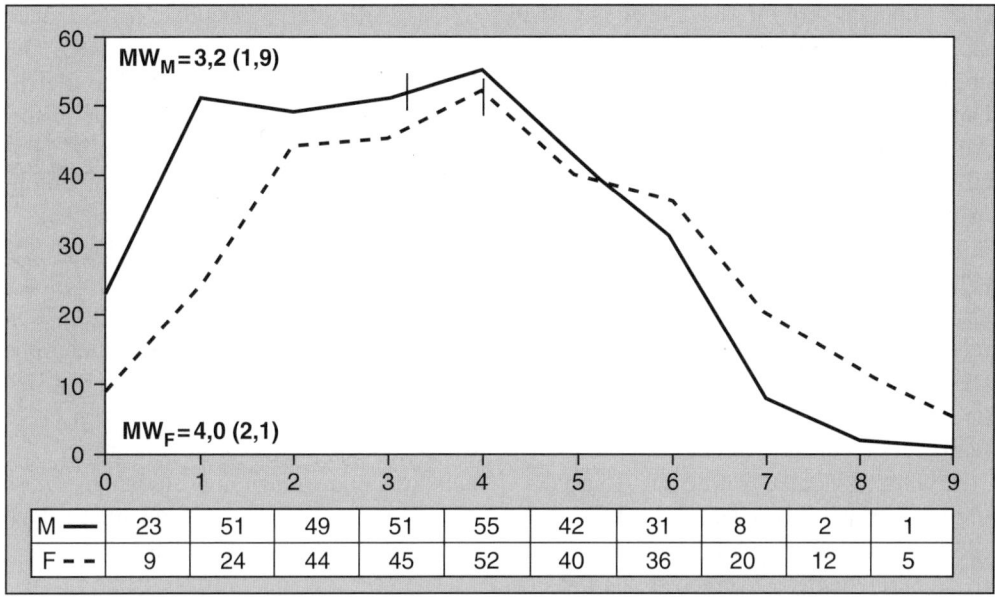

Abb. 4.2 Verteilung der Anzahl bestehender somatoformer Symptome (Bereich 0–9) bei Männern (n = 313) und Frauen (n = 287); Prävalenzintervall letztes Jahr vor der Untersuchung; Absolutzahlen auf der Ordinate; MW_M = Mittelwert Männer, MW_F = Mittelwert Frauen, Standardabweichung in Klammern.

be überschreiten 84 von 313 Männern (= 26,8 %) und 73 von 287 Frauen (= 25,4 %) diese Schwellenwerte. Der hier resultierende Schwellenwert des MSS zeigt einerseits eine doch deutliche Übereinstimmung mit dem SSI Escobars (bezüglich der absoluten Höhe und auch in etwa bezüglich der Geschlechterrelation); die Vergleichbarkeit bleibt andererseits aufgrund der in den jeweiligen Studien untersuchten verschiedenen Stichproben und der unterschiedlichen Beschwerdelisten begrenzt.

4.6
Wer sind die
MSS-Probanden?

Im folgenden werden die Probanden der Mannheimer Kohortenstudie, welche die MSS-Kriterien erfüllen, hinsichtlich *sozio-* *demographischer, psychometrischer* und *klinischer Variablen* beschrieben.

Neueren Untersuchungen zufolge steigt das Risiko des Bestehens weiterer psychogener und/oder psychiatrischer Erkrankungen signifikant mit der Anzahl der berichteten somatoformen Beschwerden (Kroenke et al., 1994). Insofern besitzt die Erfassung und Charakterisierung von Patienten mit multiplen somatoformen Beschwerden eine hohe klinische Bedeutsamkeit. Dies findet innerhalb der Mannheimer Daten eine Entsprechung insofern, als die Ausprägung der Beeinträchtigung durch psychogene Symptome insgesamt in der Gruppe der Probanden mit MSS (n = 157) deutlich stärker ausfällt. Der BSS (Summen-Score der letzten sieben Tage) überschreitet hier die Fallgrenze und liegt mit einem Mittelwert von 4,1 (SD 1,9) signifikant (p < 001) über dem entsprechenden Wert der übrigen Stichprobe (BSS 3,6 [SD 1,8]; n = 443). Der

BSS-Summenwert für die letzten 12 Monate liegt in MSS bei 4,7 (SD 1,8), in der übrigen Stichprobe bei 3,7 (SD 1,9). Dieser Unterschied ist ebenfalls hochsignifikant. Auch der Summen-Score des Cooper-Goldberg-Interviews (CGI, Goldberg et al. 1970) liegt in der Gruppe MSS mit 14,7 signifikant über dem Wert der Reststichprobe (11,3; p < 001). Die Gruppe MSS stellt sich also auch in anderen klinischen Maßen als relativ stark psychogen beeinträchtigt dar. Dies ist ein Hinweis auf die Validität und klinische Relevanz der gewählten Definitionskriterien dieser Störung.

Erwartungsgemäß wurde die Hauptdiagnose einer psychosomatisch-funktionellen Störung in der Gruppe MSS hochsignifikant (p < 001) häufiger vergeben als in der Reststichprobe (Tab. 4.2 a, b).

Das Alter der Probanden hatte keinen Einfluß auf das Vorliegen eines MSS. Die Probanden dieser Gruppe waren gleichmäßig auf alle untersuchten Geburtsjahrgänge (1935, 1945, 1955) verteilt. Hinsichtlich des Familienstandes fiel ein erhöhter Anteil von Getrennten/Geschiedenen in der Gruppe MSS (10,2 % gegenüber 6,6 % in der Reststichprobe) auf. Der Anteil der Unterschichtangehörigen war mit 36,5 % in MSS etwas größer als in der Reststichprobe (31,8 %). In der Gruppe MSS befanden sich darüber hinaus relativ mehr Erwerbstätige (insbesondere Angestellte), weniger Arbeitslose, Hausfrauen und Studenten. Diese Verteilungsauffälligkeiten erreichten jedoch nicht das geforderte Signifikanzniveau.

Tab. 4.2 a Diagnostische Eingruppierung (zum damaligen Untersuchungszeitpunkt nach ICD-8); Prävalenzintervall: die letzten sieben Tage vor der Untersuchung (Angaben in %; n = 599). Die alleinige Vergabe einer ICD-Diagnose führte nicht ohne weiteres zur Einstufung eines Probanden als »Fall« einer psychogenen Erkrankungen. Hierzu war zusätzlich die Überschreitung der BSS-Fallschwelle notwendig.

	Keine ICD-Diagnose	Psychoneurose	Persönlichkeitsstörung	psychosomatisch-funktionelle Erkrankung
MSS	30,8	12,2	11,5	45,5
Reststichprobe	55,8	10,2	12,0	22,1

Tab. 4.2 b Diagnostische Eingruppierung (zum damaligen Untersuchungszeitpunkt nach ICD-8); Prävalenzintervall: letzte 12 Monate vor der Untersuchung. Angaben in %; n = 597.

	Keine ICD-Diagnose	Psychoneurose	Persönlichkeitsstörung	psychosomatisch-funktionelle Erkrankung
MSS	18,7	15,5	12,9	52,9
Reststichprobe	49,3	10,6	12,0	28,1

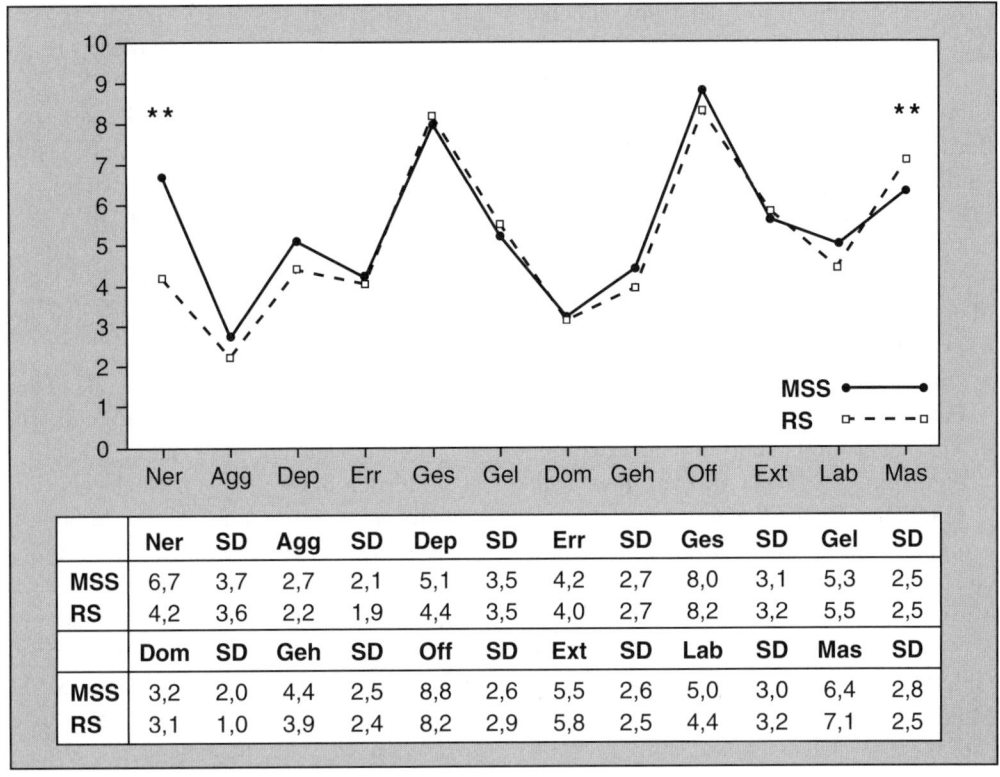

	Ner	SD	Agg	SD	Dep	SD	Err	SD	Ges	SD	Gel	SD
MSS	6,7	3,7	2,7	2,1	5,1	3,5	4,2	2,7	8,0	3,1	5,3	2,5
RS	4,2	3,6	2,2	1,9	4,4	3,5	4,0	2,7	8,2	3,2	5,5	2,5
	Dom	**SD**	**Geh**	**SD**	**Off**	**SD**	**Ext**	**SD**	**Lab**	**SD**	**Mas**	**SD**
MSS	3,2	2,0	4,4	2,5	8,8	2,6	5,5	2,6	5,0	3,0	6,4	2,8
RS	3,1	1,0	3,9	2,4	8,2	2,9	5,8	2,5	4,4	3,2	7,1	2,5

Abb. 4.3 Persönlichkeitsmerkmale (FPI-Skalen) in der Gruppe MSS (–) und der Reststichprobe (RS - - -);
nach Alphakorrektur signifikante Unterschiede finden sich auf den Skalen Nervosität und Maskulinität.
Ner = Nervosität; Agg = Aggressivität; Dep = Depressivität; Err = Erregbarkeit; Ges = Gesellichkeit; Gel =
Gelassenheit; Dom = Dominanz; Geh = Gehemmtheit; Off = Offenheit; Ext = Extraversion; Lab = Labilität;
Mas = Maskulinität

Wie in früheren Untersuchungen (Franz und Schepank, 1995) wiesen somatoform erkrankte Probanden auch in der Gruppe MSS auf der Ebene psychometrischer Persönlichkeitsmerkmale (Freiburger Persönlichkeitsinventar, Fahrenberg et al., 1978) erhöhte Werte auf der Skala Nervosität auf (Abb. 4.3). Dieses dimensionale Persönlichkeitsmerkmal ist definiert als subjektive psychosomatische Gestörtheit im Sinne körperlicher Beschwerden, psychosomatischer Allgemeinstörungen und starker körperlicher Affektresonanz. Die stärkere Ausprägung dieses Merkmals in der Gruppe der Probanden, bei denen ein

Multiples somatoformes Syndrom nachweisbar war, bestätigt ebenfalls noch einmal die Validität des gewählten Gruppenkriteriums. In Übereinstimmung mit anderen Studien waren die Frauen auf der Skala Nervosität mit einem Wert von 7,9 deutlich stärker in Richtung Beeinträchtigung belastet als die Männer (5,8). Die entsprechenden Werte lagen in der Reststichprobe der nicht zur Gruppe MSS zählenden Probanden bei 3,6 für die Männer und 4,8 für die Frauen, im Gesamtmittel bei 4,2.

Die South London Somatisation Study (Craig et al., 1993) erbrachte bisher deutliche Hinweise auf Zusammenhänge somatoformer Störungen mit der frühkindlichen Entwicklung. Der Langzeitverlauf funktioneller Erkrankungen im Erwachsenenalter konnte hier statistisch am besten nach Berücksichtigung einer mangelhaften frühkindlichen Versorgung durch die Eltern und Erkrankungen im Kindesalter erklärt werden. Ein generell erhöhtes Fallrisiko für psychogene Erkrankungen hatten in der Mannheimer Kohortenstudie:

● Frauen
● Unterschichtangehörige
● Partnerlose
● Probanden mit belastenden Lebensereignissen, Partnerkonflikten und frühkindlichen Belastungen.

Indikatoren einer konflikthaft verlaufenen frühkindlichen Entwicklung (z. B. Verlust der Mutter, des Vaters, Belastungs-Scores) waren in der jetzt hier untersuchten Gruppe speziell der Probanden, die ein Multiples somatformes Syndrom aufwiesen, nicht in statistisch bedeutsamer Weise vorhanden. Dies hängt mit der vorgenommen Gruppenbildung zusammen. Bei relativ stärkerer Gewichtung und Berücksichtigung der bestehenden psychogenen Beeinträchtigung mittels des BSS ließen sich auch innerhalb der Gruppe MSS, wie in der Gruppe der Fälle psychogener Erkrankungen insgesamt, mit hoher Wahrscheinlichkeit entsprechende Hinweise auf Entwicklungsdefizite finden (Franz, 1997).

4.7
Verlaufsstabilität
des MSS

Hinsichtlich des Langzeitverlaufes somatoformer Beschwerden sind anhand der Mannheimer Daten heute ca. 11 Jahre zu überblicken. Die Probanden, die über dieses Untersuchungsintervall hinweg dokumen-

tiert werden konnten (n = 333), wiesen zum Zeitpunkt der A-Studie eine mittlere Anzahl somatoformer Symptome von 3,6 (SD 2,0) auf (Männer 3,2, Frauen 4,0). 11 Jahre später betrug das entsprechende gruppenstatistische Mittel wiederum 3,6 (SD 2,1), wobei die Männer erneut einen Wert von 3,2 erreichten und die Frauen bei 4,1 lagen. Diese Zahlen verdeutlichen die hohe Stabilität somatoformer Beschwerden zunächst im Gruppenmittel.

Von den 86 der 333 Probanden, die in der A-Studie der Gruppe MSS angehörten, überschritten auch nach 11 Jahren immerhin noch 28 den Schwellenwert (mehr als fünf somatoforme Symptome bei den Männern, mehr als sechs bei den Frauen). Die intraindividuelle Verlaufstabilität betrug also auch nach einer so langen Verlaufsstrecke immerhin noch 32,6%. Dies bedeutet jedoch nicht, daß die 58 Probanden, die die MSS-Kriterien nicht mehr erfüllten, als gesund anzusehen sind. Es handelt sich vielmehr um Probanden, bei welchen – wie dies bei psychogenen Beschwerden häufig der Fall ist – eine Verschiebung des klinisch-symptomatologischen Bildes eingetreten war. Der BSS-Summenwert (letzte 12 Monate) lag bei diesen 58 Probanden nach 11 Jahren nahezu konstant bei 4,6 nachdem er bei ihnen bereits in A 4,7 betragen hatte. Der BSS-Summenwert der 28 Probanden, die konstant auch nach 11 Jahren noch der Gruppe MSS zuzuordnen waren, lag mit 4,7 (letzte Untersuchung) genauso hoch wie zuvor in der A-Studie.

Aufgrund der hier dargestellten Befunde aus der Mannheimer Studie zur Epidemiologie psychogener Erkrankungen erweist sich das Multiple somatforme Syndrom als pragmatisch sinnvolle, klinisch-deskriptive Klassifikationsmöglichkeit. Es besitzt – was die psychogene Gesamtbeeinträchtigung angeht – keine gute Langzeitprognose, wenn auch im Einzelfall die diagnostische Eingruppierung im Verlauf wechseln kann.

▌ Literatur

Bridges K, Goldberg D, Evans B, Sharpe T. Determinants of somatization in primary care. Psychol Med 1991; 21:473-83.

Craig TK, Boardman AP, Mills K, Daly-Jones O, Drake H. The South London Somatisation Study. I. Longitudinal course and the influence of early life experiences. Br J Psychiatry 1993; 163:579-88.

Escobar JI, Burnam MA, Karno M. Somatization in the community. Arch Gen Psychiatry 1987 a; 44:713-9.

Escobar JI, Golding J, Hough RL. Somatization in the community: Relationship to disability and use of services. Am J Public Health 1987 b; 77:837-40.

Escobar JI, Canino G. Unexplained physical complaints. Psychopathology and epidemiological correlates. Br J Psychiatry 1989; 149: 965-7.

Fahrenberg J, Selg H, Hampel R. Freiburger Persönlichkeitsinventar FPI. 3. Aufl. Göttingen: Hogrefe 1978.

Fink P. Surgery and Medical Treatment in Persistent Somatizing Patients. J Psychosom Res 1992 a; 355:439-47.

Fink P. The use of hospitalizations by persistent somatizing patients. Psychol Med 1992 b; 22:173-80.

Franz M. Psychosomatische Epidemiologie – unterwegs zur Bevölkerung. In: Psychosomatische Medizin – Ankunft in der Praxis. Franz M, Tress W (Hrsg). Frankfurt: VAS-Verlag 1997; S. 40-54.

Franz M, Schellberg D, Schepank H. Indikatoren und Einflußfaktoren des Langzeitspontanverlaufs psychogener Erkrankungen. Psychother Psychosom Med Psychol 1995; 45: 41-51.

Franz M, Schepank H. Funktionelle Erkrankungen – Verlauf und Risikofaktoren aus epidemiologischer Sicht. Der Praktische Arzt 1995; 18:74-80.

Franz M, Schepank H, Reister G, Schellberg D. Epidemiologische Befunde zum Langzeitspontanverlauf psychogener Erkrankungen über 10 Jahre. Psychother Psychosom Med Psychol 1994; 44:22-8.

Goldberg DP, Cooper B, Eastwood MR, Cadward HB, Shepard M. A standardized psychiatric interview for use in community surveys. Br J Prev Soc Med 1970; 24:18-23.

Kellner R. Somatization and Hypochondriasis. New York: Praeger Publishers 1986.

Kroenke K, Spitzer RL, Williams JBW, Linzer M, Hahn SR, deGruy FV III, Brody D. Physical Symptoms in Primary Care. Predictors of Psychiatric Disorders and Functional Impairment. Arch Fam Med 1994; 3:774-9.

Lamprecht F. Die ökonomischen Folgen von Fehlbehandlungen psychosomatischer und somatopsychischer Erkrankungen. Psychother Psychosom Med Psychol 1996; 46: 283-91.

Lipowski ZJ. Somatization: the concept and its clinical application. Am J Psychiat 1988; 145:1358-68.

Portegijs PJM, Van der Horst FG, Proot IM, Kraan HF, Gunther NCHF, Knottnerus JA. Somatization in frequent attenders of general practice. Soc Psychiatry Psychiatr Epidemiol 1996; 31:29-37.

Rief W. Die somatoformen Störungen – Großes unbekanntes Land zwischen Psychologie und Medizin. Z Klin Psychol 1996; 25 (Suppl 3):173-89.

Swartz M, Landermann R, George LK, Blazer DG, Escobar J. Somatization disorder. In: Robbins LN, Regier DA (eds). Psychiatric Disorders in America. New York: The Free Press 1991; 228 f.

Schepank H. Psychogene Erkrankungen der Stadtbevölkerung. Heidelberg: Springer 1987.

Schepank H. Verläufe. Heidelberg: Springer 1990.

Schepank H. Der Beeinträchtigungsschwerescore (BSS). Ein Instrument zur Bestimmung der Schwere einer psychogenen Erkrankung. Göttingen: Beltz 1995.

Tress W, Kruse J, Heckrath C, Schmitz N, Alberti L. Der psychosomatische Patient beim Hausarzt – Ergebnisse einer Felduntersuchung. In: Franz M, Tress W (Hrsg). Psychosomatische Medizin – Ankunft in der Praxis. Frankfurt: VAS-Verlag 1997; S. 55-67.

5 Das chronische Erschöpfungssyndrom – eine psychosomatische Erkrankung?

M. Sack

»Ueber dieses ganze Gebiet herrschte nun unter Specialisten wie unter gewöhnlichen Praktikern eine fürchterliche und ganz wunderbare Verwirrung der Ansichten; diese functionellen nervösen Symptome sind – um mich in Kürze auszudrücken – jedesmal unseren Händen entglitten, so oft wir versucht haben, sie zu fassen und der Wissen-schaft einzuverleiben.« Beard, 1881.

Das *chronische Erschöpfungssyndrom* (Chronic Fatigue Syndrome, CFS) gilt mit gewissem Recht als Modeerkrankung. An der überaus schnellen Verbreitung dieser Diagnose hatten Zeitungen, Fernsehen und andere Medien entscheidenden Anteil, indem sie das Erschöpfungssyndrom zu einer mysteriösen und gefährlichen neuen Volksseuche erklärten. Kritische Stimmen bezeichneten das CFS als »Yuppie-Grippe« oder sprachen von der »Neurasthenie der 80er Jahre«. Die Durchsetzungskraft dieser »neuen« Erkrankung, auch innerhalb der wissenschaftlichen Medizin, läßt sich an dem sprunghaften Anstieg der Medline-Zitierungen innerhalb der letzten 10 Jahre verfolgen. Bei Betrachten der Symptomatologie zeigt sich indes, daß es sich keineswegs um ein völlig neuartiges Krankheitsbild handeln kann, sondern daß uns hier eine alte Modeerkrankung namens *Neurasthenie* in neuem Gewand begegnet. Es ist sehr eindrucksvoll, die Symptome der heute CFS genannten Erkrankung komplett und ausführlich in George Beards im Jahr 1881 erschienenen Buch über die Nervenschwäche beschrieben zu finden.

Beard hat unter Neurasthenie eine organisch bedingte Nervenschwäche verstanden, die sich in einer Vielzahl unspezifischer, vorwiegend vegetativ vermittelter Beschwerden äußert. Der diagnostische Begriff Neurasthenie ist sicherlich ebenso fragwürdig wie der des CFS. Beide Diagnosen haben neben den meisten Symptomen die Gemeinsamkeit, daß eine ganze Vielfalt funktioneller Beschwerden auf eine hypothetische, in jedem Fall aber organische Krankheitsursache zurückgeführt wird. Auffällig ist eine Kollusion von Arzt und Patient im Wunsch nach einer organischen Diagnosezuschreibung und Behandlung. Hier treffen sich die Interessen des Patienten, der eine plausible Erklärung seiner Beschwerden sucht, mit denen des in Kategorien der somatischen Störung denkenden und untersuchenden Arztes (Wessely, 1991). Ganz ähnlich verhält es sich in dieser Hinsicht auch mit den neuen Diagnosen *Sick Building Syndrome* und *Multiple Chemical Sensitivity,* wie überhaupt die Vielfalt von Diagnosen bei einem nur geringfügig variierenden Spektrum vorwiegend vegetativer Beschwerden zeigt, wie problematisch es ist, Krankheitsbilder anhand unspezifischer Symptome zu definieren (Tab. 5.1).

Tab. 5.1 Chronisches Erschöpfungssyndrom: Diagnosen und Synonyme

Psychosomatische Medizin	Innere Medizin und Neurologie
Neurasthenie	Royal Free Hospital Disease
Neurovegetative Dystonie	Iceland Disease
Vegetativ-endokrines Syndrom	Lake Tahoes Disease
Funktionelles Syndrom	Postvirales Erschöpfungssyndrom
Vegetatose	Chronisches Epstein-Barr-Virussyndrom
Psychovegetatives Syndrom	Chronisches Immundefizienzsyndrom
Da-Costa-Syndrom	Myalgic Encephalomyelitis
Febricula	Poliomyelitis-like Illness
Effort-Syndrom	Epidemic Neuromyasthenia
	Idiopathic Chronic Fatigue

Das Chronic Fatigue Syndrome wurde 1988 von einer Arbeitsgruppe des *Center of Disease Control,* an der hauptsächlich Virologen und Infektionsforscher teilnahmen, in der Form von Forschungskriterien definiert. Folgt man Berichten, so war es Ziel dieser Arbeitsgruppe, die Vorannahme einer postinfektiösen Ätiologie des damals vieldiskutierten Erschöpfungssyndroms nach Epstein-Barr-Virusinfektion zu relativieren und Kriterien für die weitere Forschung zu erstellen, nicht jedoch eine neue Diagnose und ein neues Krankheitsbild zu etablieren (Hickie et al., 1995). In den Jahren nach 1988 wurde das CFS dennoch rasch als definiertes und eingeführtes Krankheitsbild von Ärzten und Patienten propagiert.

Die auf ätiologische Hypothesen verzichtende und eng gefaßte Falldefinition der 1988 vereinbarten Forschungskriterien des Center of Disease Control ist in Tabelle 5.2 dargestellt. In verschiedenen Studien wurden die in der ursprünglichen Form relativ strengen Ausschlußkriterien bei vorbestehenden psychischen und psychiatrischen Erkrankungen nicht eingehalten bzw. unterschiedlich ausgelegt. In der Folge wurden die Forschungskriterien mehrfach, zuletzt von Fukuda et al. vereinfacht und und vor allem dahingehend revidiert, daß bestimmte psychiatrische Diagnosen nicht mehr als Ausschlußkriterium gelten (Fukuda et al. 1994).

Die postinfektiöse Hypothese des CFS gilt heute als widerlegt, nachdem Wessely et al. (1995) in einer prospektiven Studie bei 1200 Patienten aus Allgemeinarztpraxen zeigen konnten, daß die Entwicklung eines Erschöpfungssyndroms in keinem direkten Zusammenhang mit einem Virusinfekt steht. Virusinfekte treten außerdem so häufig auf, daß von einer subjektiven Verknüpfung des Krankheitsbeginns mit einer Viruserkrankung auszugehen ist.

In einer ganzen Reihe von Arbeiten konnte gezeigt werden, daß ca. 75 bis 90 % der Patienten mit CFS die Diagnosekriterien einer anderen psychiatrischen oder psychosomatischen Erkrankung erfüllen. Am häufigsten wurde die Diagnose Depression gestellt, die in verschiedenen Studien bei bis zu 80 % der Patienten (Manu et al., 1993; Walker et al., 1993) vorlag. Andere Autoren fanden bei bis zu 30 % der

Tab. 5.2 Diagnosekriterien des chronischen Erschöpfungssyndroms, CDC-Kriterien. (Holmes et al., 1988)

Hauptkriterien

1. Neu aufgetretene Erschöpfung oder leichte Erschöpfbarkeit,
   – die nicht durch Bettruhe verschwindet,
   – mit Verringerung der Tagesaktivität unter 50% des gewohnten Aktivitätsniveaus für mindestens 6 Monate.
2. Ausschluß anderer Erkrankungen, die ähnliche Symptome hervorrufen, einschließlich vorexistierender psychiatrischer Erkrankungen.

Nebenkriterien – Symptome

1. Mildes Fieber (37,5 – 38,6 °C, oral gemessen)
2. Halsschmerzen
3. Lymphknotenschmerzen am Hals oder in den Achseln
4. Generalisierte Muskelschwäche
5. Muskelschmerzen
6. Verlängerte Erschöpfung nach früher tolerierten Belastungen
7. Kopfschmerzen
8. Arthralgien
9. Neuropsychologische Symptome (Vergeßlichkeit, Reizbarkeit, Konzentrationsstörungen, Photophobie, flüchtige Skotome)
10. Schlafstörungen
11. Akuter oder subakuter Symptombeginn

Nebenkriterien – klinische Kriterien

1. Subfebrile Temperaturen unter 38,6 °C
2. Nichteitrige Pharyngitis
3. Schmerzhafte Lymphknotenschwellungen

(Diagnosestelllung bei Erfüllung beider Hauptkriterien und mindestens 6 von 11 symptomatischen Nebenkriterien sowie mindestens 2 klinischen Nebenkriterien, oder mindestens 8 symptomatischen Nebenkriterien.)

Patienten eine somatoforme Störung (Hickie et al., 1995, Fischler et al., 1997) oder in bis zu 57 % der Fälle eine generalisierte Angststörung (Fischler et al. 1997). Nur ein geringer Prozentsatz der Patienten, die an der Hauptbeschwerde Müdigkeit leiden und deshalb einen Arzt aufsuchen, sind gleichzeitig nicht manifest psychiatrisch oder somatisch krank (Manu et al., 1996).

Weitgehende Einigkeit besteht dahingehend, daß das CFS kein einheitliches Krankheitsbild, sondern ein an der *Hauptsymptomatik Erschöpfung* ausgerichteter Sammelbegriff ist, hinter dem sich sehr häufig andere Krankheitsbilder verbergen, wie:

- Depressionen,
- Angststörungen,
- somatoforme Störungen oder
- organisch bedingte Erkrankungen.

Auch wird die Notwendigkeit einer psychiatrisch/psychosomatischen Untersuchung und Anamneseerhebung, die simultan mit der internistisch/neurologischen Ausschlußdiagnostik durchgeführt werden soll, einhellig hervorgehoben. In der Praxis werden die betroffenen Patienten jedoch kaum frühzeitig zu einem kompetenten Psychosomatiker oder Psychotherapeuten überwiesen.

Erschöpfung ist ein vergleichsweise unverfängliches Symptom, das sich gut als

Stichwort bei Beginn eines Gespräches mit dem Arzt anbieten läßt. Zudem kommen Erschöpfung und Müdigkeit als Haupt- oder Nebensymptome bei einer Vielzahl internistischer, endokrinologischer und neurologischer Erkrankungen vor. Vorübergehende postinfektiöse Erschöpfungssyndrome nach einer Virusinfektion, etwa in Anschluß an eine Hepatitis, sind seit langem bekannt.

Das Symptom Müdigkeit bzw. Erschöpfung (Fatigue) ist in der Bevölkerung mit einer Häufigkeit zwischen 20 % und 40 % (Wessely, 1995) anzutreffen. Etwa 24 % der erwachsenen Normalbevölkerung berichten über eine Episode von Müdigkeit, die zwei Wochen und länger anhielt. Die meisten dieser Personen sehen keinen Zusammenhang mit einer medizinischen Ursache (Price et al., 1992; Walker et al., 1993). Angaben zur Prävalenz des CFS schwanken stark, je nach den angewendeten Forschungskriterien. Bei einer multinationalen WHO-Studie wurde eine Prävalenz von 5,5 % für die ICD-10-Diagnose Neurasthenie in Zentren der Primärversorgung gefunden (Ormel et al., 1994). Die Prävalenz des nach den ursprünglichen CDC-Kriterien eng definierten CFS liegt jedoch weit niedriger.

Ausgesprochen interessant ist das Phänomen der – häufig das Personal von Krankenhäusern betreffenden – Epidemien von CFS bzw. epidemischer Neuromyasthenie oder benigner myalgischer Enzephalomyelitis. Seit 1934 wurden über 60 epidemische Ausbrüche von ätiologisch unklaren Krankheitsbildern mit überwiegend guter Prognose berichtet, bei denen Erschöpfung, Muskelschmerzen und andere bei CFS häufig vorkommende Beschwerden im Vordergrund standen (Levine, 1994).

Obwohl bislang keine gesicherten somatischen Ursachen oder auch nur regelhaft vorkommende organische Korrelate des CFS bekannt sind (Übersicht bei Pankow et al., 1995), lehnen die meisten Patienten eine mögliche psychische Mitbeteiligung oder Verursachung ihrer Symptomatik strikt ab. Gewöhnlich kommen Patienten bereits mit der festen Überzeugung, an CFS erkrankt zu sein, in die ärztliche Praxis, vorinformiert durch Medien und Selbsthilfegruppen. Die Diagnose CFS bietet einen hohen subjektiven Erklärungswert für eine Fülle rätselhafter und lästiger Symptome und zudem eine Entlastung von eigener Schuld aufgrund der Annahme, daß es sich um eine organische Erkrankung handelt, deren Ursache noch unbekannt ist. Sicherlich ist es verständlich, daß Betroffene dazu neigen, nach äußeren Ursachen für ihre Beschwerden zu suchen. Es verwundert aber, daß nicht nur seitens der Organmedizin, sondern auch seitens der Psychosomatik wenig Interesse an der Psychotherapie und Psychosomatik der Erschöpfung zu bestehen scheint, wenn man das fast vollständige Fehlen von psychosomatischen Konzepten und Theorievorstellungen des Erschöpfungssyndroms betrachtet:

Herr K., ein 29 Jahre alter, körperlich gesund erscheinender und etwas verschlossener Patient, der ausgesprochen sachlich über seine Beschwerden berichtet, leidet, als er zu uns kommt, seit gut 3 Jahren an chronischer Erschöpfung. Das Datum des ersten Auftretens der Symptomatik gibt er auf den Tag genau an. An diesem Tag habe schlagartig ein infektionsartiges Krankheitsbild eingesetzt, das mit einer nie gekannten, extrem starken Müdigkeit mit extremen Muskel- und Gliederschmerzen, Lymphknotenschwellungen, Pilzentzündungen des Mundes und der Hände, geschwollenem Gesicht, brennenden Augen und Atemwegen sowie mit Herzrasen und Kurzatmigkeit bis hin zu panikartigen Anflügen einherging. Sämtliche Symptome hätten sich durch körperliche Belastung verschlimmert. Ausführliche medizinische

Untersuchungen und Behandlungsversuche bei inzwischen 12 verschiedenen Fachärzten (Internist, Neurologe, Infektiologe, Immunologe, Umweltmedizin, Naturheilkunde) sowie bei einer Heilpraktikerin brachten keine richtungsweisenden Ergebnisse und keine Linderung der Beschwerden. Zwei stationäre Behandlungen in einer psychosomatischen Fachklinik führten zu einer vorübergehenden Besserung der Symptomatik. Eine dritte stationäre Behandlung fand in unserer Abteilung statt, nachdem der Patient krankheitsbedingt den Arbeitsplatz verloren hatte.

Herr K. berichtete über eine unauffällige Kindheit und Jugend. Er sei schon immer etwas zurückhaltend und reserviert gewesen. Nach Abitur und Wehrdienst begann er eine Ausbildung zum Betriebswirt in einer großen Firma. Aufgrund eines sehr guten Abschlusses qualifizierte er sich für eine Auslandstätigkeit, die er Ende 1991 antrat. Als die Erkrankung ausbrach, arbeitete Herr K. ca. 60 Stunden in der Woche und hatte nebenbei noch ein Abendstudium begonnen. Kurz vor Ausbruch der Symptome erfuhr der Patient über Dritte, daß seine langjährige Freundin, die in Deutschland zurückgeblieben war, eine Beziehung zu einem anderen Mann aufgenommen hatte. Gleichzeitig war bei der Mutter des Patienten eine Krebserkrankung diagnostiziert worden. Die Beschwerden zwangen Herrn K., seinen Auslandsaufenthalt abzubrechen und sich nach Phasen längerer Krankschreibung in der Firma in mehreren Etappen zurückstufen zu lassen, bis er schließlich den Arbeitsplatz aufgeben mußte.

Im Verlauf der stationären Therapie erlebten wir den Patienten als überkontrolliert und zwanghaft strukturiert. Er wußte bis auf die mit dem Verlust des Arbeitsplatzes verbundene Kränkung und bis auf Gefühle der Ohnmacht gegenüber seinen Symptomen kaum über emotionale Erlebnisse zu berichten, schien diese nur schwer wahrzunehmen und seine Affekte zu isolieren. Ein Phänomen, das bei vielen Patienten mit Somatisierungsstörungen auffällt. Er vermied, so gut es ging, Konflikte und Auseinandersetzungen mit den Mitpatienten. Als ihm dies zum Vorwurf gemacht wurde, berichtete er über eine große Angst vor Enttäuschung und Kränkung in zwischenmenschlichen Beziehungen.

Herr K. war in behüteter Umgebung aufgewachsen, er hatte kaum eigene Lebensziele entwickelt. In die berufliche Karriere schien er eher von seiner Firma, vielleicht auch von seinen Eltern hineingedrängt worden zu sein. Außer der Aussicht auf ein berufliches Fortkommen konnte Herr K. kaum über andere Interessen berichten. Auch seine zwischenmenschlichen Beziehungen schienen weitgehend leidenschaftslos und eher pragmatisch geführt. Mit der Enttäuschung über die Trennung von seiner Freundin erwies sich der Lebensentwurf des Patienten als perspektivlos und brüchig, es folgte der körperliche und seelische Zusammenbruch.

Es soll nicht verschwiegen werden, daß der Erfolg unserer stationären Behandlung bei Herrn K. fraglich ist. Drei Monate nach Entlassung brach der Patient eine kurz zuvor begonnene Weiterbildungsmaßnahme ab. Am Tag des Unterrichtsbeginns überfielen ihn unerträgliche Müdigkeit und heftigste körperliche Symptome ähnlich denen einer schweren Erkältung, es war ihm unmöglich, sich auf den Unterricht zu konzentrieren. An seinem Computer zu Hause konnte er hingegen ohne weiteres drei Stunden konzentriert arbeiten. Das situative Auftreten der Symptomatik ist dem Patienten bewußt, wenn auch schwer nachvollziehbar. Herr K. hat inzwischen eine ambulante Psychotherapie an seinem Heimatort begonnen.

Nach psychoanalytischem Verständnis ist neurotische Müdigkeit häufig Ausdruck einer Aggressionshemmung respektive der Wendung der Aggression gegen die eigene Person. Daneben tritt Müdigkeit als Widerstandsphänomen in der psychoanalytischen Behandlungssituation auf, besonders wenn narzißtisch besetzte Positionen bedroht sind. Diese bekannten Erklärungsmodelle sind für das Verständnis bestimmter Erschöpfungserscheinungen hilfreich, als theoretische Basis zur Erklärung einer so ausgeprägten Erschöpfungssymptomatik, wie im Fallbeispiel beschrieben, reichen sie jedoch nicht aus.

Während in der aktuellen Literatur, sieht man von dem Phänomen der Müdigkeit in der psychoanalytischen Behandlungssituation ab, die Psychogenese von Müdigkeit und Erschöpfung kein Thema ist, scheint dieses Problem die Psychosomatiker unserer Väter- und Vorvätergeneration noch sehr interessiert zu haben. So berichtet der Psychiater Wendell Muncie in einem 1941 in der Zeitschrift Psychosomatic Medicine veröffentlichten Aufsatz mit dem Titel Chronic Fatigue über einige nach heutiger Sicht typische Fälle von CFS und stellt eine Liste von Kennzeichen der neurotischen Erschöpfung vor, die unschwer Parallelen zu dem von uns geschilderten Fall erkennen lassen (Tab. 5.3).

Muncie unterscheidet eine *primäre* und *sekundäre neurotische Erschöpfung*. Bei der primären neurotischen Erschöpfung ist die Erschöpfungssymptomatik direkt und mitunter geradezu symbolisch und anschaulich Ausdruck widerstreitender neurotischer Konflikte oder einer schwerwiegenden Lebensproblematik. Unsere noch vorläufigen Beobachtungen decken sich mit denen Muncies, wonach besonders häufig eine Sinnverarmung und fehlende Lebensperspektive bei ausgeprägter Abhängigkeit von Eltern oder Partnern und fehlender Selbständigkeit im Sinne mangelnder Identitätsentwicklung vorzuliegen scheinen. Narzißtische Persönlichkeitsstörungen scheinen ebenfalls häufig mit Erschöpfungszuständen einherzugehen.

Diese Überlegungen beruhen auf einzelnen Beobachtungen und sind sicherlich noch recht vorläufig. Ein wichtiger Beitrag für ein besseres Verständnis dieser Probleme könnte aus einer exakten Phänomenologie der Erschöpfung erwachsen, wie

Tab. 5.3 Kennzeichen der neurotischen Erschöpfung. (Nach Muncie, 1941)

Primäre neurotische Erschöpfung

- Nicht ausreichende Entwicklung von Lebenszielen und vitalen Interessen.
  Ziele sind entweder unerreichbar hoch gesteckt oder aber ohne umfassendere Perspektive, so daß eine Erschöpfung im »Von-Tag-zu-Tag-Leben« eintritt (Sinnverlust).
- Ausgeprägte Abhängigkeit von der Liebe und Großzügigkeit der Eltern mit der Folge einer fixierten parasitären Lebenseinstellung (narzißtische Problematik).
- Nachahmung von erschöpften Verhaltensweisen der Eltern oder anderer (Lernmodell).
- Monotone Lebensführung ohne Höhen und Tiefen.

Sekundäre neurotische Erschöpfung

- Müdigkeit und Erschöpfung als Folge chronischer Angst, Furcht und ständiger innerer Anspannung oder Streß.

---

sie von einzelnen Vertretern der anthropologischen Psychiatrie schon in den 60er Jahren vorgelegt wurde (Tab. 5.4).

Erschöpftsein hat aus Sicht der *anthropologischen Psychiatrie* (von Baeyer, 1961) seinen Ursprung im Nichtbewältigen der Daseinsforderung, es hat den Gestus einer Kapitulation. Dabei findet sich eine für das Geschehen oft sehr wesentliche Nähe von Nichtkönnen und Nichtwollen im Erschöpftsein. Bei Anstrengungen, die zuviel werden, handelt es sich meist um innerlich widersprochene Anstrengungen. Verschlimmert wird diese Situation, wenn Konflikte auftauchen, die den eigenen Daseinsentwurf fragwürdig machen.

Neurotische Erschöpung läßt sich anhand phänomenologischer Kriterien eindeutig von der *depressiven Erschöpfung* abgrenzen, die primär durch einen Verlust von Initiative vor dem Hintergrund diffuser Gefühle von Traurigkeit und Melancholie gekennzeichnet ist und einer anderen Tagesperiodik unterliegt. Patienten mit neurotischer Erschöpfung berichten typischerwei-

se, daß sie gerne viel mehr tun würden, wenn ihr körperlicher Zustand dies nur zulassen würde (Muncie, 1941).

Wie viele seiner Zeitgenossen vertrat Sigmund Freud die Auffassung, daß die neurasthenische Erschöpfung auf eine Verarmung an seelischer Energie durch chronische (neurotische) Überlastung des psychischen Apparates zurückzuführen sei (1926). Auch wenn wir heute der Auffassung sind, daß es keine begrenzte Menge psychophysischer Energie im Sinne einer Seelen- oder Nervenkraft gibt, die zu erschöpfen wäre und dann wiederaufgeladen werden muß, finden sich häufig Erschöpfungssymptome in der Folge ständiger seelischer Anspannung bei neurotischen Konflikten oder chronischer Affektunterdrükkung. Diese wurden von Muncie als sekundär neurotische Erschöpfung bezeichnet. Im folgenden soll ein typisches Beispiel hierfür vorgestellt werden, auch wenn es schwierig erscheint, in jedem Einzelfall eine Unterscheidung zwischen primärer und sekundärer neurotischer Erschöpfung vorzunehmen.

Frau B., eine 26jährige Finanzbeamtin, kam mit einer fast ebenso langen Vorgeschichte wie Herr K. und mit nahezu der gleichen körperlichen Symptomatik zu uns. Von verschiedenen Seiten war zuerst die Diagnose einer chronifizierten Mononukleose, dann die Diagnose CFS gestellt worden. Ausführliche ambulante und stationäre Diagnostik und organmedizinische Behandlungsversuche waren letztlich er-

---

Tab. 5.4 Phänomenologische Charakteristika der Erschöpfung. (Nach von Baeyer, 1961)

- Erschöpftsein ist Ohnmacht, d. h. Nicht-mehr-bewältigen-Können etwas zuvor Gekonnten.
- Erschöpftsein geht mit Spannungslosigkeit, mit Atonie des Leibes und des seelischen Binnenfeldes einher.
- Erschöpftsein geht mit negativer emotionaler Tönung oder negativer Gestimmtheit einher (lustlos, mißgestimmt, resigniert).
- Erschöpftsein lähmt das Aus-sich-Herausgehen zur Welt und Mitwelt, wirft den Erschöpften auf sich selbst zurück und bannt ihn in seine spannungslose, mißbefindliche Leiblichkeit.
- Erschöpftsein ist im Gegensatz zum Müdesein nicht durch die Erwartung einer baldigen Wiederherstellung gekennzeichnet.

---

gebnislos geblieben. Die Patientin kam auf Anraten eines Neurologen in unsere Abteilung und willigte in die stationäre Aufnahme ein, da sie unter zunehmenden Angstsymptomen litt, nachdem sich ein Nachbarsjunge vor dem Fenster ihres Zimmers an einem Carport erhängen wollte. Nach ca. 4 Wochen stationärer Behandlung berichtete Frau B. erstmals über schon jahrelang bestehende manifeste Zwangssymptome in Form von ausgeprägten Kontroll- und Zählzwängen. Im weiteren Verlauf gelang, auch unter Einbeziehung der Familie der Patientin, eine erfolgreiche Behandlung der Angst- und Zwangssymptomatik, die sich auf Ängste vor Impulsdurchbrüchen bei einer noch nicht erfolgten Verselbständigung und Ablösung aus dem Elternhaus zurückführen ließ.

Es ist offensichtlich, daß das Ankämpfen gegen den quälenden Druck von Zwangsgedanken und gegen die Wiederholung von Zwangshandlungen einen Menschen in eine verzweifelte Erschöpfung treiben kann. Es sei noch einmal betont, daß auch diese Patientin primär über körperliche Beschwerden klagte und daß sie tatsächlich an mehr oder weniger gut zu objektivierenden körperlichen Symptomen, wie häufigen Infekten, subfebrilen Temperaturen und rezidivierenden Herpeserkrankungen litt. Die erfolgreiche Behandlung der Angst- und Zwangssymptomatik führte dazu, daß nicht nur die Erschöpfung, sondern auch die Infektanfälligkeit und die anderen körperlichen Beschwerden zurückgingen. Seither ist die Patientin arbeitsfähig, ihr Gesundheitszustand ist seit über 2 Jahren stabil.

Das Ineinanderwirken somatischer und psychischer Beschwerden im Verlauf der Erkrankung zeigt deutlich, wie wichtig es ist, das CFS jenseits der Dichotomie von körperlicher und seelischer Erkrankung als *psychosomatisches Krankheitsgeschehen* zu begreifen. Müdigkeit und Erschöpfung sind typische psychosomatische Phänomene, genauso wie beispielsweise Hunger und Schmerz. Man kommt nicht umhin, das Erschöpfungssyndrom von der psychischen ebenso wie von der somatischen Seite her zu betrachten, wobei sich beide Seiten komplementär verhalten. Wie es eine Psychologie der Erschöpfung gibt, gibt es auch eine Physiologie von Erschöpfung und Ermüdung (Schaefer, 1959). Deshalb ist eine *integrative psychosomatische Herangehensweise* jenseits der Trennung in somatische und psychische Faktoren so notwendig.

In bezug auf die *Neurasthenie* hatte schon Freud gesagt, daß die therapeutischen Aufgaben nicht in den Wasserheilanstalten, sondern innerhalb der Lebensverhältnisse der Kranken zu suchen sind. Für die Behandlung des CFS gelten im Grunde die gleichen therapeutischen Strategien und Handlungsanweisungen wie bei Patienten mit anderen somatoformen Störungen. Ein therapeutischer Zugang ist in der Regel zuerst über die Symptomatik möglich, und es bedarf einiger Überzeugungsarbeit, eine Motivation zu einer Psychotherapie aufzubauen. Von großer Bedeutung ist die Integration einer symptomorientierten, in erster Linie physiotherapeutischen Behandlung und von psychotherapeutischen Behandlungsansätzen innerhalb eines individuellen Behandlungsplanes. Dabei sollte die Koordination der Behandlung in der Hand eines einzigen Arztes liegen.

Systematische Studien zur psychotherapeutischen Behandlung des CFS liegen lediglich für Therapieprogramme mit kognitiver Verhaltenstherapie vor (Butler et al., 1991; Lloyd et al., 1993; Friedberg und Krupp, 1994; Sharpe et al., 1996; Deale et al., 1997). Diesen teilweise methodisch gut durchgeführten Studien zufolge kann die Wirksamkeit einer ausreichend dosierten und spezifisch auf die Erschöpfungssymptomatik ausgerichteten Verhaltenstherapie als gesichert gelten. Auch wenn bislang noch keine empirischen Studien zur psychodynamischen Behandlung des CFS vorliegen, lassen die von Guthrie mitgeteilten Ergebnisse erwarten, daß auch mit diesem Verfahren positive Therapieeffekte erzielt werden können (Guthrie, 1996).

Es sollte nicht versucht werden, Patienten, die mit der Selbstdiagnose CFS kommen, diese Diagnose auszureden. Als gesichert kann gelten, daß der früher oft gegebene Rat zur absoluten körperlichen Schonung obsolet ist. Vergleichbar mit den Therapieempfehlungen für chronische Schmerzpatienten sollten sich Patienten mit CFS soviel wie möglich körperlich betätigen, ohne jedoch zu übertreiben. Bei der Suche nach einer ausgewogenen Balance an Belastung und Schonung kann eine Unterstützung durch kompetente physiotherapeutische Behandlung sehr hilfreich sein. Von größter Bedeutung ist eine glaubhafte ärztliche Aufklärung über die Abwesenheit einer ernsthaften körperlichen Erkrankung sowie das Vermeiden unnötig wiederholter somatischer Diagnostik, um einer weiteren somatischen Fixierung entgegenzuwirken.

Das chronische Erschöpfungssyndrom ist mit Sicherheit keine einheitliche, einwandfrei abgrenzbare Krankheitsentität. Die verschiedensten viralen, endokrinologischen, internistischen, neurotischen und psychiatrischen Erkrankungen gehen in einer Art Ausdrucksgemeinschaft mit dem Leitsymptom Erschöpfung einher. Auch wenn ein Verständnis der subjektiven Bedingungen, die zur Entwicklung eines Erschöpfungssyndroms führen, nicht über eine additive Befunderhebung aus den verschiedenen Disziplinen zu erreichen ist, spricht vieles dafür, daß primär psychische bzw. psychosoziale Faktoren für die Entstehung und Chronifizierung eines Erschöpfungssyndroms verantwortlich zu machen sind. Damit läßt sich das CFS als ein genuin psychosomatisches Krankheitsbild bezeichnen, das Fragen der Diagnose, der Ätiologie und Behandlung aufwirft, die beispielhaft für das gesamte Feld der somatoformen Störungen sind.

▌ Literatur

Baeyer W. Erschöpfung und Erschöpftsein. Nervenarzt 1961; 32:193-9.

Beard G. Die Nervenschwäche (Neurasthenia). Ihre Symptome, Natur Folgezustände und Behandlung. Leipzig: Vogel 1881.

Butler S, Chalder T, Ron M, Wessely S. Cognitive behaviour therapy in chronic fatigue syndrome. J Neurol Neurosurg Psychiatry 1991; 54:153-8.

Deale A, Chalder T, Marks I, Wessely S. Cognitive behavior therapy for chronic fatigue syndrome. A randomized controlled trial. Am J Psychiatry 1997; 154:408-14.

Fischler B, Cluydts R, DeGucht V, Kaufman L, DeMeitier K. Generalized anxiety disorder in chronic fatigue syndrome. Acta Psychiatr Scand 1997; 95:405-13.

Freud S. Hemmung, Symptom und Angst. Ges. Werke, Bd. 14. Frankfurt: Fischer 1926.

Friedberg F, Krupp LB. A comparison of cognitive behavioral treatment for chronic fatigue syndrome and primary depression. Clin Infect Dis 1994; 18 (Suppl 1): 105-10.

Fukuda K, Straus SE, Hickie I, Sharpe MC, Dobbins JG, Komaroff A. The chronic fatigue syndrome: a comprehensive approach to it's definition and study. International Chronic Fatigue Syndrome Study Group. Ann Inter Med 1994; 121:953-9.

Guthrie E. Psychotherapy of somatisation disorders. Curr Opin Psychiatry 1996; 9:182-7.

Hickie I, Lloyd A, Hadzi-Pavlovic D, Parker G, Bird K, Wakefield D. Can the chronic fatigue syndrome be defined by distinct clinical features? Psychol Med 1995; 25:925-35.

Holmes GP, Kaplan JE, Gantz NM, Komaroff AL, Schonberger LB, Straus SE, Jones JF, Dubois RE, Cunningham-Rundles C, Pahwa S, Tosato G, Zegans L, Purtilo DT, Brown N, Schooley RT, Brus I. Chronic Fatigue Syndrome: A working case definition. Ann Inter Med 1988; 108:387-9.

Levine PH. Epidemic neuromyasthenia and chronic fatigue syndrome: epidemiological importance of a cluster definition. Clin Infect Dis 1994; 18 (Suppl 1):16-20.

Lloyd AR, Hickie I, Brockman A, Hickie C, Wilson A, Dwyer J, Wakefield D. Immunologic and psychologic therapy for patients with chronic fatigue syndrome: a double-blind, placebo-controlled trial. Am J Med 1993; 94:197-203.

Manu P, Affleck G, Tennen H, Morse PA, Escobar JI. Hypochondriasis influences quality-of-life outcomes in patients with chronic fatigue. Psychother Psychosom 1996; 65:76-81.

Manu P, Lane TJ, Matthews DA. Chronic fatigue and chronic fatigue syndrome: clinical epidemiology and aetiological classification. Ciba Found Symp 1993; 173:23-31.

Muncie W. Chronic fatigue. Psychosom Med 1941; 3:277-85.

Ormel J, Korff M von, Ustun BT, Pini S, Korten A, Oldehinkel T. Common mental disorders and disability across cultures. JAMA 1994; 14:1741-8.

Pankow W, Feddersen CO, Wichert P. Differentialtherapie des Chronic Fatigue Syndroms. Internist 1995; 36:1156-61.

Price RK, North CS, Wessely S, Fraser VJ. Estimating the prevalence of chronic fatigue syndrome and associated symptoms in the community. Public Health Rep 1992; 107: 514-22.

Schaefer H. Physiologie der Ermüdung und Erschöpfung. Med Klin 1959; 54:1109-19.

Sharpe M, Hawton K, Simkin S, Surawy C, Hackmann A, Klimes I, Peto T, Warrell D, Seagroatt V. Cognitive behaviour therapy for the chronic fatigue syndrome: a randomized controlled trial. BMJ 1996; 312:22-6.

Walker EA, Katon WJ, Jemelka RP. Psychiatric disorders and medical care utilization among people in the general population who report fatigue. J Gen Intern Med 1993; 8:436-40.

Wessely S, Chalder T, Hirsch S, Pawilowska T, Wallace P, Wright DJM. Postinfectious fatigue: prospective cohort study in primary care. Lancet 1995; 345:1333-8.

Wessely S. History of postviral fatigue syndrome. Br Med Bull 1991; 47:919-41.

6 Umweltbezogene Ängste und Körperbeschwerden

P. Joraschky

6.1 Verlust der Geborgenheit in der Umwelt

Ängste vor Umweltzerstörung liegen nach epidemiologischen Untersuchungen von Pöldinger – nach der Angst, einen nahestehenden Menschen zu verlieren – mit 79 % an zweiter Stelle noch vor der Angst vor Krankheiten (Pöldinger, 1988; Tab. 6.1). In ähnlicher Größenordnung liegen die Ängste von Kindern und Jugendlichen (Boehnke et al., 1995). Verlaufsforschungen zeigen hier die besondere Zunahme dieser Ängste, unter anderem im Zusammenhang mit der gewachsenen Umweltbedrohung seit Tschernobyl.

Diese Zahlen belegen, daß die Verleugnung ökologischer Probleme in der Bevölkerung gering ist, daß eine hohe Sensibilisierung für Bedrohungen vor Umweltschädigungen z. B. über die Nahrungskette, Chemikalien, Lösungsmittel und durch die Luftverschmutzung vorhanden ist.

Auf der anderen Seite fühlen sich viele Menschen durch die Ungreifbarkeit der Bedrohungen, deren Unkontrollierbarkeit ohnmächtig, und dies schafft Raum für Verunsicherung. Dies stellt auch den Nährboden dar für die Stimulierung der Ängste durch einseitige Darstellungen und unkritische Generalisierungen. So finden sich in diesem

Tab. 6.1 Die häufigsten Ängste in der Bevölkerung (epidemiologische Untersuchung der Stadtbevölkerung Basel, Pöldinger 1988)

84%	Angst, einen nahestehenden Menschen zu verlieren
79%	Angst vor Umweltzerstörung
75%	Angst vor Krankheit
68%	Angst vor einer Atomkatastrophe
64%	Angst vor einem Krieg
59%	Angst vor der Zukunft
58%	Angst vor dem Tode
58%	Angst im Straßenverkehr
52%	Angst bei Dunkelheit
44%	Angst bezüglich materieller Zukunft
42%	Platzangst

Kontext der Umweltängste auch Phänomene, die einer Massenhysterie in den letzten Jahren gleichkommen. Die Umwelt ist zunehmend Gegenstand der Angst geworden (Keller, 1991; Apfel und Csef, 1995), man spricht gerne vom »Zeitalter der Angst« (Heimann, 1988).

Umweltängste spielten zu allen Zeiten eine Rolle. Die Bedrohung der Menschheit durch Seuchen, Naturgewalten, aber auch durch innere existentielle Bedrohungen als eng verknüpftes Wechselspiel findet ihre Symbolisierung in apokalyptischen Umweltdarstellungen. Entsprechend spielte die Umweltmedizin schon in der antiken Medizin eine wichtige Rolle (Schipperges, 1991). In der *Psychosomatik* hat sich eine psychoökologische Sicht (Willi, 1988) etabliert, die *Humanökologie* thematisiert in besonderer Weise die Mensch-Umwelt-Beziehung (Randolph, 1962; Tretter 1988). Inwieweit wir im Zeitalter der Angst leben, läßt sich sicher nicht in Kurzform beantworten, ebensowenig die Hintergründe hierfür. Es spricht vieles dafür, davon auszugehen, daß sich die Quantität der Ängste nicht verändert hat, daß jedoch jede Zeit ihre Ängste hat.

Unter der Vielzahl der Faktoren, die bei der *Angstgenese* eine Rolle spielen könnten, sind es auf der einen Seite Außenbelastungen, ökologische Krisen, die durch die Größenordnung, die universelle Verbreitung und die vielfältigen noch unbekannten Faktoren, die diese bewirken, besondere Ohnmachtsgefühle auslösen. Auf der anderen Seite stehen innere Verarbeitungsfaktoren wie die Verleugnung. Die Idealisierung der Machbarkeit und des Fortschritts geht einher mit der Verleugnung der geringen Kontrollierbarkeit, die sich schließlich auch in der Verleugnung des Todes manifestieren kann. Verleugnung ist als Notfallmechanismus für Akutsituationen sehr wirksam, sie läßt sich jedoch bei dauerhafter Anwendung als streßsteigernd beschrieben, die unter-

schwelligen Angstpegel steigen unter Verleugnung.

Ein Spezifikum der chemischen Noxen ist die Verknüpfung mit den typischen *Angstkonditionen:*
- der fehlenden sinnlichen Wahrnehmbarkeit,
- der Unkontrollierbarkeit und
- die grenzenlosen Zerstörungsmöglichkeiten.

Es kommt zu Gefühlen kollektiver Auslieferung an Atomkraft, Zerstörung der Ozonschicht, Pestizid- und Medikamentenrückständen in der Nahrung oder Elektrosmog. Diese durch Realgefahren bedingte Ohnmacht ist immer auch der Nährboden für eine Generalisierung von Gefährdungsattributionen, wie sie Häfner zum Kontext der Amalgamängste beschreibt (Häfner, 1994). Gleichzeitig nimmt auch eine Angstbewältigungsform zu: der Konkretismus. Wir symbolisieren weniger die Apokalypse, sondern sie wird mit Hoffnung auf technische Überwindung zu einem Problem auch der Meßbarkeit. Dies ist ein Hintergrund für die Gründung von Umweltambulanzen.

6.2
Umweltambulanzen

Seit den 80er Jahren entstehen Umweltambulanzen etwa im Rahmen arbeitsmedizinischer Institute. Die Umweltmedizin ist noch in der Entwicklung und verfügt gegenwärtig über eine schmale Basis wissenschaftlicher Erkenntnisse. Ein typisches Problem hierfür ist das Thema der Beurteilung der Wirkung von Schadstoffen im Niedrigdosisbereich, wo Umweltapostel und Grenzwertrationalisten aufeinanderprallen. Diese Polarisierung kennzeichnet überhaupt die Auseinandersetzungen im umweltmedizinischen Bereich, wo häufig vor einer Psychiatrisierung von Umweltpatienten gewarnt wird, Stigmatisierungen, die wir längst begraben hofften. Glaubenskriege, Polarisierungen sind Nährboden für die Medien, die hier in diesem Sumpf kräftig mitrühren, sehr zu Lasten der Patienten und des Gesundheitssystems. Nach jeder Fernsehsendung sammeln sich Hilfesuchende in den Umweltsprechstunden. Hier können Eskalationsprozesse im Sinne maligner Angstzirkel angeheizt werden.

Häufig finden sich Patienten, bei denen über Enttäuschungsprozesse an der Medizin eine Entfremdung und Selbstausschließung eingetreten ist, so daß sich häufig autodestruktive Entwicklungen im Sinne eines *Michael-Kohlhaas-Syndroms* feststellen lassen. Wir sehen Patienten, die durch

- Anwaltshonorare,
- Honorare für Baubiologie,
- TÜV-Messungen,
- Gerichtskosten,
- Kosten für eingeleitete Sanierungen,
- Umzugskosten und
- Kosten für Neuanschaffungen von weggeworfenen Gebrauchsgütern

am Rande des Ruins stehen.

Familien werden unter Hochspannung gesetzt, es gibt keine Zeit mehr für die Familie, die Vergiftungsopferthematik metastasiert. Der Kampf gegen das Böse, das Gift wird zum Lebensinhalt.

Bedeutsam ist auch zu reflektieren, was sich an unbewußten Kräften in diesem Phänomen der Polarisierung darstellt. Zumindest geht es augenfällig häufig aggressiv zu, was der toxischen Thematik entspricht.

Systemisch gesehen dient die Aggression der Hilflosigkeitsüberwindung im Sinne einer *Komplexitätsreduktion*. Wenn wir uns eine Sekretärin, die wegen Kopfschmerzen, Müdigkeit und Übelkeit in die Umweltsprechstunde kommt, in einem Großraumbüro vorstellen, bei künstlichem Licht, konstanter Temperatur, luftdichten Fenstern,

Bildschirmarbeit und intriganter Nachbarin und einer generellen Bedrohung durch Stellenkürzung und Mobbing, mit geringen Möglichkeiten zum Arbeitsplatzwechsel, unter Geräuschbelastungen und Normendruck, ausgestattet mit der Einstellung, alles übergenau zu machen, sich wenig Spielräume zu geben, sich bei der Arbeit zu verkrampfen und mit familiären Problemen im Genick, dann muß es geradezu ein klärendes inneres Gewitter sein, diese Komplexität auf ein monokausales Schädigungsmuster zu reduzieren und die Intoxikation durch eine Raumbelastung anzunehmen. Dies stellt nicht in Frage, daß dieser Faktor durchaus eine große Rolle spielen kann, schließt aber die Belastung der anderen Probleme keineswegs aus. Dieser *lawinenartige Druck komplexer Probleme* schwächt die Kontrollmöglichkeit, bei längerer Belastung die Selbstsicherheit, und äußert sich nicht zuletzt in der typischen *Psychophobie,* die besondere Angst einer Vielzahl dieser Patienten, vom Arzt mit diesen alltäglichen Konflikten und Problemen konfrontiert und damit scheinbar lächerlich gemacht zu werden.

Zusammen mit dem Institut für Arbeits- und Sozialmedizin (Drexler et al., 1993; Kraus et al., 1995) wurde von uns eine Vollerhebung der Patienten der Umweltsprechstunde über 6 Monate mit ausführlicher psychologischer Testung und psychosomatischen Interviews mit einer Dauer von 2 Stunden durchgeführt. Aus dieser Erhebung sollen einige Befunde dargestellt werden, um diese Patienten zu charakterisieren.

6.3
Beschreibung der Patienten einer Umweltsprechstunde

6.3.1
Belastung durch Umweltnoxen

Die Patienten (n = 94), 60 % der Frauen mit einem Altersunterschied von 34 Jahren, entsprechen von den demographischen Daten her dem Patientengut einer Angstambulanz. Die Patienten geben in der Umweltsprechstunde vorrangig als befürchtete Noxen Quecksilber und Holzschutzmittel an, ein Drittel der Patienten verdächtigt mehrere Noxen und wünscht ein umfassendes *Biomonitoring* (Tab. 6.2, Tab. 6.3).

Die Untersuchungen bestätigen die Ergebnisse anderer Umweltambulanzen, daß die Gefahrstoffe im Serum in minimalen Konzentrationen vorlagen. Dieser Punkt ist auch heftiger Diskussionsstoff im Zusammenhang mit der *Multiplen chemischen Sensitivität* (MCS), wo das Modell allergischer Reaktionen auf das Vorliegen auch von Niedrigstkonzentrationen diskutiert wird. Bisher ergeben sich empirisch hierfür keine Hinweise (Simon et al., 1993; Sparks et al., 1994); dies schließt keineswegs aus, daß in der Beratung des Individuums das toxische Krankheitsmodell sehr ernstgenommen werden muß (Küchenhoff, 1994).

6.3.2
Befindlichkeitsstörungen

Im Unterschied zu Lärm- oder Geruchsbelästigungen, die mit entsprechenden negativen affektiven Reaktionen als Belästigungsgefühle einhergehen, beziehen sich Befindlichkeitsstörungen in der Regel auf nicht sinnlich wahrnehmbare Noxen. Die z.B. mit Beschwerdelisten erfaßten *Befindlichkeitsstörungen* können auf unterschiedliche Wirkmechanismen bezogen werden (Bullinger, 1995):
- direkter Einfluß der Umweltnoxen,
- als belastend wahrgenommene Umweltfaktoren (Streßmodell mit der Wirkung subjektiver Mediatorvariablen),

Tab. 6.2 Häufigste von Patienten genannte umweltrelevante Gefahrenstoffe

Amalgam	44,1%
Holzschutzmittel	20,3%
Lösemittel	11,9%
Schwermetalle	11,9%
Andere	11,9%

Tab. 6.3 Biomonitoring-Untersuchungen

Bei den Patienten lagen über der 95. Perzentile eines nicht belasteten Kollektivs:

Quecksilber	5%
PCP im Serum	1,5%
Lindan im Serum	2%

• Befindlichkeitsstörungen werden als umweltbedingt bewertet, obwohl keine nachweisbare Kausalbeziehung besteht (Modell der Attribution).

Wir finden in der Umweltambulanz überwiegend Befindlichkeitsstörungen, die auf bestimmte Umweltnoxen kausal attribuiert werden, ohne daß im Biomonitoring entsprechende Nachweise möglich sind. Während im Streßmodell deutlich gemacht werden kann, wie Außenreize, z. B. Lärm, durch entsprechende innere negative affektive Situationen oder zusätzliche Life events im Rahmen eines Interaktionsprozesses wechselseitig eskalieren können, ist bei dem *Attribuierungsmodell* im wesentlichen nach psychodynamischem Verständnis ein *Projektions-Introjektions-Zirkel* festzustellen, wo keine oder möglicherweise Bagatellauslösereize einen negativ-affektiven Verarbeitungsmodus in Gang setzen.

Unter den Beschwerden dominieren unspezifische Befindlichkeitsstörungen, die zum Teil Störungen, wie sie bei Intoxikationen zu finden sind, ähneln, in der Regel jedoch nicht den Krankheitsbildern bei Intoxikationen entsprechen. Allgemein kann gesagt werden, daß die Häufigkeit, Vielzahl und Variabilität der Befindlichkeitsstörungen denen einer Ambulanz von Patienten mit somatoformen Störungen entspricht. Dies schließt nicht aus, daß Untergruppen mit somatischen Befunden (z. B. Fibromyalgie) Ziel weiterer Forschungen sein sollten. Auch sollten noch spekulative Krankheitsbilder wie das Chronische Müdigkeitssyndrom (CFS) und die Multiple chemische Sensitivität weiter untersucht werden. Gleichermaßen jedoch ist die Notwendigkeit gegeben, die bestehenden psychosomatischen Kenntnisse sowie psychopathologische und psychodynamische diagnostische Kriterien einzusetzen.

Tab. 6.4 Häufigste angegebene Beschwerden von Patienten einer Umweltsprechstunde (n = 94)

Beschwerden

Kopfschmerzen	35%
Hauterkrankungen	35%
Antriebsschwäche	30%
Gedächtnisstörungen	26%
Nervenschmerzen	25%
Erkrankungen des Bewegungsapparates	25%
Chronische Infekte	24%
Gastrointestinale Erkrankungen	22%
Herz- und Kreislauferkrankungen	22%
Müdigkeit, Benommenheit	18%
Schlafstörungen	17%
Hals-Nasen-Ohren-Erkrankungen	17%
Stimmungsschwankungen	12%
Atembeschwerden	12%

Der Leidensdruck der Patienten ist gravierend. Dieser äußert sich insbesondere im typischen Krankheitsverhalten mit *hohem Ärztekonsum* im Rahmen der Ausschlußdiagnostik, aber auch in dem hohen subjektiven Leidensdruck (Tab. 6.5).

Die *Ausschlußdiagnostik* führt nicht nur bei Ärzten zur Verunsicherung und Weiterleitung zu Spezialisten, sondern auch Patienten haben bei ihren Krankheitsvorstellungen typische Organsysteme im Auge, so daß wir hier aus diesen Verdachtsdiagnosen typische »Arztwanderkarrieren« ableiten können (Tab. 6.6).

6.4
ICD-10-Diagnosen bei Patienten einer Umweltsprechstunde

Bei den ICD-10-Diagnosen, mit einem strukturierten Interview von erfahrenen Psychiatern durchgeführt, ergibt sich in der ganz überwiegenden Zahl die Diagnose *somatoformer Störungen,* wobei erst dann eine Diagnose gestellt wurde, wenn der nach der biopsychosozialen Belastung eingeschätzte Beeinträchtigungsschwere-Score nach Schepank bei über fünf Punkten lag

Tab. 6.5 Leidensdruck von Patienten einer Umweltsprechstunde (n = 94)

In der Skala *Beschwerdedruck* des Giessener Beschwerdebogens findet sich bei 69,7% der Patienten ein deutlich erhöhter *Leidensdruck.*

Arztkonsultationen im Jahr vor der Untersuchung:

– durchschnittlich 21,4

– im Einzelfall über 100 Arztkonsultationen

Tab. 6.6 Anamnestisch angegebene Verdachtsdiagnosen

Erkrankungen des Nervensystems	22%
Psychovegetative Syndrome	22%
Gastrointestinale Erkrankungen	20%
Erkrankungen des Bewegungsapparates	20%
Chronische Infekte	17%
Herz- und Kreislauferkrankungen	13%
Hauterkrankungen	12%
Endokrinologische Erkrankungen	9%
Psychische Erkrankungen	7%
Erkrankungen des Urogenitaltrakts	7%
Malignome	5%
Lungenerkrankungen	5%
Rheumatische Erkrankungen	3%

(Schepank, 1990). Bei 8 % der Patienten ergab sich die Diagnose einer schizophrenen oder affektiven Psychose. Besonders beachtenswert ist die ungewöhnlich hohe Zahl von Patienten mit Somatisierungsstörungen (F45.1). Dies bestätigt, daß dringend eine psychosomatische Diagnosestellung bei Patienten einer Umweltsprechstunde erfolgen muß, da sich aus dieser Gruppe der größte Teil der Patienten rekrutiert.

Es finden sich nicht nur die hohe Zahl an ICD-10-Diagnosen, sondern auch anhand der Selbsteinschätzung mit dem SCL-90 eine gegenüber den Normwerten deutlich erhöhte psychosomatische und psychische Auffälligkeit. Auch hier finden sich deutlich erhöhte Werte für somatoforme Störungen (im Unterschied zu einem psychiatrischen Vergleichskollektiv), hingegen niedrigere Werte für Ängste und Depressionen als bei einem psychiatrischen ambulanten Klientel (Kraus et al., 1995).

Auch in der Anzahl *psychosozialer Belastungsfaktoren,* die mit der Achse-III des ICD-10 bestimmt werden, fanden sich einer psychiatrischen Kontrollgruppe vergleichbaren Problembelastunge (Tab. 6.8).

Tab. 6.7 ICD-10-Diagnosen bei Patienten einer Umweltsprechstunde (n = 94)

Keine ICD-10-Diagnose	**34%**
ICD-10-Diagnosen	**66%**
ICD-10-Kategorien:	
Somatoforme Störungen F45.0	53%
– davon Somatisierungsstörungen F45.1	22%
– undifferenzierte Somatisierungsstörungen F45.1	9%
– hypochondrische Störungen F45.2	8%
– somatoforme autonome Funktionsstörungen F45.3	14%
Angststörungen F41	6%
Neurasthenie F48	4%
Dissoziative Störungen F44	2%
Affektive Störungen F3	14%
– davon schwere depressive Episode F32.2	3%
Persönlichkeitsstörungen F6	14%
Paranoide Schizophrenie F20.0	5%
Organisches Psychosyndrom F0	2%

Tab. 6.8 Anzahl psychosozialer Belastungsfaktoren nach Achse-III des ICD-10 (Mehrfachnennungen möglich)

Probleme in der primären Bezugsgruppe (einschließlich familiärer Umstände)	61%
Probleme in Verbindung mit Berufstätigkeit und Arbeitslosigkeit	30%
Probleme in Verbindung mit negativen Kindheitserlebnissen	30%
Probleme bei der Lebensbewältigung	22%
Probleme in Verbindung mit Ausbildung	15%

6.5 Krankheitsverlauf und therapeutische Interventionen

Bisher liegen außer bei Einzelfallbestimmungen keine Längsschnittuntersuchungen vor. Wir haben eine 1-Jahres-Katamnese durchgeführt, wobei etwa die Hälfte der Patienten auskunftsbereit war. Die andere Hälfte der Patienten äußerte sich im Telefonat als äußerst unzufrieden vor allem mit der Situation, nach der Biomonitoring-Untersuchung alleingelassen worden zu sein. Überraschend äußerten sie sich über das ausführliche Interview und die psychiatrische Diagnostik überwiegend positiv, nur 10% der Patienten lehnten das Gespräch ab. Auch hier ergeben sich im Verlauf Charakteristika, wie sie bei Patienten einer Ambulanz mit somatoformen Störungen mit einer Chronifizierungsrate von etwa 50% zu beobachten sind (Tab. 6.9 und 6.10).

Es war im Einzelfall nicht möglich, die Besserung auf bestimmte therapeutische Interventionen zu begründen, zu vielfältig waren die Attributionen zu Besserungen. So fand sich nach der Amalgamsanierung, die von 11 Patienten durchgeführt wurde, eine Besserung bei 35%, bei 65% der Patienten fand sich keine Besserung. Dies entsprach auch etwa dem Gesamtverlauf der Besserungsrate bei anderen Interventionen oder Spontanverläufen.

Zusammenfassend sind dringend weitere Längsschnittuntersuchungen mit gezielten Interventionen zu fordern, da hierbei auch mögliche Untergruppen gefunden werden können, bei denen somatische Faktoren oder Noxen eine größere Rolle spielen könnten. Beachtlich war, daß aufgrund dieses einmaligen Gespräches in der Umweltsprechstunde immerhin 20% der zur Nachbefragung bereiten Patienten angaben, in eine psychotherapeutische Behandlung gegangen zu sein. Dies spricht dafür, daß eine Motivationsbereitschaft vorliegt, worauf

Tab. 6.9 Krankheitsverlauf (12 Monate, n = 52)

Besserung	46%
Unverändert	35%
Verschlechterung	19%

Tab. 6.10 Therapeutische Interventionen während der 1-Jahres-Katamnese

Entgiftungsbehandlung	25%
Amalgamsanierung	20%
Alternative Heilverfahren	61%
Stationäre Behandlung	30%
Psychopharmaka	15%
Psychotherapeutische Behandlung	20%
Mehrere Fachärzte gleichzeitig	30%
Behandlung durch Internisten	13%
Behandlung durch Zahnarzt	22%
Behandlung durch Hautarzt	24%
Behandlung durch Neurologen	35%

wir, in Zusammenarbeit mit einer großen niedergelassenen Praxis, die die Patienten im Längsschnitt weiterbetreut, ein Modell der kurz- und längerfristigen Motivation und Intervention entwickelten.

6.6
Das Umgehen mit dem Krankheitsmodell und daran orientierte therapeutische Prozesse

6.6.1
Krankheitsmodell

Es lassen sich grundsätzlich *flexible und rigide Krankheitsmodelle* definieren, je nachdem, ob die Patienten eine multifaktorielle oder eine monokausale Genese ihrer Krankheit attribuieren (Zilker et al., 1993). Wir haben diese Krankheitsmodelle mit einem Rating-Verfahren von drei erfahrenen Fachärzten einschätzen lassen (Tab. 6.11).

Bei flexiblen Krankheitsmodellen halten die Patienten verschiedene Ursachen der Beschwerden für möglich. Demgegenüber sind die Patienten mit fixiertem Krankheitsmodell überzeugt von einer somatischen Ursache, ausgelöst wahrscheinlich durch ein Gift. Die Vergiftungsüberzeugten sind auf der Suche nach einem Gift, die Vergiftung ist für sie eine fühlbare Realität. Die Hälfte dieser Patienten drängt auf Entgiftung, sieht jedoch in der Entgiftung auch ihre Sanierung. Die größte Gruppe, die Vergiftungsopfer, ist chronisch erkrankt ohne Hoffnung auf Heilung und paßt ihr ganzes Leben der Vergiftungsüberzeugung an.

6.6.2
Therapeutische Konsequenzen

Generell läßt sich feststellen, daß im Unterschied zur wissenschaftlichen Ebene, wo toxikologische Grenzwerte in entsprechenden kontrollierten Studien zu überprü-

Tab. 6.11 Subjektive Krankheitstheorien bei Patienten einer Umweltambulanz

Subjektive Krankheitstheorien		Umgang mit dem Krankheitsmodell
Flexibles mehrdimensionales Krankheitsmodell	20%	Klärung des Wechselspiels der Belastungsfaktoren. Konfliktorientierte Therapie
Rigides somatisches Krankheitsmodell	28%	Schrittweise Ergänzung des somatischen Krankheitsmodells durch psychische Faktoren
Vergiftungsüberzeugung (davon Entgiftungssuchende	22% 14%)	Ausführliches, respektvolles Eingehen auf das Krankheitsmodell und die Selbstwertvulnerabilität
Vergiftungsopfer	30%	Respektieren der Spaltung und Ertragen der Entwertung nach Festigung der Arzt-Patient-Beziehung. Einbeziehung der Mißbrauchsthematik.

fen sind, die Therapie mit der *Prognoseori-
entierung am Krankheitsmodell des Individuums* orientiert sein muß. Die Therapieforschung belegt, daß der Therapieerfolg
von der Konvergenz der Krankheitsmodelle
von Arzt und Patient in hohem Maße mitbe-
stimmt wird. Diese Konvergenz hat Einfluß
auf das Arbeitsbündnis, die Compliance
und den Krankheitsverlauf. Die Crux liegt
in der besonderen Divergenz der Krankheitsmodelle: auf der einen Seite die Überzeugung, belastet oder vergiftet zu sein, auf
der anderen Seite der fehlende Nachweis
einer Substanz. Wie kann mit dieser Diskrepanz umgegangen werden?

Ausgehend von den immer wieder
geäußerten Klagen der Patienten, in ihren
Beschwerden, aber auch in ihren Vergif-
tungsüberlegungen nicht ernstgenommen
zu werden, ist ein respektvoller Umgang
auch bei Problempatienten, die ihre Überzeugung missionarisch und fordernd vortragen, entscheidend. Hier ist ein Verstehen
der *Beziehungsaspekte,* ein Verstehen der
Angstverarbeitung und der eigenen *Gegenübertragung* maßgebend. In unseren Ver-
laufsuntersuchungen fanden wir hier die
eklatantesten Mängel bei den betreuenden
Ärzten, da gerade bei ätiologisch vorgetragenen Überzeugungen sehr häufig feindse-
lige Reaktionen induziert werden.

Häufig wird die Meinung vertreten, daß
die Art der Angstverarbeitung, die die
Noxen in den außerseelischen Bereich ver-
lagert und nicht im innerseelischen stattfinden läßt, einen Zugang für psychotherapeutische Ansätze schwierig macht. Dieser
Negativismus ist jedoch nach unseren
Erfahrungen an bestimmte existierende
Versorgungsstrukturen und Betreuungsmo-
delle gebunden, die nicht effektiv sind, sondern oft zur *Iatrogenese* beitragen: Es ist
mir keine Patientengruppe bekannt, die in
diesem Umfang enttäuscht ist von der Art
des Umgangs mit ihren Problemen durch
den Arzt, die so viel Verbitterung, Entwer-

tung, Abgelehntsein und Fallengelassensein
vorträgt. Ärzte erleben sich oft als ohnmächtig gemacht und sind nicht immer ausgebildet genug, um mit dieser Ohnmacht
konstruktiv umzugehen. So spielen hier
Ärzte in der Iatrogenese eine ungewöhnlich
aktive Rolle.

Dies macht es notwendig, den malignen,
narzißtisch-destruktiven Zirkel zu verstehen, der in Entwertungsbereiche mündet, in
denen ein von der Persönlichkeit primär
vulnerabler Patient durch sekundäre Prozesse des Nichtverstehens sich häufig isoliert
und abgelehnt erlebt und damit vom psychodynamischen Befund her auf ein niedri-
ges Strukturniveau einmündet.

Dies bedeutet generell für die *Arzt-Patient-Beziehung,* daß zu Beginn ein ungewöhnlich intensiver Zeitrahmen für die
● Arbeitsplatzanamnese,
● Enttäuschungen,
● Krankheitsüberlegungen und
● Konsequenzen aus dem Krankheitsmodell
eingeräumt werden muß.

Nur so läßt sich ein stabiles Arbeitsbündnis mit dem Patienten finden. Dies haben
wir kaum an universitären Umweltsprechstunden gefunden, die sich meist für wissenschaftliche Untersuchungen zuständig
fühlen, nicht jedoch für die Therapie dieser
Patientengruppe.

Wir haben daher mit einer großen Ver-
sorgungspraxis als Supervisoren Erfahrungen gesammelt, die für mich insoweit überraschend sind, da sie den erwarteten niedri-
gen Erfolgsraten bei diesen Patientengruppen widersprechen. Hier arbeiten in einer
Gemeinschaftspraxis Dermatologen, Allergologen und Psychotherapeuten Hand in
Hand, wobei sich in der Praxis jährlich über
tausend Patienten mit Umweltängsten vorstellen. Diese enge Kooperation hilft das
interdisziplinäre Verständnis zu fördern,
und es erwies sich nicht so sehr die somatische Weiterbildung in der Umweltmedizin

für den Psychiater und Psychotherapeuten als besonderes Problem, vielmehr jedoch die geforderte hohe psychotherapeutische Kompetenz für die Dermatologen und Allergologen. Folgende *Therapieerfahrungen* konnten hier gemacht werden:

1. Bei einer Minderheit der Patienten, die besonders durch Fernsehsendungen und ähnliche Informationen beunruhigt zur Untersuchung kommen, genügt ein Informationsgespräch und eine somatische Abklärung der befürchteten Vergiftungen, um hier sicherheitsgebend ausreichend beraten und mit dem Modell einer Situationsangst zur Beruhigung beitragen zu können.

2. Die Patientengruppe, die an stärkeren Ängsten leidet, die häufig schon eine Reihe von Abklärungen hinter sich hat, sich aber mit einem flexiblen Krankheitsmodell (20 %) vorstellt, kann man in der Regel nach ernsthaftem Durcharbeiten der somatischen Konsequenzen und der Krankheitsverursachungsüberlegungen auch mit seelischen Belastungsfaktoren konfrontieren.

3. Bei der Gruppe der somatisch Fixierten (28 %) ist es ähnlich wie bei Patienten mit chronischen somatoformen Störungen notwendig, sich sehr ernsthaft und langanhaltend mit großem Zeitaufwand den Krankheitsgefühlen der Patienten zu widmen und die Psychophobie dahingehend zu

berücksichtigen, daß die Ängste allein schon durch das Wort Psyche forciert werden. In der Regel können mit einem »ganzheitlichen« Modell auch diese Patienten innerhalb von 5 Stunden in die Lage versetzt werden, auch andere Belastungsfaktoren einschließlich innerseelischer einzubeziehen, ohne daß das primäre Krankheitsmodell in Frage gestellt wird.

4. Viel schwieriger ist die Behandlung der Vergiftungsüberzeugten (22 %), vor allem der Vergiftungsopfer (30 %), die ähnlich schwierig und teilweise enttäuschend ist wie die von hypochondrischen Patienten. Hier ist eine hohe Kompetenz an Wissen über Persönlichkeitsstörungen, um die Möglichkeiten psychotoxischer Erfahrungen, vor allem im Bereich von Mißbrauchserfahrungen, und die Funktion der Externalisierung als Selbstschutz notwendig. Immer wieder ist jedoch überraschend, wie die Patienten, auch wenn man nicht mit ihrem Überzeugungsmodell übereinstimmt, sie jedoch als Mensch mit anderen Überzeugungen ernstnimmt, dem Therapeuten treu bleiben. Hier ist das erste Ziel, daß sie in ihrem Leid begleitet werden, ernstgenommen werden und damit das Arztwandern und der maligne Interaktionszirkel durchbrochen wird.

Immer wieder wird es auch hier zu Ausreißern kommen, wie ich es bei einem Patienten erlebte, der nach 3 Jahren Psychotherapie fast bedauernd zu mir sagte, daß eine Heilpraktikerin ihm sehr zugesetzt habe und er nun wieder das Dach seines Hauses abtragen lassen müsse. Dies sei notwendig, da in ihm wieder die Überzeugung fixiert sei, daß kosmische Strahlen nicht durch die Aluminiumverkleidung abgehalten werden dürften. Er erhoffe sich davon eine Besserung seiner Schlafstörungen. Der Patient wußte längst, daß er erneut den

Kampf gegen seine verfolgenden, übergriffigen Gewissensbisse verloren hatte. Er wußte auch, daß dies nicht mehr mit einem Behandlungsabbruch, einer Eskalation der Enttäuschungswut und des Fallenlassens begleitet wurde. Die Schlafstörungen waren durch den Vorgang nicht beeinflußt, der Patient zeigte aber während der 5 Jahre, in denen ich ihn als schwer Persönlichkeitsgestörten betreute, eine sehr gute Stabilisierung, so daß sich das Thema der Umweltnoxen kaum mehr stellte.

Es ist bei diesen Patienten notwendig, die Spaltung zu fixieren und in kleinen Schritten neben dem Intoxikationsmodell auf allgemeine Aspekte der Lebensbeeinträchtigung, der familiären Situation etc. zu kommen.

Hier ist als Erfahrung überraschend gewesen, wie eine über Jahre konstant durchgeführte Begleitung in der Lage ist, die Sicherheit aufzubauen, den Patienten zu halten, ihn daran zu hindern, daß der verständliche Wunsch nach einem schnellen Entgiften wieder erfüllt wird, daß er durch Heilsversprechungen enttäuscht wird und daß die konstante Zuwendung schließlich einen ausreichenden Therapieerfolg möglich macht. Dabei bleibt bei dem Patienten das Intoxikationsmodell in der Regel bleibend unveränderbar, jedoch nicht mehr so wirksam, mehr im Hintergrund.

Zusammenfassung

1. Es ist bei den zuletzt genannten Problempatienten dringend notwendig, diese unter *Supervision* zu behandeln und diese Supervision auch zur Pflicht für die Weiterbildung zum Zusatztitel Umweltmedizin einzuführen, da hier eine alleinige Theorievermittlung in gar keiner Weise ausreicht.

2. *Gruppentherapie* wie bei anderen chronisch Kranken würde hier eher in eine Entwicklung münden, den Außenfeind Umwelt als gemeinsamen Stabilisierungsweg zu fixieren, womit einer Differenzierung des Krankheitsmodells eher entgegengearbeitet würde. Dies findet man als typisches Phänomen auch in Selbsthilfegruppen, wo unter Ideologisierungsneigung schließlich eine Eskalation der Vergiftungsüberzeugung stattfinden kann.

3. Ein wichtiger Punkt bei der Eskalation von Mißbrauchsaspekten muß leider auch in der *Gestaltung der Beziehungssituation* durch Ärzte gesehen werden. Hier ist eine ethische Kontrolle zu fordern. Wie in kaum einem anderen Gebiet der Medizin finden wir hier schwarze Schafe unter den Ärzten, die mißbräuchlich Patienten in Angst versetzen und diese Angst schamlos ausbeuten: Patienten, die sich in apokalyptischer Endzeitstimmung entgiften lassen oder durch Pseudobefunde in Angst und Schrecken gehalten werden (Wrbitzky, 1995). Dieses Beziehungsinferno bedarf dringender Qualitätskontrolle. Es weist jedoch daraufhin, in welcher Intensität hier Täter-Opfer-Konstellationen sich reinszenierend wieder auf diesem Feld tummeln dürfen.

Ein Wunsch wäre, daß von kompetenter Seite sowohl der journalistischen Panikmache als auch den polarisierenden Glaubenskriegen entgegengetreten wird. Die Patienten sind nicht die Schuldigen an diesem Zirkel, vielmehr stellten sie sich in unserer Ambulanz als hochgradig leidend und verunsichert dar, ein Nährboden für Mißbraucher und Verführer, vor allem eine Herausforderung für hohe ärztliche Kompetenz.

Literatur

Apfel B, Csef H. Angst vor Umweltgiften. PPmP 1995; 45:90-6.

Boehnke K, Fromberg E von, Macpherson MJ. Makrosozialer Streß im Jugendalter – Ergebnisse einer Wiederbefragung zu Kriegsangst und Angst vor Umweltzerstörung. Prax Kinderpsychol Kinderpsychiat 1991; 40:204-13.

Bullinger M. Befindlichkeitsstörungen. In: Handbuch Umweltmedizin. Wichmann, Schlipköter, Fülgraff (Hrsg). Loseblattsysteme 1995; 1-10.

Drexler H et al. Umweltmedizinische Erfahrungen aus der Poliklinik für Berufskrankheiten der Universität Erlangen-Nürnberg. In: Dokumentationsband über die 33. Jahrestagung der Deutschen Gesellschaft für Arbeitsmedizin und Umweltmedizin e.V. vom 10.-13. Mai 1993. Triebig G, Stelzer O. (Hrsg). Stuttgart: Gentner 1993; 89-92.

Häfner H. Iatrogene Amalgam-Phobie. Deutsches Ärzteblatt 1994; 91 A:507-12.

Heimann H. Schlußwort. In: Angst. Leitsymptom psychiatrischer Erkrankungen. Hippius H, Ackenheil M, Engel T (Hrsg). Berlin: Springer 1988; 155-8.

Keller A. Umweltbewußtsein. In: Der Fischer ÖKO-Almanach 91/92. Daten, Fakten, Trends der Umweltdiskussion. Michelsen G, Öko-Institut Freiburg (Hrsg). Frankfurt/M.: Fischer 1991; 91-6.

Kraus T, Anders M, Weber A, Hermer P, Zschiesche W. Zur Häufigkeit umweltbezogener Somatisierungsstörungen. Arbeitsmedizin Sozialmed Umweltmed 1995; 30:147-50.

Küchenhoff J. Umwelt-Psychosomatik. In: Praktische Umweltmedizin. Beyer A, Eis D (Hrsg). Springer 1994; Loseblattsysteme: 1-19.

Pöldinger W. Einleitung – Ängste in der Schweiz. In: Angst und Angstbewältigung. Pöldinger W (Hrsg). Bern, Stuttgart, Toronto: Hans Huber 1988.

Randolph TG. Human Ecology and Susceptibility to the Chemical Environment. Springfield: Thomas 1962.

Schepank H. Verläufe – Seelische Gesundheit und psychogene Erkrankungen heute. Berlin, Heidelberg: Springer 1990.

Schipperges H. Medizin an der Jahrtausendwende. Fakten, Trends und Optionen. Frankfurt/M.: Knecht 1991.

Simon GE et al. Immunologic, psychological and neuropsychological factors in multiple chemical sensitivity. A controlled study. Ann Intern Med 1993; 119:97-103.

Sparks PJ, Daniell W, et al. Multiple chemical sensitivity syndrome: a clinical perspective II. Evaluation, diagnostic testing, treatment and social considerations. JOM 1994;36: 731-7.

Tretter F. Humanökologie – ein Forschungsansatz im Umgang mit Mensch-Umwelt-Beziehungen. Psychosozial 35, 1988; 11:22-9.

Willi J. Vorwort: Psychoökologie. Psychosozial 35, 1988; 11:5-9.

Wrbitzky R. »Amalgamvergiftung« bei einer Zahnarzthelferin. Arbeitsmed Sozialmed Umweltmed 1995; 30:276-9.

Zilker TH, Schaupp G. Psychische Verarbeitung von Umweltängsten. Fortschr Med 1993; 13:211-3.

7 Psychosomatische Aspekte der Therapie somatoformer Störungen am Beispiel der Fibromyalgie

W. Eich

Patienten mit chronischen Schmerzen ohne gravierenden organischen Befund sind häufig. Sie füllen die Praxen der Hausärzte und sind insofern Alltagspatienten der Alltagsmedizin (Wolfe et al., 1995). Es wird geschätzt, daß es in Deutschland ca. 7 Millionen Dauerschmerzpatienten gibt, also Patienten mit chronischen

- Kopfschmerzen,
- Rückenschmerzen,
- Bauchschmerzen,
- Gelenkschmerzen und
- Gliederschmerzen.

Patienten mit Schmerzen wenden sich primär nicht an Psychotherapeuten, sondern an den

- Hausarzt,
- Allgemeinarzt,
- Internisten,
- Orthopäden,
- Rheumatologen,
- Neurologen,
- Gynäkologen,
- Urologen
oder an andere spezialisierte Ärzte.

Das hat Folgen: denn so sehr sich auch in den meisten Fällen die Kollegen bemühen, so können sie doch keine gravierenden körperlichen Beeinträchtigungen bei diesen Patienten finden, oder wenn, dann nur solche, die das Ausmaß und die Dauer der Beschwerden nicht erklären. Und auch wenn die Beschwerden durch weitere technische und apparative Untersuchungen abgeklärt werden, so bleibt ihnen und den Patienten in der Regel die Beschwerdesymptomatik unklar (Bengtsson et al., 1994).

Was folgt daraus? Die Patienten, die von einem Arzt zum andern gehen, fühlen sich unverstanden, nicht ernstgenommen, nicht richtig abgeklärt. Sie machen immer neue Anläufe, die Schmerzen abzuklären. Sie glauben, daß der Arzt etwas übersehen habe, daß er nicht genau genug gewesen sei, daß er nicht mit den neuesten Methoden untersucht habe und daß sie nicht richtig verstanden worden seien. Schließlich wandern sie in die Alternativmedizin ab, wo sie eine Menge Geld ausgeben. Mit ihren Beschwerden wandern sie so von Arzt zu Arzt und bilden in der Regel das aus, was wir eine »Patientenkarriere« nennen. Der Arzt wiederum, der ihnen nur erklärt, daß sie nichts haben, enttäuscht die Patienten erneut. Er findet seinerseits die Patienten lästig, unangenehm, zeitraubend, immer wieder anklagend. Er überweist sie zu Nachbardisziplinen, um weitere seltene Diagnosen auszuschließen. So kommt es zu einer zunehmenden Unzufriedenheit und einer sich immer mehr verschlechternden Arzt-Patient- und Patient-Arzt-Beziehung, in der positive Erfahrungen kaum noch gemacht werden können (Seidl und Klußmann, 1989).

Da sich diese Beziehungskonstellation häufig ereignet, schien es manchen Untersuchern, als wiederhole sich hier eine frühe Beziehungskonstellation, in der es zu einem primären Mißverständnis zwischen Arzt und Patient, zu einer Sprachverwirrung auf verschiedenen Ebenen kommt, d. h., daß es sich diagnostisch um ein Problem im Bereich der Grundstörung handele. Es ist klar, daß in der erwähnten Konstellation der Patient etwas einfordert, was ihm der Hausarzt mit seiner ärztlichen Sozialisation nicht geben kann. Versucht er in einem zweiten Schritt den Patienten mit psychischen Problemen, Konflikten oder Störungen zu konfrontieren, so erntet er in der Regel aber ebenso heftigen Widerspruch.

Will man die oben genannten Beziehung nicht im Rahmen der Psychodynamik als die Wiederholung einer früheren Beziehungskonstellation in der gegenwärtigen Übertragung und Gegenübertragung sehen, so bleibt doch zumindestens festzuhalten, daß es durch die Art und Weise der medizinischen Ausbildung und durch die sozial bedingte Interaktion der beiden Partner zu einer Fixierung auf das somatische Symptom gekommen ist. Will man diese schwere Fixierung oder Abwehrprozesse allerdings verändern, so bedarf es dazu langfristiger therapeutischer Prozesse.

Dies waren die Ausgangsbedingungen, als wir vor einigen Jahren begannen, uns mit chronischen Schmerzpatienten, besonders Patienten mit chronischen Schmerzen am Bewegungssystem, zu befassen. Diese Patienten suchten regelmäßig unsere Rheumaambulanz auf. Ich werde deshalb zunächst beispielhaft über eine Patientin berichten (7.1), dann auf die Diagnose des Fibromyalgie-Syndroms eingehen (7.2), dann etwas über unser Therapiekonzept berichten (7.3) und erste Ergebnisse unsere Studie vorstellen (7.4).

7.1
Bericht über Frau T.

In die Rheumaambulanz kommt eine große, kräftige Frau, die etwas schwer geht. Sie ist 50 Jahre alt, verheiratet und hat eine erwachsene Tochter.

Sie berichtet über Schmerzen in allen Gelenken: über ziehende und reißende Schmerzen in der Wirbelsäule, über ein Wundsein im Rücken sowie über ein Ziehen und Reißen in den Muskeln, »wie wenn jemand versuchen würde, das Fleisch wegzureißen«. Außerdem berichtet sie über leichten Schwindel, über häufiges Völlegefühl, Schmerzen im Bauchraum und über ein Kaltwerden der Finger.

Aus ihrer Lebensgeschichte berichtet sie, daß sie vom 14. bis zum 23. Lebensjahr ihre Mutter zu Hause versorgt hat, die an einer chronischen Nierenerkrankung litt. Mit 20 Jahren erhielt sie ihre erste Kur wegen Lendenwirbelsäulenbeschwerden. Mit 23 Jahren wurde sie schwanger. Sie heiratete und zog bei ihren Eltern aus. Der Ehemann hatte sie »wie ein Aschenputtel aus dieser Familie befreit«. Kurz nach der Geburt des Kindes, das von ihrer Mutter noch sehr ersehnt wurde, starb die Mutter der Patientin.

Die Patientin ist die jüngste von sieben Kindern. Die Kindheit schildert sie als unangenehm. Die Jugend sei ihr genommen worden. Die Mutter sei sehr streng gewesen und habe sie wegen Kleinigkeiten geschlagen. Sie habe ihr richtig Angst eingeflößt und sie glaube, daß ihre Mutter sie als siebtes Kind eigentlich nicht mehr gewollt habe. Erst später sei sie für die Mutter wichtig geworden, weil sie sie so sehr zur Pflege benötigt habe. Sie erinnert sich an einen Ausspruch ihrer Mutter, den sie fremden Männern gegenüber gesagt habe und den sie als Beweis anführt, daß sie ein ungewolltes Kind war: »Die können sie ruhig mitnehmen.« Auf meine Nachfrage, was damit gemeint sei, versichert sie, daß es zum sexuellen Mißbrauch aber nicht gekommen sei. Der eineinhalb Jahre ältere Bruder – das Nesthäckchen der Familie – wurde immer bevorzugt behandelt. Ein Beispiel, daß gleichzeitig ihre früheste Erinnerung markiert: Sie tritt in einen Nagel, die Wunde vereitert, niemand kümmert sich um sie. Beim älteren Bruder wird dasselbe Geschehen Anlaß zu einem Arztbesuch. Sie wird kalt behandelt und kurz »abgespeist«, während sich andere um den Bruder kümmern.

Durch die Erkrankung der Mutter kann sie ihren gewünschten Beruf, Keramikmalerin, den sie sich nach dem Vorbild einer älteren Schwester ausgewählt hatte, nicht verwirklichen. Sie ist jedoch geschickt im Haushalt, sie weiß, wie man den Haushalt managed, folglich wird sie Kinderfrau, zum Schluß ist sie Haushälterin. Dabei hat sie ihre ersten Schwindelattacken.

Es kommt zur akuten Verschlimmerung der Beschwerden und zur Vorstellung bei mehreren Ärzten, Hausärzten, Orthopäden, Rheumatologen und in mehreren Rheumaambulanzen, sowie zu vielen probatorischen Therapieversuchen. Computertomogramm und Magnetresonanztomographie sind – wie immer bei diesen Patienten – nicht richtungweisend. Die jetzt 50jährige Patientin berichtet plötzlich über zunehmende Kreislaufprobleme. Als sie bei der letzten Arbeitsstelle nicht mehr vollschichtig 8 Stunden am Tag als Haushälterin tätig werden kann, wird sie gekündigt: »entweder ganz oder gar nicht.« Die Chefin scheint wie die strenge Mutter zu sein. Gleichzeitig erkrankt die Schwiegermutter an der Alzheimer-Krankheit, beginnend mit leichter Vergeßlichkeit. Die Forderung kommt auf sie zu, erneut – wie die Mutter – auch die Schwiegermutter zu pflegen. Es gelingt ihr jedoch, sie in einem Heim unterzubringen.

Der Konflikt mit dem Ehemann wegen dessen Verhältnis zur eigenen Mutter verschärft sich jedoch. Der Ehemann versteht die Krankheit der eigenen Mutter nicht und kanzelt sie der Vergeßlichkeit wegen als Schauspielerin ab. Es kommt zum Konflikt zwischen den Ehepartnern. Der Ehemann wird gleichzeitig arbeitslos.

Die Beziehung zu den Geschwistern ist nach wie vor schwierig. Die Patientin konnte nie nein sagen, wenn es um irgendeine Pflege ging. Das nimmt sie nicht sich, sondern den anderen übel.

Die Patientin kann auf Nachfrage über ihre Biographie berichten, aber keine Zusammenhänge zu den Schmerzen erkennen. Sie besteht darauf, daß die Schmerzen »echt« – so als hätte ich daran gezweifelt – und daß sie organischer Natur seien, daß das Wetter, die Jahreszeit, die Tageszeit, das Alter, die schwere körperliche Tätigkeit, das Unverständnis der Arbeitgeberin eine Rolle spiele.

Wir wissen aus zahllosen Studien, daß diese Patienten nur sehr schwer und höchstens in 30 % der Fälle den Weg zum Psychotherapeuten finden. Sind sie in einer Rheumaambulanz, so erhalten sie unter genauer Beachtung anerkannten Diagnoserichtlinien heute oft die Diagnose einer Fibromyalgie.

7.2
Was ist eine Fibromyalgie?

Bei der Fibromyalgie handelt es sich um eine *chronische Schmerzerkrankung,* die 1990 durch die Diagnosekriterien des American College of Rheumatology definiert wurde (Wolfe et al., 1990; Yunus et al., 1981). Das Krankheitsbild zeichnet sich durch obligate Rückenschmerzen aus, zusätzlich müssen Schmerzen in der rechten und linken Körperhälfte bestehen sowie Schmerzen oberhalb und unterhalb der Gürtellinie, so daß ein *Gesamtkörperschmerz* abgebildet wird. Das entscheidende diagnostische Kriterium sind sogenannte *Tenderpoints,* die sich symmetrisch an Sehnenansatzstellen befinden. Neun solcher symmetrischer Tenderpoints, also insgesamt 18, sind genau anatomisch definiert. Sind 11 von diesen 18 Tenderpoints positiv, so kann mit einer Sensitivität von 89 % und einer Spezifität von 81 %, die Diagnose einer Fibromyalgie gestellt werden (Wolfe et al., 1990). Die Prävalenz der Erkrankung liegt in der Gesamtbevölkerung zwischen 1,9 und 3 %, in Rheumakliniken zwischen 10 und 20 % (Wolfe et al., 1995). Die Ursache der Erkrankung ist unklar. Diskutiert werden aus somatischer Sicht neurochemische Veränderungen wie eine Substanz-P-Erhöhung im Liquor und Serotoninabfall im Liquor.

Aus psychodynamischer Sicht wurden die schmerzhaften Sehnenansatzpunkte schon früh von psychodynamisch geschulten Autoren als *Konversion* gedeutet (Alexander, 1950). Von Zedtwitz sah die Fibromyalgie als Ausdruck einer *Selbstüberforderungsneurose* an (von Zedtwitz, 1971). Seidl und Klußmann sehen den psychodynamischen Kernkonflikt in der *chronisch gehemmten Aggression* (Seidl und Klußmann, 1989). Die auffallend zwanghafte Charakterstruktur war für sie mit deutlich hysterischen Anteilen verbunden. Freyberger et al. deuteten auf die *Alexithymie* der Patienten und sahen die Ursache in unbewußten Objektverlusten und nachfolgend narzißtischer Kränkung (Zeidler et al., 1977). Ahles et al. diskutierten wie viele psychiatrisch orientierte Autoren die Fibromyalgie als *Variante einer depressiven Erkrankung* (Ahles et al., 1987).

Wie bei vielen anderen psychosomatischen Erkrankungen, z. B. bei Eßstörungen und chronifizierten Schmerzerkrankungen,

wurde immer wieder auch der sexuelle Mißbrauch in der Kindheit als Ursache für die Erkrankung diskutiert (Boisset-Pioro et al., 1995; Taylor et al., 1995). Hierin wird jedoch kein spezifischer Faktor der Schmerzentwicklung gesehen, sondern ein moderierender Faktor, der das Ausmaß der Beschwerden erklärt.

Die bisher in der Regel *kombinierte Therapie* aus physikalischer und medikamentöser Therapie mit niedrig dosierten Antidepressiva zeigt keine durchgreifenden Erfolge (Bradley, 1989; Burckhardt et al. 1993 und 1994; Eich, 1991). Dem klassisch psychotherapeutischen Zugang stehen die Patienten eher ablehnend gegenüber (Goldenberg, 1989). Wir versuchen deshalb in einem *multimodalen Therapieansatz* einen neuen Zugang für diese Patienten zur Psychosomatik zu gewinnen (Eich et al., 1996).

7.3
Wie kann man eine Fibromyalgie behandeln?

Die Erfolge medizinischer, psychiatrischer, psychotherapeutischer und psychologischer Behandlungen von Patienten mit Somatisierungsstörungen sind im allgemeinen wenig positiv (Kellner, 1994). Gleichgültig wie man Patienten die Somatisierung erklärt, sie bleiben skeptisch und fühlen sich mißverstanden. Medizinische Eingriffe erweisen sich als Enttäuschung, der psychologischen Erklärung setzen die Patienten besonderen Widerstand entgegen (Bengtsson et al., 1994; Kennedy und Felson 1996; Müller, 1991). Die therapeutischen Probleme dieses Krankheitsbildes warten noch auf eine Lösung. Es existiert eine Vielzahl von Behandlungsempfehlungen zur Gruppenbehandlung von Fibromyalgie-Patienten (Burckhardt et al., 1993 und 1994; Eich et al., 1996; Henriksson, 1994). Insgesamt geht es bei diesen Gruppen um eine Vielzahl von Zielen:

- um eine Verbesserung der Körperwahrnehmung,
- um einen besseren Lebensstil,
- um die Vermeidung von Distreß,
- um die Veränderung von Distreßerleben durch eine Rhythmisierung zwischen Anspannung und Entspannung sowie
- um den Versuch, dem Krankheitsverhalten und dem häufigen Doctor shopping durch ein bewußtes Erleben der Beziehung entgegenzusteuern.

Die basale Sicherung der Beziehung zum Patienten nimmt dabei einen breiten Raum ein.

Gerade die Aufrechterhaltung eines adäquaten therapeutischen Beziehungsangebots ist aber beim Fibromyalgie-Patienten mit besonderen Schwierigkeiten verbunden. Eine sachlich wohlwollende Haltung bei Verdeutlichung der Begrenztheit der Behandlungsmöglichkeiten anzubieten, versetzt den Patienten in Hilflosigkeit. Er reagiert darauf oft mehr oder weniger offen feindselig. Die Übertragungsreaktionen können das narzißtische Gleichgewicht des Behandlers empfindlich stören, so daß es dem Patienten gelingen mag, den Arzt auf eine überaktive Rolle zu fixieren oder ihn zu kränken und ihn zu zurückweisenden Reaktionen zu provozieren. Zur Aufrechterhaltung einer angemessenen therapeutischen Haltung empfiehlt sich häufig empathische Neugier.

Aufbauend auf Erfahrungen mit Gruppenbehandlungen aus anderen Arbeitsgruppen haben wir versucht, körpertherapeutische Angebote in die Therapie mit einzubeziehen. Wir haben dazu eine Gruppenbehandlung entworfen, in der gleichzeitig Elemente der Körperwahrnehmung, der Streßregulation sowie der Verhaltensebene eingebaut sind. Besonders haben wir dabei auf die Empfehlung der bisher gemachten

Studien Wert gelegt, auch körperpsychotherapeutische Elemente mit einzubeziehen. Unsere *integrierte Gruppentherapie* wird deshalb gemeinsam von einer Bewegungstherapeutin, die in konzentrativer Bewegungstherapie oder in einem anderen körperorientierten Psychotherapieverfahren ausgebildet ist, und einem Psychotherapeuten durchgeführt.

7.4 Erste Ergebnisse der Heidelberger Fibromyalgie-Therapie-Studie

Die oben dargestellte integrative Therapie mit Elementen von

- Information,
- Edukation,
- Gruppentherapie und
- Körpertherapie

wird von uns mit Unterstützung des Bundesministeriums für Gesundheit in einer *Multicenter-Studie* mit Hilfe von sechs Rheumakliniken evaluiert (Multicenter-Fibromyalgie-Therapie-Studie der Universität Heidelberg, MC-FITS). Dabei wird in drei Kliniken das neue, integrierte Konzept angeboten (Verumkliniken), während in drei parallelisierten Kliniken das bisherige, vorwiegend additive Konzept der verschiedenen Kliniken angeboten wird (Kontrollkliniken). In dieser Studie wurden von April 1995 bis Juni 1996 156 Fibromyalgie-Patienten rekrutiert (Tab. 7.1). Geplant ist eine Stichprobengröße von 360 Patienten, von denen eine statistisch bedeutsame Aussage erwartet werden kann. Wir berichten deshalb lediglich über einen Teil dieser Gesamtstichprobe, von dem wir jedoch meinen, daß er die Tendenzen der Gesamtgruppe wiedergeben wird.

Tabelle 7.1 zeigt die Beschreibung der bisher erhobenen Stichprobe von 156 Fibromyalgie-Patienten. Die Patienten sind im Durchschnitt 51,3 Jahre alt und in 90,4% der Fälle weiblich. In zwei Drittel der Fälle, genau in 67,5%, sind die Patienten verheiratet. Sie haben überwiegend einen Hauptschulabschluß (70,7%), 9,3% haben keinen Schulabschluß. Lediglich 4,7% der Patienten haben einen Gymnasialabschluß, 15,3% einen Realschulabschluß. Die Krankheitsdauer beträgt im Mittel 8,5 Jahre (Tab. 7.2). Die meisten Patienten zeigen im Arzturteil eine mittelschwere Krankheitssymptomatik, verglichen mit anderen Fibromyalgie-Patienten. Lediglich 2,6% werden als sehr schwer und 1,3% als nur sehr leicht beeinträchtigt eingeschätzt (Tab. 7.2).

Tab. 7.1 Stichprobenbeschreibung (n = 156)

Alter	M = 51,3		S = 8,2
Geschlecht	weiblich	141 (90,4%)	
	männlich	15 (9,6%)	
Familienstand	verheiratet	102 (67,5%)	
	ledig	9 (6,0%)	
	geschieden	24 (15,9%)	
	verwitwet	16 (10,6%)	
Schulabschluß	Hauptschule	106 (70,7%)	
	Realschule	23 (15,3%)	
	Gymnasium	7 (4,7%)	
	ohne Abschluß	14 (9,3%)	

M = Median; S = Standardabweichung

Tab. 7.2 Krankheitsmerkmale

Krankheitsdauer generalisierter Schmerzen	M = 8,5 Jahre		S = 8,1
Krankheitsschwere (Arzturteil)	asymptomatisch	2 (1,3%)	
	leicht	32 (20,9%)	
	mittel	65 (42,5%)	
	schwer	50 (32,7%)	
	sehr schwer	4 (2,6%)	

M = Median; S = Standardabweichung

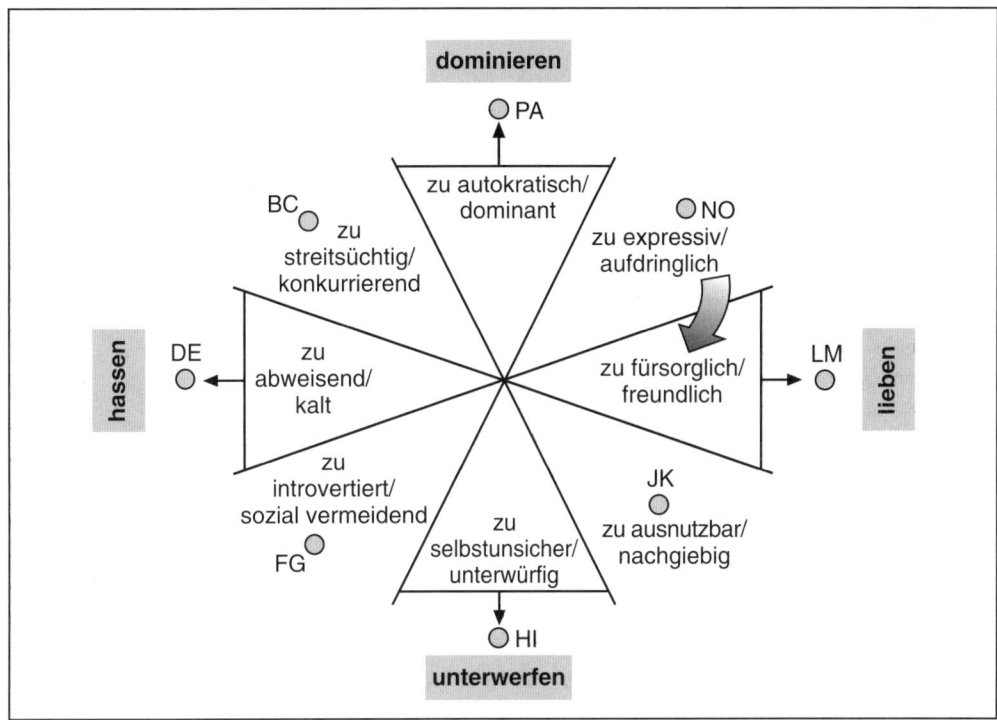

Abb. 7.1 Inventar zur Erfassung interpersonaler Probleme (IIP)

Betrachtet man die Schmerzhäufigkeit, so findet man in der überwiegenden Zahl der Fälle einen täglichen Schmerz (in 86,8 % der Fälle, Tab. 7.3). Die Schmerzintensität, gemessen mit einer 10teiligen numerischen Rating-Skala (NRS), liegt bei 6,6. Interessant ist der Abstand zur maximalen subjektiven *Schmerzerträglichkeit*, die auf einer 10teiligen numerischen Rating-Skala (NRS) 3,83 beträgt.

Teilt man den Körper in 24 Körperregionen, so schildern die Patienten in 21,5 Körperregionen Schmerzen, d. h., es finden sich in nahezu allen Körperregionen Schmerzen bei diesen Patienten.

Abbildung 7.1 gibt einen kurzen Einblick in das Inventar zur Erfassung interpersonaler Probleme (IIP), ein von Horowitz, Strauß und Kordy entwickeltes psychodiagnostisches Inventar, das auf psychodyna-

Tab. 7.3 Schmerzsymptomatik

Schmerzhäufigkeit	dauernd/täglich	132 (86,8%)
	nicht täglich	20 (13,2%)
Schmerzintensität (NRS)	M = 6,6	S = 1,91
Schmerzerträglichkeit (NRS)	M = 3,83	S = 1,79
Anzahl Schmerzorte (max. 24)	M = 21,5	S = 3,6

M = Median; S = Standardabweichung

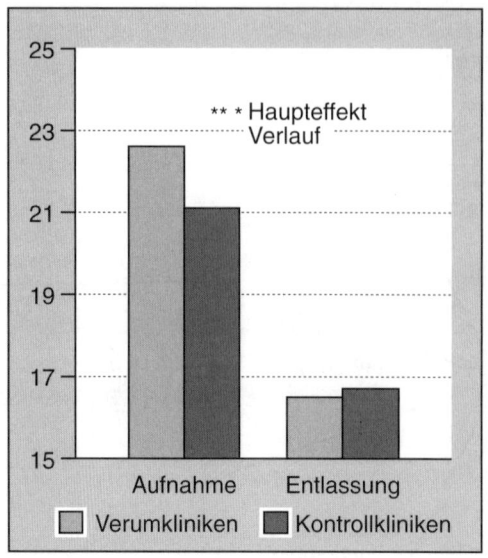

Abb. 7.2 Verlauf der Depressivität vor der Aufnahme zur Entlassung

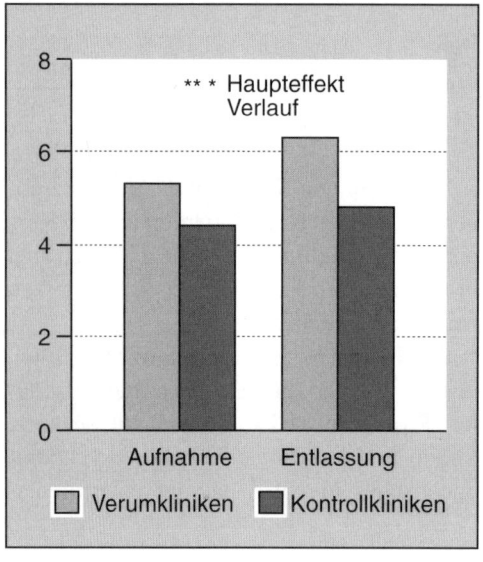

Abb. 7.3 Bewegungskoordinationstest

mischen Grundlagen basiert (1994). Es zeigt, daß die Patienten in der Regel psychopathologisch in diesem Testinventar unauffällig sind. Wenn man auch minimalen Auffälligkeiten nachgehen will, so zeigt sich eine Tendenz, die die Patienten als zu fürsorglich und freundlich beschreibt und als etwas zu ausnutzbar und nachgiebig.

Abbildung 7.2 zeigt den Verlauf der Depressivität von der Aufnahme zur Entlassung. Hier zeigt sich, daß sowohl in den Verum- als auch in den Kontrollkliniken ein deutlicher Rückgang der Depressivität zu verzeichnen ist und hiermit kein differentielles Kriterium für eine der beiden Therapien gefunden werden kann. Der Verlauf

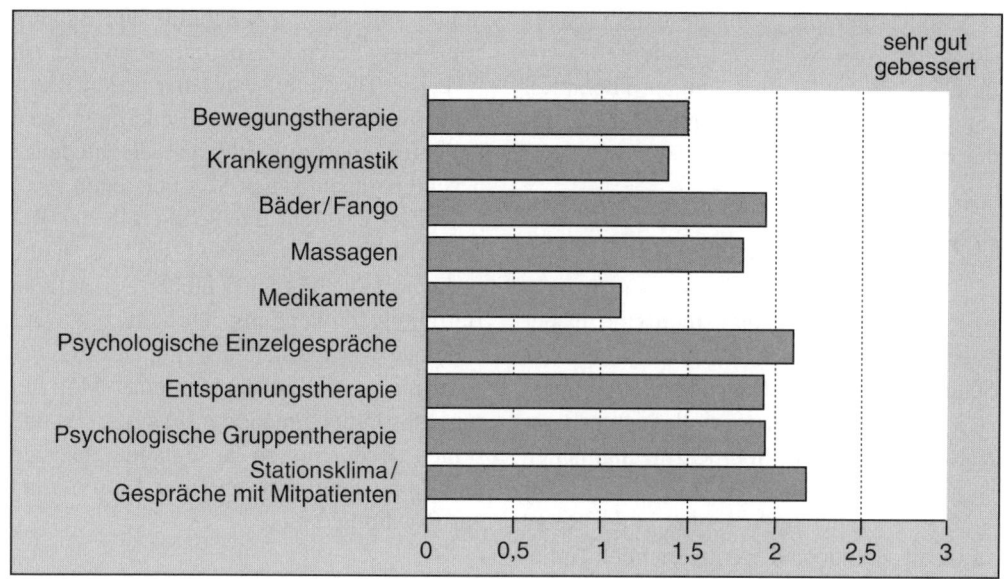

Abb. 7.4 Bewertung der einzelnen Therapieelemente aus der Sicht der Patienten

zeigt, daß es sich hier um eine signifikante Veränderung handelt, die jedoch in beiden Gruppen eintritt.

Der Bewegungskoordinationstest in Abbildung 7.3 zeigt eine interessante Entwicklung: während es in den Kontrollkliniken zu keinen Veränderungen, allenfalls zu einer minimalen Verbesserung des Bewegungskoordinationstests kommt, zeigt sich in den Verumkliniken, die sich ja gerade durch eine nicht krankengymnastisch zentrierte Vorgehensweise auszeichnen und die körpertherapeutisch-bewegungstherapeutisch orientiert sind, eine deutliche Besserung der Beweglichkeit und der Koordination im Bewegungskoordinationstest. Hier scheint sich ein spezieller Therapieeffekt der intergrierten Therapie abzubilden.

Abbildung 7.4 faßt noch einmal zusammen, wie die einzelnen Therapieschritte aus der Sicht der Patienten gesehen werden (nicht getrennt nach Verum- und Kontrollkliniken). Es fällt auf, daß das Stationsklima und die Gespräche mit den Mitpatienten als beste Therapieelemente bewertet

werden. Gleich dahinter rangieren die psychologischen Einzelgespräche sowie die psychologischen Gruppengespräche. Es folgen in der subjektiven Bewertung der Patienten die Entspannungstherapie, Fango, Massagen und Bäder. Wenig geschätzt werden die klassische Krankengymnastik und die medikamentöse Therapie.

Seit kurzem sehen wir im Rahmen unserer 1-Jahres-Katamnese Patienten wieder, die ihre Therapie vor einem Jahr abgeschlossen haben. Es ist immer wieder erschütternd, die Biographien dieser Patienten zu hören. Viele können auch nach der Therapie die Schmerzen mit ihren Lebensverhältnissen oder ihrer Biographie noch nicht in Verbindung bringen. Aber manchen gelingt es. Wir können es noch nicht in Zahlen ausdrücken, aber es entsteht der Eindruck, daß diejenigen, die sich auf eine Veränderung einlassen können, die etwas verändern, mehr Lebensfreude haben. Aber eines scheint sich selten zu verändern, und das ist die Crux der ganzen Geschichte: der Schmerz; er ist allenfalls erträglich geworden.

Schmerztherapie heißt deshalb niemals Befreiung von Schmerzen (allenfalls womöglich am Ende einer langen Therapie), sondern meistens nur besserer Umgang mit der Erkrankung.

Zusammenfassung

1. Psychische Mechanismen sind in der Auslösung und der Perpetuierung der Schmerzen von grundlegender Bedeutung.

2. Die genaue oder spezielle Natur dieser zugrundeliegenden Schmerzmechanismen ist noch nicht identifiziert.

3. Schmerzpatienten neigen in der Regel zu idealisierenden oder entwertenden Äußerungen mit schweren Schuld- und Schamkonflikten, deren Bearbeitung schwierig ist.

4. Die Therapie ist in einer ersten Phase stützend und multimethodal und bietet dem Patienten eine Auswahl an verschiedenen psychotherapeutischen Möglichkeiten.

5. Ziel ist nicht die Schmerz- oder Beschwerdefreiheit. Wir wissen bis heute nicht, welcher Patient welches Ausmaß an Betreuung/Zuwendung braucht oder auf adäquate Weise erhalten sollte. Das Ziel der Therapie besteht zunächst in einer Motivierung des Patienten, sich mit sich selbst und seinen Bedürfnissen auseinanderzusetzen und damit langfristig in einer Motivierung zur Psychotherapie.

Literatur

Ahles TA, Yunus MB, Masi AT. Is chronic pain a variant of depressive disease? The case of primary fibromyalgia syndrome. Pain 1987; 29:105-11.

Alexander F. Psychosomatische Medizin – Grundlagen und Anwendungsgebiete. 4. Aufl. Berlin: de Gruyter 1985.

Bengtsson A, Backmann E, Lindblom B, Skogh T. Long-term follow-up of fibromyalgia patients. J Musculoskel Pain 1994; 2:67-80.

Boisset-Pioro MH, Esdaile JM, Fitzcharles MA. Sexual and physical abuse in women with fibromyalgia syndrom. Arth Rheum 1995; 38:235-41.

Bradley LA. Cognitive-behavioral therapy for primary fibromyalgia. J Rheumatol 1989 (Suppl 19):131-6.

Burckhardt CS, Clark SR, Bennett RM. Fibromyalgia and quality of life. A comparative analysis. J Rheumatol 1993; 20:475-9.

Burckhardt CS, Mannerkorpi K, Hedenberg L, Bjelle A. A randomized, controlled clinical trial of education and physical training for women with fibromyalgia. J Rheumatol 1994; 21:714-20.

Eich W. Allgemeinmaßnahmen und spezifische Situationsanalyse bei der generalisierten Tendomyopathie. In: Generalisierte Tendomyopathie. Müller W (Hrsg). Darmstadt: Steinkopff 1991; 261-6.

Eich W, et al. Evaluation of an interdisciplinary approach combining psychological group therapy and a new form of physical therapy in fibromyalgia. Rheumatology in Europe (Eular) 1996; 25 (Suppl 1):237.

Goldenberg D L. An overview of psychologic studies in fibromyalgia. J Rheumatol 1989 (Suppl 19):12-4.

Henriksson CM. Long-term effects of fibromyalgia on everyday life. Scand J Rheumatol 1994; 23:36-41.

Horowitz LM, Strauß B, Kordy H. Inventar zur Erfassung interpersonaler Probleme. Weinheim: Beltz-Test 1994.

Kellner R. Psychosomatic syndromes, somatization and somatoform disorders. Psychother Psychosom 1994; 61:4-24.

Kennedy M, Felson DT. A prospective long-term study of fibromyalgia syndrome. Arthritis Rheum 1996; 39:682-5.

Müller W. Der Verlauf der primären generalisierten Tendomyopathie (GTM). In: Generalisierte Tendomyopathie (Fibromyalgie). W. Müller (Hrsg). Darmstadt: Steinkopff 1991; 29-43.

Seidl O, Klußmann R. Zur Psychosomatik des Weichteilrheumatismus, insbesondere der Fibromyalgie. In: Der Schmerz- und Rheumakranke. Klußmann R, Schattenkircher M (Hrsg). Berlin, Heidelberg, New York: Springer 1989; 85-91.

Taylor ML, Trotter DR, Csuka ME. The prevalence of sexual abuse in women with fibromyalgia. Arth Rheum 1995; 38:229-34.

Wolfe F, Smythe HA, Yunus MB, Bennett RM, et al. The ACR 1990 criteria for the classification of fibromyalgia. Arth Rheum 1990; 33: 160-72.

Wolfe F, Ross K, Anderson J, Russell IJ, Hebert L. The prevalence and characteristics of fibromyalgia in the general population. Arthr Rheum 1995; 38:19-28.

Yunus MB, Masi AT, Calabro JJ, Miller KA, Feigenbaum SL. Primary fibromyalgia (fibrositis): Clinical study of 50 patients with matched normal controls. Semin Arthritis Rheum 1981; 11:151-71.

Zedtwitz J von. Das Fibrositissyndrom als Ausdruck einer Selbstüberforderungsneurose. Schweiz Med Wschr 1971; 101:301-11.

Zeidler H, Ritter J, Freyberger H. Zur Psychosomatik des Weichteilrheumatismus. Notabene Medici 1977: 7:23-36

8 Diagnose, Differentialdiagnose und Psychodynamik der somatoformen Schmerzstörung

U. T. Egle

8.1 Einleitung

Viele Ärzte unterscheiden nicht zwischen *akutem* und *chronischem Schmerz,* was dazu führt, daß sie auch bei chronischem Schmerz einen peripheren Reiz für eine Conditio sine qua non halten und ihre Diagnostik ganz auf den Nachweis einer diesen Reiz bedingenden, peripheren Gewebsschädigung bzw. Funktionsstörung ausrichten. Auf dem Hintergrund dieses linear-kausalen Schmerzverständnisses können Schmerzen, die nicht durch eine organische Läsion begründbar sind, nicht erklärt werden, werden vielmehr schnell mit »eingebildeten Schmerzen« etikettiert. Da der Patient jedoch von der Echtheit seiner Schmerzen überzeugt ist, zweifelt er an der Qualität des Arztes, sucht sich einen anderen, wo dann alles von vorne beginnt. Diese wiederholte Diagnostik führt zu erheblichen Kosten.

Das *linear-kausale Schmerzverständnis* führt nicht selten auch zur Überbewertung technisch-apparativer Zufallsbefunde, wie dies eindrucksvoll mit dem Aufkommen von Computertomographie (CT) und Magnetischer Resonanztomographie (MRT) in den 80er Jahren der Fall war und teilweise immer noch ist: Bei einer Normalbevölkerung ohne Rückenschmerzen liegt die Wahrscheinlichkeit bei 30 bis 35 %, bei über 40jährigen sogar bei 50 %, daß in CT bzw. MRT ein Bandscheibenvorfall nachgewiesen wird. Auf diesem Hintergrund besteht bei der großen Häufigkeit, mit der Rückenschmerzen in der deutschen Bevölkerung auftreten (Lebenszeit-Prävalenz etwa 80 %), rein statistisch eine hohe Wahrscheinlichkeit, daß beide Phänomene gleichzeitig bei der gleichen Person auftreten und dann im Rahmen des vorherrschenden linear-kausalen Schmerzverständnisses ursächlich miteinander verknüpft und dann auch auf dieser Basis invasiv interveniert wird.

Eine vollständige oder teilweise psychische Verursachung der Schmerzen – und dies spielt bei weit mehr als der Hälfte aller chronischen Schmerzpatienten eine wesentliche Rolle – ist damit eine diagnostische Restkategorie, der die Patienten erst, wenn überhaupt, nach wiederholter somatischer Ausschlußdiagnostik zugeordnet werden. Dies führt sowohl zu immensen Kosten als auch zu einer Chronifizierung beim Patienten und nicht selten aufgrund der Überbewertung von Zufallsbefunden zu iatrogenen Schädigungen. Im Rahmen eines am Vorhandensein einer peripheren Verursachung orientierten, biomedizinischen Schmerzverständnisses können psychisch bedingte Schmerzen nicht erklärt werden. Die häufigste psychisch determinierte Schmerzerkrankung ist – unter Zugrundelegung der Einteilung nach ICD-10 – die anhaltende somatoforme Schmerzstörung (F45.4).

8.2
Klinisches Bild und biographische Entwicklung

Im Vordergrund steht eine schon mindestens 6 Monate lang anhaltende Schmerzsymptomatik (chronischer Schmerz), welche durch einen physiologischen Prozeß oder eine körperliche Störung nicht hinreichend erklärt werden kann. Neben dem Ausschluß einer zugrundeliegenden körperlichen Ursache muß gleichzeitig im engen zeitlichen Zusammenhang mit dem Beginn dieser Schmerzsymptomatik eine psychosoziale Belastungssituation, ein kritisches Lebensereignis oder eine innere Konfliktsituation nachweisbar sein. Die Patienten selbst sind meist von einer körperlichen Ursache ihrer Schmerzen überzeugt (»Ich hab's in den Armen und nicht im Kopf«) und verlangen nicht selten von sich aus diagnostisch wie therapeutisch invasive Interventionen von seiten des Arztes. Bringen diese Ergebnisse dann nicht die erhoffte körperliche Erklärung für die Schmerzen bzw. deren Linderung, so zweifeln die Patienten an der Qualität des betreffenden Arztes und suchen einen anderen auf. Da auch viele Ärzte bis heute von der Vorstellung ausgehen, daß einem Schmerz eine körperliche Ursache zugrunde liegen muß (Reduktion des Schmerzes auf seine Funktion als Warnsignal), so trifft sich dies nicht selten mit den Wünschen des Patienten nach einer körperlichen Erklärung, wodurch somatische Zufallsbefunde leicht überbewertet und kausal mit den Schmerzen verknüpft werden. Dieser *Circulus vitiosus* zwischen Arzt und Patient leistet der Chronifizierung Vorschub und führt nicht selten zu sekundären iatrogenen körperlichen Schädigungen (z. B. Extraktion von Zähnen, Verwachsungen nach Laparoskopien und Laparotomien, Bandscheiben-operationen ohne neurologische Ausfälle usw.). In einer Vergleichsstudie konnte gezeigt werden, daß somatoforme Schmerzpatienten im Vergleich zu Patienten, deren Schmerzsymptomatik eine klar definierbare nozizeptive oder neuropathische Ursache hat, signifikant mehr invasiven Eingriffen ausgesetzt waren (Egle und Schwab, 1996).

Die Diagnose *psychogener Schmerz* wird oft auch anhand unzureichender Kriterien gestellt, indem sich der Untersucher etwa auf den Ausschluß einer organischen Erkrankung beschränkt. Auch Patienten mit auffälligem Verhalten in der Kommunikation mit dem Untersucher werden nicht selten vorschnell mit dieser Diagnose versehen. Bei einigen (meist klinikfernen) Psychoanalytikern besteht aufgrund einer Überbewertung der affektiven Reaktion des Untersuchers (Gegenübertragung, Empathie) und der Neigung, jedwedes körperliche Geschehen symbolhaft zu verstehen, die Gefahr, bei Patienten mit primär somatischer Schmerzursache – vor allem mit neuropathischen Schmerzen – fälschlich eine Psychogenese anzunehmen. Alexander (1935) wies bereits darauf hin, daß es ein methodischer Irrtum ist, wenn man jedes organische Symptom psychologisch zu deuten versucht. Letztlich handelt es sich dabei um einen Rückfall auf die Verständnisebene Groddecks in den Anfängen der psychoanalytischen Psychosomatik.

In den letzten Jahren konnten weitere Charakteristika für somatoforme Schmerzpatienten belegt werden, deren Berücksichtigung eine wiederholte körperliche Ausschlußdiagnostik überflüssig macht (Adler et al., 1989; Egle et al. 1991, Egle und Nikkel,1998): Im Rahmen einer sorgfältigen *biographischen Anamnese* findet sich in der Vorgeschichte dieser Patienten nicht selten eine Reihe anderer funktioneller Beschwerden (z. B. Kloß- und Engegefühle, Bauchschmerzen schon in der Kindheit, Mundbrennen usw.). Auch Schmerzmodelle bei wichtigen Bezugspersonen meist in der Primärfamilie oder in der Eigenanamnese des betreffenden Patienten selbst sind oft nachweisbar. Die Entwicklung in Kindheit und Jugend weist auf eine frühe emotionale Deprivation durch die Eltern, körperliche Mißhandlungen (und damit verknüpft eine wesentliche Interaktionsfunktion von Schmerz in der Familie) sowie sexuellen Mißbrauch hin; die Partnerbeziehung somatoformer Schmerzpatienten ist häufig gestört (Egle, 1997). Tabelle 8.1 gibt einen Überblick über die zur Bedeutung von psychischen Traumatisierungen in Kindheit und Jugend durchgeführten Studien und deren Ergebnisse bei verschiedenen Schmerzpopulationen. Tabelle 8.2 zeigt, daß die höchsten Raten für sexuellen Mißbrauch bei Patientinnen mit chronischen Unterleibsschmerzen (pelvic pain) belegt sind.

Tab. 8.1 Psychische Traumatisierungen in Kindheit und Jugend bei Patienten mit chronischen Schmerzzuständen (n = Größe der jeweiligen Stichprobe/Kontrollgruppe[n]; KG = Kontrollgruppe)

Autor	Jahr	n	KG	Ergebnisse
Blumer & Heilbronn	1982	900	nein	untere Mittelklasse, exzessive Arbeitsleistungen, Unterwürfigkeit, Mißbrauch, chronische Erkrankungen und Schmerzmodelle in der Verwandtschaft
Egle & Nickel	1998	225	ja	körperliche und/oder sexuelle Mißhandlung (45%), schlechte emotionale Beziehung zu den Eltern, chronische Disharmonie zwischen den Eltern, beide Eltern berufl. stark absorbiert von klein auf, höherer Gesamtbelastungs-Score
Merskey	1965	165	ja	Schmerzmodelle in der Familie und der eigenen Vorgeschichte
Egle et al.	1991	151	ja	schlechte emotionale Qualität der Beziehung zu beiden Eltern, körperliche Mißhandlung, starke berufliche Beanspruchung (Familienbetrieb), häufige Auseinandersetzungen, Trennung und Scheidung der Eltern, insgesamt geringe Geborgenheit in Familie, Schmerzmodelle bei engen Bezugspersonen
Merskey & Boyd	1978	141	ja	Ablehnung durch Väter, »psychosomatisch« kranke Mütter, bestrafende Mütter
Wurtele et al.	1990	135	nein	sexueller Mißbrauch
Schoffermann et al.	1990	101	ja	körperliche Mißhandlungen, sexueller Mißbrauch, emotionale Vernachlässigung, Verlassenwerden, Suchtproblem eines Elternteils
Violon & Giurgea	1984	96	ja	Schmerzmodelle in der Familie

Fortsetzung Tabelle 8.1

Autor	Jahr	n	KG	Ergebnisse
Eisendraht et al.	1986	84	ja	frühe Somatisierungstendenzen, Mißbrauchs-erfahrungen, Schmerzmodelle in unmittelbarer Umgebung
Slocumb et al.	1989	82	ja	keine signifikanten Unterschiede zwischen Patientinnen mit chronischen Unter-bauchschmerzen und solchen mit anderen gynäkologischen Erkrankungen
Walker et al.	1988	55	ja	Somatisierungsstörungen, sexueller Mißbrauch
Violon	1978	28	nein	Verlust eines Elternteils, Mangel an emotionaler und körperlicher Zuwendung, offene Ablehnung durch Eltern, Mißhandlungen
Gentry et al.	1974	56	nein	Schmerzmodelle in der Familie und im Bekanntenkreis
Violon	1980	28	nein	Mißhandlungen, Ablehnung, Vernachlässigung, gefühlskalte Atmosphäre in der Kindheit
Gross et al.	1980	25	nein	Vernachlässigung, körperliche Mißhandlungen, sexueller Mißbrauch
Green	1978	20	nein	streitsüchtiges Verhalten, häufige Schläge und Bestrafungen durch Eltern, häufiges Herbeiführen von Unfällen
Tingling & Klein	1966	14	nein	häufig chronische Disharmonie in Primärfamilie, dominante Mütter
Swanson et al.	1978	13	nein	gestörte Familienverhältnisse, Mißhandlungen, frühe Schulabbrüche wegen krankem Elternteil

Als erster Indikator für eine somatoforme Schmerzstörung können auch die Schmerz-beschreibungen des Patienten verwendet werden: Somatoforme Schmerzpatienten beschreiben ihre Schmerzen sehr viel häufiger mit affektiven Begriffen (z. B. scheußlich, grauenhaft, beängstigend). Frauen scheinen im Verhältnis 2–3:1 häufiger unter somatoformen Schmerzstörungen zu leiden. Im Vergleich zu Patienten mit organisch be-dingten Schmerzsyndromen sind somatoforme Schmerzpatienten deutlich jünger (erstmaliges Auftreten der Schmerzen übli-cherweise vor dem 35. Lebensjahr).

Somatoforme Schmerzen laufen auf einer rein zentralen Ebene ab, werden vom Patienten jedoch peripher wahrgenommen. Ein Beispiel dafür sind Patienten mit Herzschmerzen ohne Organbefund, bei de-nen etwa eine nahestehende Bezugsperson

Tab. 8.2 Studien zum sexuellen Mißbrauch bei Frauen mit chronischen Unterleibsschmerzen (nach Lampe/Söllner 1997, n = Größe der jeweiligen Stichprobe/Kontrollgruppe[n])

Autor	n	Patienten mit chronischen Unterleibs- schmerzen	Patienten ohne Schmerzen	Patienten mit Schmerzen anderer Lokalisation
Gross et al. (1980)	25	36%	–	–
Peters et al. (1991)	106	20%	–	–
Toomey et al. (1993)	36	53%	–	–
Walker et al. (1988)	25/ 30	64%	23%	–
Reiter et al. (1990)	106/ 92	48%	6,5%	–
Walker et al. (1992)	50/ 50	24%	4%	–
Rapkin et al. (1990)	31/174	19,4%	12,5%	16,3%
Walling et al. (1994)	64/ 88	25%	4%	5%

an einem Herzinfarkt verstorben ist, oder Patienten mit Schmerzen in Armen oder Beinen ohne nachweisbare organische Ursache, die im Rahmen der Ablösung vom Elternhaus ihr Leben nicht in die eigene Hand nehmen bzw. nicht auf eigenen Füßen stehen wollen. Auch massive aggressive Impulse, die abgewehrt werden müssen, können so zu Schmerzen führen, die im Arm wahrgenommen werden, jedoch ausschließlich auf der Ebene der Vorstellung zentral entstehen.

8.3
Psychodynamische Mechanismen

Psychodynamisch können bei somatoformen Schmerzzuständen zwei Mechanismen unterschieden werden: der *Konversionsmechanismus* und der *narzißtische Mechanismus* (Hoffmann und Egle, 1989; Egle, 1993).

8.3.1
Konversionsmechanismus

Der Konversionsmechanismus ist das am breitesten verwendbare Prinzip zur Erklärung der Entstehung von psychisch bedingten Schmerzen. Er geht von der Annahme innerer Konflikte aus, die durch ein körpersprachlich dargestelltes Symptom entlastet werden sollen. Diese Symptome stellen etwas dar, sie drücken eine Kommunikation aus (Ausdruckskrankheiten). Vier Bereiche unerträglicher Gefühle und Konflikte können durch Schmerz abgewehrt werden:

1. Die symptomgebundene Darstellung der erlebten *Traumatisierungen* in der Kindheit. Die Patienten erzählen zunächst von einer glücklichen Kindheit, um dann bei genauerem Nachfragen schließlich eine Entwicklung in der Kindheit darzustellen, die von emotionaler Deprivation, körperlichen Mißhandlungen und einer frühen körperlichen Leistungsüberforderung gekennzeichnet war. Die Patienten drücken über

das Symptom Schmerz, das erlebte Elend in einer für sie selbst chiffrierten Form aus.

2. Die Entlastung von *Schuldgefühlen.* Diese Schuldgefühle stehen meist im Zusammenhang mit aggressiven Impulsen, welche auf dem Hintergrund der bedrohlichen familiären, häufig physischen Auseinandersetzungen in der Kindheit abgewehrt werden mußten. Die Bedeutung des Symptoms Schmerz besteht hier vor allem in einem Sühnevorgang, durch den Aggressionen und subjektive Schuld absorbiert werden.

3. Die Entlastung von *schmerzhaften Affekten,* vor allem angsthaften und depressiven Verstimmungen, aber auch von Leere- und Sinnlosigkeitsgefühlen. Durch Schmerz erfolgt eine Umlenkung der Aufmerksamkeit vom psychischen zum physischen Bereich. Der Körper wird zum narzißtischen Objekt. Diese Umlenkung wird dann meist noch durch eine körperliche Überaktivität unterstützt.

4. Die Erhaltung eines bedrohten *sozialen Bezugs.* Der Schmerz symbolisiert hier das Fortbestehen einer Beziehung. Schmerz hat eine wichtige Bedeutung in der Beziehung zwischen Mutter und Kind. Schmerz beinhaltet die Gewißheit, daß die Mutter kommen, trösten, helfen und alles wieder gutmachen wird. Solange der Schmerz besteht – so hieße das unbewußte Motiv –, ist man nicht allein, d. h. Schmerz ist Ersatz eines mütterlichen Objektes. Analgetika können diese objektale Funktion des Schmerzes noch ergänzen und fixieren.

8.3.2
Narzißtischer Mechanismus

Im Rahmen des narzißtischen Mechanismus intendiert Schmerz die Vermeidung oder Begrenzung einer subjektiv existentiellen Krise des Selbstgefühls, indem er das intrapsychisch wahrgenommene Defizit füllt (psychoprothetische Funktion). Durch Schmerz kann das psychische Funktionieren aufrechterhalten und ein psychischer Zusammenbruch vermieden werden. Wenngleich es sich, ähnlich wie bei der Konversion, um eine *Symbolisierung* handeln kann, steht jedoch hinsichtlich seines dynamischen Gewichts der Rekonstruktionsvorgang vor dem kommunikativen Ausdrucksgehalt. Nicht die Reduktion psychischer Spannung durch die Symptombildung, sondern die Sicherung oder Wiederherstellung existentieller psychischer Basisbedingungen steht im Vordergrund.

Es handelt sich um Menschen mit einer ausgeprägten libidinösen Besetzung ihres Körpers. Es bestehen unverarbeitete infantile Unverletzlichkeitsphantasien mit besonders hohen Leistungs- und Erfolgsidealen. In Versagungs- und Mißerfolgssituationen tritt dann ein ausgeprägt regressives Verhalten auf. Die Brüchigkeit des Selbstwertgefühls wird in solchen narzißtischen Krisen deutlich. Meist handelt es sich dabei um plötzliche Ereignisse, vor allem Unfälle, welche zunächst die Schmerzen auslösen und diesen Patienten ein ausgeprägtes Gefühl von Hilf- und Hoffnungslosigkeit vermitteln. Die plötzliche Einschränkung der körperlichen Leistungsfähigkeit und der körperlichen Unverletzlichkeit reaktualisiert infantile Hilflosigkeitserlebnisse, welche früher durch die Entwicklung eines kompensatorischen Narzißmus stabilisiert werden konnten. Diese narzißtische Kompensation versagt bei ernsthaften Lebensschwierigkeiten sehr schnell, das Selbstwertgefühl hat sozusagen keine Reserven. Schmerz stellt damit unbewußt einen Zugewinn an schmerzhafter Ordnungsstruktur dar. Diese psychodynamische Vorstellung läßt sich auch durch die Beobachtung bei schwer gestörten Borderline-Persönlichkeiten belegen, welche oft zu aktiven Selbstverletzungen mit Rasierklingen, Messern oder Zigaretten neigen.

Das Unfallereignis würde an die Stelle der aktiven Selbstverletzung treten, die intrapsychische Aufrechterhaltung der zunächst oft primär durch den Unfall bedingten Schmerzen die aktive Selbstverletzung ersetzen. Bei einer Subgruppe von Patienten mit atypischen Gesichtsschmerzen steht eine zahnärztliche Behandlung häufig an Stelle des Unfallereignisses.

Nicht selten entwickelt sich bei diesen Patienten ein typisches Krankheitsverhalten mit häufigen Arztwechseln *(Doctor shopping),* wobei zunächst die Ärzte in charakteristisch narzißtischer Weise idealisiert und dann als enttäuschend erlebt werden. Es kommt zu einer narzißtischen Neuorganisation als leidendes Opfer.

8.4
Differentialdiagnostische Abgrenzung anderer psychischer Störungen

8.4.1
Weitere somatoforme Störungen

Charakteristisch für die Gruppe der somatoformen Störungen ist die wiederholte Darbietung körperlicher Symptome meist in Verbindung mit hartnäckig vorgetragenen Forderungen nach medizinischen Untersuchungen trotz wiederholter Negativergebnisse und der Versicherung des Arztes, daß die Symptome nicht körperlich begründbar sind. Nicht selten werden dann bei wiederholten, sorgfältigen körperlichen Untersuchungen Zufallsbefunde und Normvarianten kausal mit den Beschwerden des Patienten in Verbindung gebracht. Auch werden sie weder die Art noch das Ausmaß der Beschwerden des Patienten erklären

können. Dem zugrunde liegt der Abwehr- bzw. Konfliktbewältigungsmechanismus der Somatisierung, bei dem eine Aufspaltung zwischen dem normalerweise gleichzeitigen Erleben eines Affektes (z. B. Angst) und den dazugehörigen körperlichen Erscheinungen (z. B. Herzrasen) stattfindet, d. h., der seelische Konflikt wird abgewehrt. Obwohl zwischen dem Beginn der Symptome ein enger zeitlicher Zusammenhang zu unangenehmen Lebensereignissen, Schwierigkeiten oder Konflikten nachweisbar ist, widersetzen sich diese Patienten üblicherweise dem Versuch, einen ursächlichen Zusammenhang in Betracht zu ziehen.

Bei der *hypochondrischen Störung* (F45.2) steht die anhaltende Überzeugung des Vorhandenseins einer oder mehrerer ernsthafter körperlicher Erkrankungen als Ursache für die körperliche Symptomatik, auch wenn wiederholte Untersuchungen keine ausreichende körperliche Erklärung erbracht haben, ganz im Vordergrund. Hier ist die Abgrenzung zum hypochondrischen Wahn oft nicht leicht und kann nicht selten nur aufgrund des Ausmaßes der Fixierung des Patienten auf seine Überzeugung, an einer schweren körperlichen Erkrankung zu leiden, gemacht werden.

Charakteristisch für die *Somatisierungsstörung* (F45.0) sind multiple, wiederholt auftretende und meist fluktuierende körperliche Symptome, welche über einen Zeitraum von einigen Jahren zu vielen negativen Untersuchungen, wenn überhaupt, dann nur kurzfristigen Behandlungserfolgen und nicht selten auch einer ganzen Reihe invasiver Eingriffe führen. Die Beschwerden können sich im Grunde genommen auf jeden Körperteil bzw. jedes Körpersystem beziehen. Im Vordergrund stehen jedoch meist Schmerzen mit oft wechselnder Lokalisation, zusätzlich jedoch
- Schwindelgefühle,
- Kloß- und Engegefühle,
- Mund- oder Zungenbrennen,

- Taubheitsgefühle sowie
- gastrointestinale oder kardiale Beschwerden;
- nicht selten auch sexuelle und menstruelle Störungen.

Frauen sind weitaus häufiger betroffen als Männer; meist beginnt die Störung im frühen Erwachsenenalter. Diese Patienten sind besonders hinsichtlich eines Medikamentenabusus gefährdet.

Eine Mehrheit jener Schmerzpatienten, welche aufgrund ihrer multilokulären Schmerzsymptomatik von Rheumatologen nach den *ACR-Kriterien* (American College of Rheumatology) mit der Diagnose primäre Fibromyalgie versehen werden, erfüllen auch die ICD-10-Kriterien einer Somatisierungsstörung.

Bei der *somatoformen autonomen Funktionsstörung* werden die Symptome vom Patienten so geschildert, als beruhten sie auf der körperlichen Erkrankung eines Systems oder eines Organs, das weitgehend oder vollständig vegetativ innerviert und kontrolliert wird. Am häufigsten ist eine mit linksthorakalen Schmerzen einhergehende kardiovaskuläre Symptomatik (Herz-[angst]neurose), ebenfalls häufig sind Störungen des respiratorischen (Hyperventilationstetanie) und des gastrointestinalen Systems (funktionelle Abdominalbeschwerden).

Je nachdem, ob der zugrundeliegende Affekt, meist Angst, noch zumindest partiell für den Patienten spürbar ist oder nicht, spricht man hinsichtlich dieser körperlichen Beschwerden von:

- Affektkorrelat: die körperlichen Beschwerden treten in Verbindung mit dem Affekt auf,
- Affektäquivalent: die körperlichen Beschwerden stehen an Stelle des Affekts (wobei die Übergänge gerade zu den Angststörungen fließend sind).

8.4.2 Depressive Störungen

Der Begriff der *larvierten Depression* wurde lange überstrapaziert und für nahezu jede organisch nicht erklärbare körperliche Störung verwendet, gerade bei chronischen Schmerzzuständen.

Nach ICD-10 geschieht die Unterscheidung zwischen leichter, mittelgradiger und schwerer (ohne bzw. mit psychotischen Symptomen) Episode anhand des Vorhandenseins von mindestens zwei der drei *Kernsymptome:*

- depressive Verstimmung,
- Verlust von Interesse und Freude,
- erhöhte Ermüdbarkeit

und mindestens einem *Zusatzsymptom:*

- verminderte Konzentration und Aufmerksamkeit,
- vermindertes Selbstwertgefühl und Selbstvertrauen,
- Gefühle von Schuld und Wertlosigkeit,
- negative und pessimistische Zukunftsperspektiven,
- Suizidgedanken, -pläne, -handlungen,
- Schlafstörungen,
- verminderter Appetit.

Die Diagnose einer somatisierten (larvierten) Depression darf nur gestellt werden, wenn die Körpersymptome phasenhaft mit abgrenzbaren, beschwerdefreien Intervallen auftreten und gleichzeitig Kern- und Zusatzsymptome einer depressiven Störung eruierbar sind (Hohagen, 1996).

Von den depressiven Episoden unterschiedlicher Schweregrade wird nach ICD-10 die *Dysthymie* (F34.1) abgegrenzt. Im Unterschied zu abgrenzbaren, mindestens zwei Wochen dauernden depressiven Phasen, wie sie der Definition depressiver Episoden unterschiedlicher Schweregrade zugrunde liegen, dauert hier die depressive Symptomatik Monate oder oft schon viele Jahre, ist allerdings meist nicht so stark ausgeprägt wie bei den oben genannten Episoden, so daß die Betroffenen ihrem alltäglichen Leben weiterhin nachgehen können. Im Hinblick auf die oben genannten Symptome besteht kein Unterschied zu den depressiven Episoden.

Von dieser anhaltenden depressiven Verstimmung im Sinne der Dysthymie sind wiederholte, abgrenzbare depressive Episoden zu unterscheiden, man spricht dann von *rezidivierenden depressiven Störungen* (unterschiedlichen Ausprägungsgrades).

8.4.3
Neurasthenie (F48.0)

Von den Patienten mit körperlichen Symptomen im Rahmen von Angst- und depressiven Erkrankungen ist *die Neurasthenie* abzugrenzen. Das entscheidende Charakteristikum ist, daß die betreffenden Patienten neben

- Muskelschmerzen,
- Schwindelgefühlen,
- Spannungskopfschmerzen,
- Schlafstörungen,
- Reizbarkeit,
- Dyspepsie und
- Unfähigkeit zu entspannen

eine gesteigerte Ermüdbarkeit nach geistiger Anstrengung bzw. körperliche Schwäche und Erschöpfung nach kleinsten körperlichen Anstrengungen in den Vordergrund stellen.

Von der Neurasthenie ist ein *postvirales Erschöpfungssyndrom* abzugrenzen, das nach grippalen Infekten, Virushepatitiden oder infektiöser Mononukleose auftritt. Beide Krankheitsbilder werden heute oft unter dem Begriff *Chronic Fatigue Syndrome* (CFS) subsumiert und dabei unzureichend differenziert. Auch die Abgrenzung zur *primären Fibromyalgie* ist bisher noch unzulänglich.

8.4.4
Weitere psychische Störungen mit potentiellem Leitsymptom Schmerz

Wegen der therapeutischen Konsequenzen (primär medikamentöse Behandlung) sind schließlich die insgesamt zwar seltene koenästhetische Psychose und der *hypochondrische Wahn* differentialdiagnostisch abzugrenzen.

Schließlich seien bei der Gruppe psychischer Erkrankungen noch die *artifiziellen Störungen* (F68.1) erwähnt, bei denen die Patienten aufgrund eines unbewußten Motivs und meist auf dem Hintergrund schwerer Traumatisierungen in Kindheit und Jugend sich selbst Verletzungen zufügen bzw. körperliche Erkrankungen induzieren oder diese durch ihre Beschwerdeschilderungen vorgeben. Im Unterschied zum *Simulanten*, der dadurch gezielt eine Vorteilsnahme anstrebt, ist das Motiv dieser Patienten – wie bei all den skizzierten psychisch bedingten Schmerzpatientengruppen – ein unbewußtes.

8.5
Differentialdiagnostische Abgrenzung anderer Schmerzerkrankungen

8.5.1
Funktionelle Schmerzsyndrome

Hierzu zählen Patienten mit *schmerzinduzierenden, reversiblen Funktionsstörungen* (z. B. Muskelverspannungen bei Lumbalgie). Auch bei den verschiedenen primären Kopfschmerzformen wird heute davon ausgegangen, daß das jeweils unterschiedlich gewichtete Zusammenwirken muskulärer, vaskulärer und zentraler Faktoren zu einer (reversiblen) Funktionsstörung führt, welche im Kopfschmerzanfall mündet (Olesen, 1991). Bei Migräne und Spannungskopfschmerz konnte als zentraler Faktor die Bedeutung von Affekten, vor allem von Angst, als prädisponierender und damit pathogenetisch relevanter Faktor gut belegt werden.

Ergänzt man diese Schmerzerkrankungen um das vor allem in Neurologie und Zahnmedizin häufige *orofaziale Schmerzdysfunktionssyndrom* (Egle und Demmel, 1993; Demmel und Lamprecht, 1996) und die Lumbalgie, sind damit auch schon die häufigsten Krankheitsbilder, bei denen psychopathologisch eine ängstlich-selbstunsichere Grundpersönlichkeit vorherrschend ist, genannt. In der Population einer Schmerzambulanz macht diese Subgruppe insgesamt etwa 40% aus. Diese große Subgruppe ist nach ICD-10 unter F54 (psychologische Faktoren oder Verhaltensfaktoren bei andernorts klassifizierten Erkrankungen) zu klassifizieren, sofern den Verspannungen psychischer Distress zugrunde liegt; dies gilt – aus was für Gründen auch immer – nicht für die Migräne und den Spannungskopfschmerz.

8.5.2
Nozizeptive und neuropathische Schmerzsyndrome

Bei primär *organisch bedingten chronischen Schmerzen* entsprechen die Schmerzen weitgehend den anatomischen Gegebenheiten und physiologischen Untersuchungsbefunden. Diese Patienten wirken offen und zugänglich, in ihren Schmerzschilderungen und Affekten adäquat. Familiäre Probleme sind selten, die Ehe ist meist intakt. Meist besteht eine gute soziale Eingliederung mit zufriedener Arbeitssituation und Hobbys in der Freizeit. Eventuell bestehen sekundär psychische Veränderungen in Form einer gewissen Gereiztheit, depressiver Verstimmtheit, Einengung der Erlebnisfähigkeit, sozialem Rückzug oder auch Angst *(algogenes Psychosyndrom)*, welche dann im Sinne der *Gate-control-Theorie* das Schmerzempfinden wieder verstärken können.

Hinsichtlich der zugrundeliegenden Schmerzmechanismen wird zwischen *nozizeptivem und neuropathischem Schmerz* unterschieden. Beim nozizeptiven Schmerz werden periphere oder viszerale Nozizeptoren durch gewebeschädigende Reize stimuliert. Metabolische und physikalische Veränderungen bei Tumoren oder Entzündungen können ebenso Ursache sein wie Muskelspasmen. Unterschieden wird beim nozizeptiven Schmerz zwischen ossärem, entzündlichem, ischämischem und viszeralem Schmerz, was vor allem auch für eine differentielle Indikationsstellung zur medikamentösen Behandlung bedeutsam ist (Egle und Derra, 1998).

Der neuropathische Schmerz ist Folge von Schädigungen des peripheren oder zentralen Nervensystems, z.B. bei Trigeminusneuralgie und Postzosterneuralgie oder infolge eines Schlaganfalls, einer Querschnittsverletzung oder eines Plexusausrisses. Dieser kann mit einer gewissen zeitliche Latenz auftreten, so daß eine Verknüpfung mit dem ursprünglichen Ereignis nicht immer ohne weiteres möglich ist. Ursache ist die physiologisch durchaus sinnvolle Plastizität des Nervensystems, über die, zur Kompensation eines Schadens, die Wiederherstellung einer möglichst normalen Funktion versucht wird. Dabei kann es zu pathologischen Verschaltungen kommen, wodurch selbst eine primär periphere Schädigung zu Veränderungen im ZNS führen kann: Durch eine Sensibilisierung der primären afferenten Nozizeptoren kann es durch den vermehrten Zufluß afferenter Rezeptorsignale zu einer Sensibilisierung der Hinterhornneurone kommen. Die erhöhte, in ihrer Trennschärfe jedoch reduzierte Hinterhornaktivität bewirkt eine abnorme Informationsverarbeitung innerhalb zentraler neuronaler Verschaltungen, welche dann zu dauerhaften morphologischen Veränderungen und Funktionsveränderungen des Nervensystems führen können. So kann es also nach peripheren Nervenverletzungen zu einer Reorganisation der sensorischen Rezeptorfelder sowohl im Rückenmark als auch in Thalamus und sensomotorischem Kortex kommen. Auch das vollständige Fehlen sensibler Afferenzen, wie es beim *Deafferenzierungsschmerz* etwa nach Armplexusläsionen mit Wurzelausriß gegeben ist, verändert die Aktivität der Hinterhornneurone dahingehend, daß die im ZNS fehlgenerierte Information zentral quasi als sensorischer Schmerz interpretiert wird (Nix, 1993).

Eine *inadäquate Krankheitsbewältigung* bei körperlicher Grunderkrankung kann sich ganz unterschiedlich darstellen und verschiedene Gründe haben. Medikamentenabusus und mehrfache Arztwechsel sind sicherlich die offensichtlichsten Symptome dabei. Weitere Indizien können eine passive Versorgungs- und Schonhaltung sowie sozialer Rückzug sein. Auch die gegenteilige Neigung zu Indolenz und Leugnung der Schmerzen, wie man es etwa bei Tumorpatienten im Rahmen einer weitreichenden Krankheitsverleugnung antreffen kann, kann inadäquat sein. Fehlende soziale Unterstützung, d. h. das Fehlen einer verläßlich unterstützenden Bezugsperson, sind ebenso wie ein besonders überfürsorglicher Partner, finanzielle oder berufliche Existenzängste oder eine anderweitig belastete Lebenssituation häufige Ursachen. Inadäquat kann die Krankheitsbewältigung auch dann sein, wenn der Patient sich seiner Erkrankung schicksalhaft ausgeliefert fühlt (external-fatalistische Krankheitskontrollüberzeugungen) und deshalb jedwede ärztlich vorgeschlagene Behandlung verwirft oder nach kurzer Zeit abbricht (Non-Compliance) oder dazu neigt, Krankheit und andere Lebensbelastungen innerlich grundsätzlich mit Katastrophenbefürchtungen zu verküpfen (Catastrophizing als vorherrschender Coping-Mechanismus).

8.5.3
Körperliche und psychische Komorbidität

Aufgrund der Ergebnisse epidemiologischer Studien (Schepank, 1987; Dilling et al., 1984) liegt die Wahrscheinlichkeit, daß bei einer körperlichen Erkrankung gleichzeitig eine psychische Erkrankung besteht, bei 20 bis 25 % (Punktprävalenz psychischer und psychosomatischer Erkrankungen in Deutschland), d. h., daß von der Wahrscheinlichkeit jeder vierte bis fünfte Patient mit einer organisch bedingten Erkrankung gleichzeitig psychisch krank ist. Eine solche Komorbidität beeinflußt natürlich den Verlauf der körperlichen Erkrankung: So braucht z. B. ein Patient mit einer rheumatoiden Arthritis, der gleichzeitig unter einer Depression oder Angsterkrankung leidet, deutlich mehr Analgetika, da die psychische Erkrankung zu einer Senkung der Schmerzschwelle und damit zu einem verstärkten Empfinden der durch den organdestruktiven Prozeß peripher ausgelösten Schmerzreize führt. Wird die Komorbidität übersehen, kann ein Analgetikaabusus oder eine andere Form eines inadäquaten Krankheitsverhaltens daraus resultieren. Auch bei einer Trigeminusneuralgie (als Beispiel für eine neuropathisch bedingte Schmerzerkrankung) kann durch eine psychische Komorbidität die Schmerzschwelle gesenkt und die Anfallshäufigkeit gesteigert werden.

Depressive Störungen, Angst- und Suchterkrankungen sowie Persönlichkeitsstörungen sind die häufigsten psychischen Störungsgruppen, welche im Hinblick auf diese Komorbidität abzuklären sind.

8.6
Schlußfolgerungen

Die Erkennung und differentialdiagnostische Abgrenzung einer somatoformen Schmerzstörung setzt eine breite und gut funktionierende *interdisziplinäre Kooperation* voraus. Nur so ist eine Fehlindikation zu den klassischen schmerztherapeutischen Verfahren ebenso wie zu den aus der Verhaltenstherapie entwickelten Schmerz-bewältigungsprogrammen zu verhindern, durch die diese Patientengruppe nur noch weiter chronifiziert. Methode der Wahl in der Behandlung dieser biographisch traumatisierten Patientengruppe sind psychoanalytisch orientierte Verfahren (Einzeltherapie, Gruppentherapie), die jedoch modifiziert werden müssen (Schors 1993; Egle et al., 1992; Egle und Nickel, 1996). Auch über die Abgrenzung somatoformer Schmerzpatienten hinaus liefert die im Rahmen der Differentialdiagnose skizzierte nosologische Einteilung chronischer Schmerzsyndrome eine wesentliche Orientierungshilfe für eine differentielle Indikationsstellung zu den verschiedenen, in ihrer Wirksamkeit belegten schmerztherapeutischen wie psychotherapeutischen Verfahren (Egle und Nickel, 1996).

Literatur

Adler RH, Zlot S, Hürny C, Minder C. Engels psychogener Schmerz und der zu Schmerz neigende Patient: Eine retrospektive, kontrollierte klinische Studie. Psychother Med Psychol 1989; 39:209-18.

Alexander F. Über den Einfluß psychischer Faktoren auf gastrointestinale Störungen. Int Z Psychoanal 1935; 21:189-219.

Blumer D, Heilbronn M. Chronic pain as a variant of depressive disease. The pain-prone disorder. J Nerv Ment Dis 1982; 170:381.

Demmel HJ, Lamprecht F. Zahnheilkunde. In: Psychosomatische Medizin. 5. Aufl. Adler RH, Herrmann JM, Köhle K, Schonecke OW, Uexküll T von, Wesiack W (Hrsg). München, Wien, Baltimore: Urban & Schwarzenberg 1996; 1125-9.

Dilling H, Weyerer S, Castel R. Psychische Erkrankungen in der Bevölkerung. Stuttgart: Enke 1984.

Egle UT. Psychoanalytische Auffassungen von Schmerz. Historische Entwicklung, gegenwärtiger Stand, empirische Belege. Nervenarzt 1993; 64: 289-302.

Egle UT. Somatoforme Schmerzstörungen. In: Sexueller Mißbrauch, Mißhandlung, Vernachlässigung. Erkennung und Behandlung psychischer und psychosomatischer Folgen früher Traumatisierungen. Egle UT, Hoffmann SO, Joraschky P (Hrsg). Stuttgart, New York: Schattauer 1997; 195-212.

Egle UT, Demmel HJ. Orofaziales Schmerz-Dysfunktionssyndrom und atypischer Gesichtsschmerz. In: Der Schmerzkranke. Grundlagen, Pathogenese, Klinik und Therapie chronischer Schmerzsyndrome aus bio-psycho-sozialer Sicht. Egle UT, Hoffmann SO (Hrsg). Stuttgart, New York: Schattauer 1993; 449-59.

Egle UT, Derra C. Psychische und psychosomatische Störungen mit Leitsymptom Schmerz. Schmerz 1998 (im Druck).

Egle UT, Kissinger D, Schwab R. Eltern-Kind-Beziehung als Prädisposition für ein psychogenes Schmerzsyndrom im Erwachsenenalter. Eine kontrollierte, retrospektive Studie zu GL Engels Pain-proneness. Psychother Psychosom Med Psychol 1991 a; 41:247-56.

Egle UT, Nickel R. Psychoanalytische Therapie chronischer Schmerzsyndrome. In: Praxis der Psychotherapie. Ein integratives Lehrbuch für Psychoanalyse und Verhaltenstherapie. W. Senf, M. Broda (Hrsg). Stuttgart: Thieme 1996; 418-23.

Egle UT, Nickel R. Kindheitsbelastungsfaktoren bei Patienten mit somatoformen Schmerzstörungen. Z Psychosom Med Psychoanal 1998 (im Druck).

Egle UT, Schwab R. Prävention der Chronifizierung somatoformer Schmerzstörungen. Vortrag, 1. DIVS-Tagung, Nürnberg 1996.

Eisendrath SJ, Way LW, Ostroff JW, Johanson CA. Identification of psychogenic abdominal pain. Psychosomatics 1986; 27:705.

Gentry WD, Shows ND, Thomas M. Chronic low-back pain: a psychological profile. Psychosomatics 1974; 15:174.

Green AH. Psychopathology of abused children. J Amer Acad of Child Psychiatry 1978; 17: 92-103.

Gross R, Doerr H, Caldirola G, Ripley H. Borderline syndrome and incest in chronic pelvic pain patients. Int J Psychiat Med 1980; 10: 79-96.

Hohagen F. Das Bild der somatisierten Depression in Abgrenzung zum funktionellen Syndrom. In: Funktionelle Erkrankungen, diagnostische Konzepte, therapeutische Strategien. JM Herrmann, H Lisker, GJ Dietze (Hrsg). München: Urban & Schwarzenberg 1996; 177-185.

Hoffmann SO, Egle UT. Der psychogen und psychosomatisch Schmerzkranke. Entwurf zu einer psychoanalytisch orientierten Nosologie. Psychother Med Psychol 1989; 39: 193-201.

Lampe A, Söllner W. Pelipathie und sexueller Mißbrauch. In: Sexueller Mißbrauch, Mißhandlung, Vernachlässigung. Erkennung und Behandlung der psychischen und psychosomatischen Folgen früher Traumatisierungen. Egle UT, Hoffmann SO, Joraschky P (Hrsg). Stuttgart, New York: Schattauer 1997; 213-24

Merskey H. The characteristics of persistent pain in psychological illness. J Psychosom Res 1965; 9:291.

Merskey H, Boyd D. Emotional adjustment and chronic pain. Pain 1978; 5:173.

Nix W. Diagnostik aus der Sicht des Neurologen. In: Der Schmerzkranke. Grundlagen, Pathogenese, Klinik und Therapie chronischer Schmerzsyndrome aus bio-psychosozialer Sicht. Egle UT, Hoffmann SO (Hrsg). Stuttgart, New York: Schattauer 1993; 198-208.

Olesen J. Clinical and pathophysiological observations in migraine and tension-type headache explained by integration of vascular, supraspinal and myofascial inputs. Pain 1991; 46:125-32.

Peters AAW, Van Dorst E, Jellis E, Zuuren E, Hermans J, Trimbos JB. A randomized clinical trial to compare two different approaches in women with chronic pelvic pain. Am J Obstet Gynecol 1991; 77:740-4.

Rapkin AJ, Kames L, Darke L, Stampler F, Naliboff B. History of physical and sexual abuse in women with chronic pelvic pain. Obstet Gynecol 1990; 76:92-6.

Reiter RC, Shakerin L, Gambone J, Milburn A. Correlation between sexual abuse and somatization in women with somatic and nonsomatic chronic pelvic pain. Am J Obstet Gynecol 1991; 165:104-9.

Schofferman J, Anderson D, Hines R, Smith G, Keane G. Childhood psychological trauma and chronic refractory low-back-pain. Clin J Pain 1993; 9:260.

Slawsby EA. Psychosocial factors of pain in chronic atypical facial pain. Dissertation. Boston: University of Massachusetts 1995.

Slocumb JC, Kellner R, Rosenfeld RC, Pathak D. Anxiety and depression in patients with the abdominal pelvic pain syndrom. Gen Hosp Psychiatry 1989; 11:48-53.

Swanson DW, Swanson WM, Maruta T, Floreen AC. The dissatisfied patient with chronic pain. Pain 1978; 4:367.

Tingling DC, Klein RF. Psychogenic pain and aggression. The syndrome of the solitary hunter. Psychosom Med 1966; 28:738.

Schepank H. Psychogene Erkrankungen der Stadtbevölkerung. Eine epidemiologisch-tiefenpsychologische Untersuchung in Mannheim. Berlin: Springer 1987.

Schors R. Psychoanalytische Einzeltherapie bei Schmerz. In: Der Schmerzkranke. Grundlagen, Pathogenese, Klinik und Therapie chronischer Schmerzsyndrome aus bio-psychosozialer Sicht. Egle UT, Hoffmann SO (Hrsg). Stuttgart, New York: Schattauer 1993; 369-79.

Swanson DW, Swanson WM, Maruta T, Floreen AC. The dissatisfied patient with chronic pain. Pain 1978; 4: 367.

Toomey T, Hernandez J, Gittelman D, Hulka J. Relationship of sexual and physical abuse to pain and psychological assessment variables in chronic pelvic pain patients. Pain 1978; 53:105-9.

Violon A. Le syndrom douloureux chronique: étude psychologique. Ph D Thesis: Brussels University 1978.

Violon A. The onset of facial pain. A psychological study. Psychother Psychosom 1980; 34:11.

Violon A, Giurgea D. Familial models for chronic pain. Pain 1984; 18:199.

Walker EA, Katon W, Harrop-Griffiths J, Holm L, Russo J, Hickok L. Relationship of chronic pelvic pain to psychiatric diagnosis and childhood sexual abuse. Am J Psychiat 1988; 145:75-80.

Walker EA, Katon W, Neraas K, Jemelka R, Massoth D. Medical and psychiatric symptoms in women with childhood sexual abuse. Psychosom Med 1992; 54:658-64.

Walling MK, Reiter R, O'Hara M, Milburn A, Lilly G, Vincent S. Abuse history and chronic pain in women: 1. Prevalences of sexual abuse and physical abuse. Obstet Gynecol 1994; 84:193-9.

Wurtele SK, Kaplan G, Keairnes M. Childhood sexual abuse among chronic pain patients. Clin J Pain 1990; 6:110.

9 Zur auslösenden Konfliktsituation bei einem Typ der somatoformen Schmerzstörung

T. Grande

9.1 Einleitung

Eine Untersuchung der auslösenden Konfliktsituation bei der *somatoformen Schmerzstörung* muß berücksichtigen, daß es sich bei dieser im ICD deskriptiv definierten Erkrankung aus psychodynamischer Sicht mit Sicherheit um keinen einheitlichen Gegenstand handelt, dem ein einzelnes Prinzip der Auslösung zugeordnet werden könnte (Egle und Porsch, 1992; Egle, 1994; Röder, Overbeck und Müller, 1995). Es ist deshalb erforderlich, die Gruppe jener Patienten, auf die sich die nachfolgende Untersuchung bezieht, vorab genauer zu bestimmen.

Von einer *spezifischen Auslösesituation* kann zunächst nur bei solchen Patienten sinnvoll gesprochen werden, deren Entwicklung einen *besonderen Bruch* aufweist, von dem die Erkrankung ihren Ausgang nimmt. Diese Voraussetzung ist im Rahmen der somatoformen Schmerzstörung nicht immer gegeben. Mitunter sieht man Patienten, deren Biographie schon seit der Jugend oder Kinderzeit von zahlreichen Krankheiten, Operationen, Beschwerden und damit verbundenen Umständen begleitet war, so daß Selbstbild und Lebensgefühl der Betroffenen anscheinend schon immer von solchen Beeinträchtigungen bestimmt waren. In diesen Fällen entsteht der Eindruck einer kontinuierlichen Entwicklung, ohne daß ein bestimmter Zeitpunkt für den Beginn der Erkrankung angegeben werden könnte. Im Unterschied dazu werden in der vorliegenden Arbeit Patienten untersucht, die vor ihrer Schmerzerkrankung vergleichsweise gut stabilisiert und unauffällig waren, so daß ein klarer Bruch sowohl im Selbsterleben der Betroffenen als auch im Hinblick auf die äußeren Lebensumstände erkennbar ist. Dieser Bruch erweist sich als zeitliche Zäsur bei den hier angesprochenen Patienten auch dann noch als markant, wenn bei kritischer Prüfung deutlich wird, daß die vorangegangene Stabilität nur durch eine kräftezehrende, überkompensatorische Bewältigung innerer Konfliktspannungen und struktureller Vulnerabilitäten ermöglicht wurde. Es wird zu zeigen sein, welche Ereignisse und dynamischen Prozesse die Labilisierung und den schließlichen Zusammenbruch dieser Bewältigung hervorrufen.

Rudolf hat in dem klinischen Bild der depressiven Somatisierung einen Patiententyp beschrieben, für den eine solche Erkrankungslinie charakteristisch ist (Rudolf, 1992, 1993). Die *chronische psychogene Schmerzkrankheit* kann als eines der Erscheinungsbilder dieser Störung angesehen werden (Rudolf, 1993). Nachfolgend beschäftige ich mich mit einer Gruppe von Schmerzpatienten, die ebenfalls der depressiven Somatisierung zuzurechnen ist. Die meisten Fälle wurden im Rahmen einer Kooperation mit der anästhesiologischen Schmerzambulanz der Universitätsklinik Heidelberg gesehen, einige weitere Patienten konnten im Rahmen der Ambulanz der psychosomatischen Klinik oder als Gutachtenfälle untersucht werden. Die Gesamtzahl der untersuchten Patienten mit einem Schmerzsyndrom betrug etwa vierzig. Von ihnen wies die Mehrzahl Merkmale einer depressiven Somatisierung auf. Die restlichen Fälle wichen entweder von diesem Störungsbild ab oder konnten nicht so gründlich untersucht werden, daß eine Zuordnung möglich gewesen wäre. Gerade die krankheitsauslösenden Bedingungen sind in vielen Fällen schwer zu eruieren, weil die Patienten diese entweder nicht berichten oder weil sie bestimmte Erklärungen vortragen, die ihrem Klagemuster entsprechen und deshalb charakteristische Auslassungen und Verzerrungen enthalten; diese können unter Umständen erst im Verlauf einer späteren Behandlung ergänzt und korrigiert werden. Ein weiteres Problem besteht darin, daß im Zuge der Chronifizierung neue Faktoren für das Krankheitsgeschehen maßgeblich werden (z. B. Medikamentenabhängigkeit), welche die ursprüngliche Dynamik maskieren oder sogar bedeutungslos machen. Wenn man diese Einschränkungen konsequent berücksichtigt, sind es insgesamt zehn Patienten, an deren Material ich meine Thesen zu einer spezifischen Figur der Auslösung belegen kann. Weitere Fälle lassen deren Umrisse jedoch in wichtigen Aspekten erkennen.

9.2 Die Schmerzstörung als Erscheinungsbild der depressiven Somatisierung

Ich beginne mit einer kurzen Zusammenfassung des klinischen Bildes der depressiven Somatisierung. Als biographischer Hintergrund dieses Störungstyps wird bei Rudolf ein früher Objektverlust bzw. eine frühe Vernachlässigung durch wichtige Bezugspersonen beschrieben, die jene Erfahrungen darstellen, die dem Kind die innere Konstellation des *depressiven Grundkonflikts* eingeprägen (1993). In diesem Konflikt stehen sich der Wunsch nach einem bergenden, Sicherheit und Wertschätzung schenkenden Objekt und der verzweifelte Haß gegen das enttäuschende Objekt gegenüber. Die Folgen sind

1. eine oral getönte *Sehnsucht* nach einem als ideal und mächtig phantasierten Gegenüber, welches das verlorene Gute wiedergibt und Wertschätzung, Fülle und Geborgenheit spendet;

2. eine tiefe *Enttäuschung* an dem Objekt, in der sich empörte Erregung, Vorwurf, Rache- und Haßimpulse auf der einen Seite mit Gefühlen der Trauer, des Zu-kurz-gekommen-Seins und Mangels auf der anderen Seite mischen;

3. schließlich der *Zweifel* an dem Selbst, seiner Liebenswertheit und dem Wert seiner Leistungen.

Als strukturelle Folge ist eine generelle Verunsicherung des Selbst zu nennen sowie Einschränkungen bezüglich der Fähigkeit, sich als abgegrenzt, stabil und kohärent erleben zu können (Rudolf, 1993).

Dies sind wichtige allgemeine Merkmale des depressiven Grundkonflikts. Im speziellen Fall der depressiven Somatisierung findet man im weiteren Verlauf eine charakteristische Entwicklung mit den folgenden Merkmalen (Rudolf 1992, 1993; siehe auch im vorliegenden Band):

- Es gelingt den Betroffenen eine Bewältigung des depressiven Grundkonflikts über eine *altruistische Haltung,* die zugleich narzißtische Züge aufweist. Charakteristisch ist dabei ein Selbstverständnis, in dem sich der Betroffene als jemand erlebt, der sich als guter Mensch aufopfernd in den Dienst der Interessen anderer stellt. Er gewinnt damit eine Position von Unabhängigkeit und Stärke, da er für sich nichts beansprucht, und zugleich ein Gefühl von Überlegenheit, weil die anderen als von ihm abhängig oder – aufgrund ihrer Selbstbezogenheit – als moralisch unterlegen wahrgenommen werden. Hinter dieser Entwertung und Verachtung zeichnen sich andererseits auch *bedrohliche Bilder von Objekten* ab, in denen andere als ausbeuterisch, hinterhältig und egoistisch erscheinen.
- Zu einem Zeitpunkt, an dem diese Abwehrstruktur erschöpft und labilisiert ist, führen unter Umständen recht unspektakuläre Enttäuschungen und Versagungen – etwa der Verlust von Geld, Zurücksetzungen, Kränkungen oder Erlebnisse der Entmächtigung, wie sie im Zusammenhang mit Unfällen auftreten können – zu einem *regressivem Zusammenbruch,* der in die Somatisierung und im weiteren Verlauf in die Chronifizierung hineinführt.
- Im *symptomzentrierten Klageverhalten,* das für diese Patienten charakteristisch ist, melden sich ursprüngliche Bedürfnisse wieder, die durch die kompensatorische Haltung über lange Zeit weggedrängt worden waren. Zu ihnen gehören der Haß und die Empörung über das enttäuschende Objekt ebenso wie die Sehnsucht nach dem idealen Objekt und die Forderung nach Entschädigung bzw.

Wiedergutmachung. »Im expressiven Moment der Klage ist ein primärer Krankheitsgewinn, also die partielle Befriedigung eines lange verdrängten Bedürfnisses möglich.« (Rudolf, 1993, S. 162)

- Die Sehnsucht nach einem *omnipotenten und idealen Objekt* hat typischerweise zur Folge, daß das reale Gegenüber (z. B. der Arzt) hoffnungsvoll begrüßt wird, früher oder später jedoch vor den idealen Ansprüchen versagt und dann zum *enttäuschenden Objekt* wird. Dieser Wechsel ist nicht selten von einem masochistischen Triumph begleitet, der Befriedigung darüber anzeigt, daß der Arzt gescheitert ist und die Krankheit sich als stärker erwiesen hat.
- Der gerade beschriebene Ablauf ist schon in der paradoxen Botschaft vorgezeichnet, die mit der Schmerzklage verbunden ist: Sie beinhaltet ein *Beziehungsangebot,* in dem einerseits in dringlicher Form Bedürftigkeit und regressive *Beziehungswünsche* mitgeteilt werden, während andererseits durch die Fixierung auf das Somatische sehr wirksam *Autonomie und Kontrolle* festgehalten werden.

9.3
Faktoren der Auslösung

Als erstes möchte ich jene Ereignissen näher untersuchen, die dem gerade beschriebenen *regressiven Zusammenbruch* vorangehen. Zur Klärung der dabei stattfindenden Vorgänge ist es hilfreich, zwischen vier Aspekten zu unterscheiden:

1. der Vorgang der Labilisierung der kompensatorischen Bewältigung,
2. die auslösende Situation im engeren Sinne,

3. der somatischen Anlaß und

4. der Prozeß der Somatisierung.

Diese Aufteilung ist idealtypisch, weil nicht alle vier Aspekte in jedem Fall identifizierbar sind. So kann z. B. der somatische Anlaß – also etwa die medizinisch objektivierbaren Folgen einer Erkrankung, eines Unfalls oder einer Operation – als ein von dem Auftreten der psychogenen Beschwerde zeitlich trennbares Faktum fehlen.

Es gibt Fälle, bei denen alle vier Momente zusammentreffen. Dies kann zum Beispiel bei chronischen Schmerzstörungen der Fall sein, die im Anschluß an einen Unfall auftreten (unfallreaktive Somatisierungsstörung). Häufig findet man jedoch im Vorfeld der eigentlichen Somatisierung eine Phase der *Labilisierung,* in der die kompensatorische Bewältigung zunehmend brüchig wird. Die Faktoren, die diese Labilisierung bewirken, können hier nur kurz gestreift werden. Zu ihnen gehört zunächst die Erschöpfung, die ein Resultat der angestrengten Bemühtheit selbst ist, mit der die altruistisch-narzißtische Kompensation des depressiven Grundkonflikts aufrechterhalten wird (vgl. Rudolf, in diesem Band). Nicht selten führt auch das altersbedingte relative Nachlassen der vitalen Kräfte – ebenfalls in Verbindung mit Erkrankungen oder Unfällen – dazu, daß der kompensierte Status nur noch schwer zu halten ist. Manche Formen der Bewältigung – etwa besondere Leistungen im beruflichen Bereich oder der Einsatz für pflegebedürftige Angehörige – sind direkt an die körperliche Leistungsfähigkeit gekoppelt. Andererseits ist mit dem Älterwerden eine Einbuße an bestimmten narzißtischen Gratifikationen objektiv verbunden: Die Leistungen für die Kinder und die jüngere Generation werden entbehrlich, der Tod von pflegebedürftigen Menschen aus der Elterngeneration entbindet von fürsorglichen Aufgaben und wirft die Frage nach dem eigenen Alterwerden auf, das Nachrücken Jüngerer relativiert ebenfalls die eigene Bedeutung und konfrontiert noch einmal mit der sich verändernden Zukunftsperspektive angesichts des Wechsels der Generationen. Diese natürliche Entwicklung bringt es mit sich, daß die unbewußte illusionäre Hoffnung, als Lohn der eigenen Leistung und altruistischen Bemühtheit schließlich doch noch die ersehnte Entschädigung zu erhalten, zunehmend schwerer aufrechtzuerhalten ist. Die Enttäuschung dieser Hoffnung bewirkt eine Destabilisierung der kompensatorischen Anstrengungen gleichsam von *innen her.*

Die Ereignisse, an denen die *Labilisierung der Bewältigung* erkennbar wird, sind von ihrer Qualität und psychischen Bedeutung her der *auslösenden Situation* sehr ähnlich. Auch hier handelt es sich um kleinere oder größere Enttäuschungen, orale Versagungen und Kränkungen, die nicht mehr ohne weiteres reguliert werden können und deshalb die größere Angreifbarkeit des psychischen Gleichgewichts sichtbar machen. Solche Ereignisse treten gewöhnlich in den Hintergrund, wenn Patienten die Krankengeschichte retrospektiv konstruieren und bei dieser Darstellung eine Zäsur markieren (oft der *somatische Anlaß,* der die Somatisierung einleitet), vor der anscheinend alles gut und stabil war. Diese Beobachtung relativiert das Konzept einer einzelnen krankheitsauslösenden Situation ein wenig und macht auf die alternative Möglichkeit aufmerksam, daß auf dem Hintergrund einer allgemeinen Labilisierung das Auftreten eines *somatischen Anlasses* ausreichen könnte, um den Prozeß der *Somatisierung* in Gang zu setzen, in dem sich der Patient um die körperliche Symptomatik herum psychisch reorganisiert. Obgleich ein solcher Ablauf vorstellbar ist und auch vorkommt, ist nach meinen Erfahrungen bei guter Kenntnis eines Patienten meistens doch ein bestimmtes Ereignis identifizierbar, das aufgrund seiner besonderen Bedeutung die psychische

Dekompensation bewirkt hat und daher mit Recht als auslösendes Ereignis hervorgehoben werden kann.

9.4
Zeitliche Abfolge der Auslöseereignisse

Mit Blick auf die zeitliche Abfolge und Wechselwirkung der Ereignisse, die zur somatoformen Schmerzstörung führen, möchte ich folgende Sichtweise vorschlagen: In einer bestimmten kritischen inneren Verfassung, die durch eine Phase der Labilisierung *vorbereitet* ist und durch die Ereignisse der Auslösesituation *hervorgerufen wird, finden* die Betroffenen den somatischen Anlaß und *verwenden* die mit ihm verbundenen körperlichen Beschwerden, um sich auf ihrer Basis neu zu organisieren; dieser letzte Vorgang stellt die eigentliche Somatisierung dar. Diese Perspektive impliziert, daß auslösende Situation, somatischer Anlaß und der Vorgang der Somatisierung zeitlich nicht zusammenfallen müssen. Von besonderem theoretischen Interesse ist der Fall, daß ein bereits bestehender somatischer Anlaß erst sekundär nach dem *späteren* Eintritt einer auslösenden Konfliktsituation funktionalisiert wird und darauf in eine Somatisierung mündet.

Eine 49jährige Patientin ohne Berufsausbildung arbeitet als Putzhilfe in einer Schule. Nach der Scheidung des Hausmeisters übernimmt sie zunächst halboffiziell, später auch mit formaler Anerkennung die Aufgaben von dessen Frau, ist als Ansprechpartnerin bei Lehrern und Schülern gleichermaßen beliebt und wird für ihre mütterliche Fürsorge geschätzt. Diese Situation ist für etwa 4 Jahre stabil. Etwa 2½ Jahre vor der psychosomatischen Untersuchung wird sie wegen einer langjährigen Mittelohrvereiterung operiert. Es kommt zu Komplikationen, ein Nerv ist beschädigt worden; zurück bleiben Schmerzen in der linken Gesichtshälfte, die zwar störend sind, auf die konkrete Lebens- und Arbeitsgestaltung jedoch zunächst keinen besonderen Einfluß haben (keine Beeinträchtigung der Zufriedenheit am Arbeitsplatz, keine vermehrten Krankschreibungen). Ein halbes Jahr später kündigt der bisherige Hausmeister, auf dessen Stelle ein Ehepaar nachfolgt. Die Patientin wird deshalb einige Monate später in eine andere Einrichtung versetzt, in der sie nun wieder überwiegend Putzaufgaben übernehmen soll. Am Abend des ersten Arbeitstages werden die Schmerzen im Gesicht so mächtig, daß die Patientin sich krankschreiben läßt. Zum Zeitpunkt der Untersuchung ca. 1 Jahr später bezieht sie bereits eine Zeitrente.

In diesem Beispiel decken sich die auslösende Situation und der Beginn der Somatisierung, während der somatische Anlaß bereits schon eine geraume Zeit bestand und für die Verwendung gleichsam bereitlag. In anderen Fällen bewirkt die kritische Auslösesituation eine psychische Verfassung, die gewissermaßen sekundär nach einem somatischen Anlaß sucht, um sich im Prozeß der Somatisierung neu zu organisieren. In solchen Fällen decken sich somatischer Anlaß und Somatisierung, während die auslösende Situation zeitlich davor liegt. Schließlich gibt es Fälle, bei denen sich alle drei Momente decken; wie weiter oben erwähnt, kann dies etwa bei unfallreaktiven Schmerzstörungen der Fall sein, wo das auslösende Ereignis (der Unfall, das mit ihm verbundene Entmächtigungserleben und eventuelle körperliche Folgen) zugleich den somatischen Anlaß liefert, der wiederum den Ausgangspunkt der Somatisierung bildet.

9.5
Der zentrale
auslösende Konflikt

Bei der Darstellung der depressiven Somatisierung wurde als ein charakteristisches Merkmal die *ausgeprägten Selbstidealisierungen* der betroffenen Patienten hervorgehoben, die mit einem teils verachtungsvollen, teils paranoid getönten Bild von anderen Menschen verbunden sind. Die eigene Person wird als aufopfernd und uneigennützig, gut und gerecht gesehen, gewissermaßen als jemand, der den höchsten moralischen Maßstäben verpflichtet ist und diese selbstlos zu erfüllen sucht. Diese Selbstsicht überdauert gewöhnlich den Zusammenbruch und kommt beispielsweise in der Empörung über andere zum Vorschein, die sich ihre Rente durch Manipulationen und Lügen erschleichen, während man es dem Patient schwermacht und ihn ungerecht verdächtigt, obgleich er doch nichts weiter tut, als seine Beschwerden ehrlich und nach bestem Wissen mitzuteilen. Die Schilderung der eigenen Lebenswelt beinhaltet dabei fast immer so etwas wie die inselartig anmutende Fiktion eines familiären oder partnerschaftlichen Wir-Bereichs – d. h. der Patient in Verbundenheit mit seinem Partner, mit seiner primären oder eigenen Familie – in dem das Gute und Gerechte unter Inkaufnahme von Nachteilen und äußeren Angriffen festgehalten und verteidigt wird, während das Schlechte draußen gleichsam Feste feiert. Dieses gegen eine äußere Welt polarisierte Bild eines guten Selbst ist gewöhnlich in eine

biographische Konstruktion eingebettet, in der sich der Patient mit seinem inneren Kreis von Personen irgendwann einmal von den schlechten Anderen abgesetzt hat: Der Patient zusammen mit Mutter und Geschwistern gegen den trinkenden Vater, die Patientin mit ihrem Mann gegen die gewalttätige und sozial verwahrloste Herkunftsfamilie, die kriegsgeschädigte Familie gegen die Gesellschaft und ihre Institutionen insgesamt.

Die Inhalte der Selbstidealisierungen bilden einen genauen Gegensatz zu jenen unbewußten Impulsen und Bereitschaften der Betroffenen, die auf das schlechte Außen projiziert sind: Dem Bild eigener Bescheidenheit enspricht die Arroganz der anderen, dem Altruismus deren selbstsüchtige Gier und der eigenen Wahrhaftigkeit die draußen erlebte Hinterlist und Manipulation. Die auslösende Situation konfrontiert den Patienten mit der Erfahrung einer Kränkung, oralen Versagung oder Entmächtigung, wodurch die im Kontext des depressiven Grundkonflikts eingeprägten, ursprünglichen Affekte der Hilflosigkeit, der wütenden Enttäuschtheit und des Zu-kurz-gekommen-Seins neu belebt werden (Rudolf, 1993). Meine These ist nun, daß durch die Ereignisse der auslösenden Situation die Integrität des durch kompensatorische Bemühungen und Projektionen bereinigten Selbstbilds so nachhaltig beschädigt wird, daß die abgewehrten eigenen bösen Anteile – d. h. Haß- und Rachegefühle sowie die gierig-selbstsüchtigen Impulse und die narzißtischen Geltungswünsche – nun wieder im eigenen Selbst erlebt werden. Gleichzeitig mißlingt eine Wiederaufrichtung der durch Anspruchslosigkeit und Bemühtheit gekennzeichneten Überkompensation wegen des dazu notwendigen *Verzichts,* der aufgrund der im Zuge der regressiven Bewegung unabweisbar gewordenen Bedürftigkeiten und Affekte nicht mehr geleistet werden kann. In dieser Situation wird das somatische Ereignis als Möglichkeit und Anlaß zur Herstellung einer neuen Homöostase gleichsam gesucht und entdeckt. Zur Veranschaulichung zwei kurze klinische Beispiele:

Eine 50jährige Patientin, die als Hausfrau und Mutter zweier inzwischen erwachsener Kinder nicht berufstätig ist, leidet seit 3 Jahren an starken Schmerzen im Halswirbelbereich. Die Befunde sind im ganzen altersentsprechend. Die Patientin stammt aus einer ostpreußischen Familie, die gegen Ende des Krieges in den Westen fliehen mußte. Sie ist die Älteste von drei Geschwistern. Über ihre Kindheit berichtet sie, daß sie als Mädchen besonders von der Mutter viele Kränkungen und Zurücksetzungen zu erleiden hatte, weil den traditionellen Werthaltungen entsprechend ein Sohn als Stammhalter und Erbe des ländlichen Gutes der Familie gewünscht wurde. Der Sohn wurde schließlich nach einer Schwester als dritter Nachkomme geboren und von der Mutter bis zum heutigen Tag bevorzugt, obgleich er – wie die Patientin mit Verachtung ausführt – beruflich mehr als einmal versagte, familiäre Schwierigkeiten und Alkoholprobleme hatte und sich somit jeder besonderen Förderung als unwürdig erwies. Die Schmerzsymptomatik trat erstmals auf, als der Patientin durch eine beiläufige Bemerkung der Eltern klar wurde, daß diese es für selbstverständlich ansahen, daß die beiden Töchter lediglich den Pflichtanteil und der Bruder das gesamte übrige Erbe erhalten sollten. Die Patientin hatte es für unmöglich gehalten, daß die Eltern dieser ländlichen Gepflogenheit in Ostpreußen noch heute folgen würden. In einem weiteren Gespräch kommt zögerlich eine weitere Komplikation zum Vorschein: Die Patientin hat sich seit langem von den Eltern distanziert, die inzwischen beide über 80 Jahre alt sind, während der Bruder mit seiner Familie weiter im Haus der Eltern wohnt und aufgrund ihrer wachsenden Bedürftigkeit zunehmend Pflege- und Versorgungsaufgaben erfüllt. Es ist für den Untersucher nicht möglich, diesen Umstand und seine Bedeutung im Zusammenhang mit der Erbfrage weiter zu besprechen. Statt dessen deutet sie an, sie habe im Vorjahr bereits schon einmal eine Psychotherapie beendet, nachdem die Psychologin ihr habe einreden wollen, daß ihre Schmerzen mit Aggressionen der Mutter gegenüber zusammenhängen könnten.

Bei einer 49jährigen Patientin, die bereits im letzten Abschnitt erwähnt wurde, waren die Auslöser für das Auftreten besonders heftiger Gesichtsschmerzen in mehreren Beispielen direkt rekonstruierbar: Die Patientin ging z. B. an einem Morgen vor dem Therapiegespräch einkaufen und traf in einem Supermarkt eine Bekannte, die gerade von einer Urlaubsreise aus Griechenland zurückgekommen war. Während des Gesprächs machte diese Frau Bemerkungen über die beruflichen Fortschritte ihres Sohnes. Es bedeutet für die Patientin eine große Schmach, daß ihr eigener Sohn seit Jahren seine Ausbildung verzögert und nicht abschließt. Sie kann schildern, daß sie die Äußerungen dieser Frau als – wie sie formuliert – »erhaben« erlebt habe, d. h. als kränkende Hinweise auf die überlegenen finanziellen Möglichkeiten (im Zusammenhang mit der Reise) und den besseren Werdegang des Sohnes. Nachträglich sei sie sich eher unsicher, ob die Bekannte ein Herabsetzung tatsächlich intendiert habe. Sie habe jedenfalls als Antwort eine Bemerkung gemacht, an deren Inhalt sie sich nicht mehr genau erinnern könne, die aber vom Gefühl her aggressiv gewesen und eine angespanntbefangene Atmosphäre erzeugt habe. Sie frage sich jetzt immer noch, warum sie sich dazu habe hinreißen lassen. Direkt nach dieser Begegnung wurden die Schmerzen so stark, daß sie nach Hause gehen und sich hinlegen mußte.

Diese Beispiele lassen erkennen, daß es nicht die von außen kommenden Versagungserlebnisse, Kränkungen und Entmächtigungserfahrungen für sich genommen sind, die die kompensatorische Abwehr zusammenbrechen lassen, sondern die dadurch ausgelösten aggressiven Affekte und Impulse, die nicht mehr ausreichend kontrolliert werden können und dazu führen, daß das zuvor in der Außenwelt gesehene Schlechte nun im eigenen Inneren wahrgenommen wird. Der kommunikative Ausdruck dieser Gestimmtheiten ist stark gehemmt und wird von den Betroffenen in seiner Wirkung regelmäßig überschätzt (auch in der Weise einer Gleichsetzung von Gedanke und Tat). Dennoch erleben sie ihr Verhalten als unerträglich, weil es für sie reflektorisch bestimmte Bedeutungen annimmt, die sie als unerträglich und absolut unvereinbar mit der eigenen Person erleben: sich in einem Akt der Überhebung zuviel herausgenommen zu haben; sich durch ungezügelte Gier und zum Schaden anderer etwas weggenommen zu haben; den Erfolg und die Freude einer anderen Person aus Neid zerstört zu haben. Wie ich gleich genauer ausführen werde, mischen sich in dieses Selbsterleben zusätzlich Schuldgefühle von archaischer Qualität, die inhaltlich an meist diffus erinnerte oder vorgestellte frühere Vergehen anknüpfen, die ebenfalls aus Gier und Selbstsucht begangen wurden, so daß das frustrierende und kränkende Ereignis, das die Somatisierung auslöst, in magischer Weise auch wie eine gerechte Antwort darauf erfahren wird. In dieser inneren Situation verwirren sich die Rollen, so daß das Gegenüber einmal als der Demütiger oder Betrüger erscheint, gegen den sich der eigene Haß und die Empörung mit Recht wenden darf, während er andererseits auch der durch das eigene Verhalten Geschädigte ist, der mit seiner Antwort eigentlich nur die Ordnung auf dem Wege der Bestrafung oder Revanche wiederherstellt.

9.6
Zur Dynamik
der Symptomklage

Die innere Struktur der gerade umrissenen Aggressions-Über-Ich-Problematik läßt sich noch schärfer herausarbeiten, wenn man die Dynamik der Symptomklage genauer analysiert. Im Gespräch mit den Betroffenen kann man beobachten, daß die Klage stets auch die Funktion einer Abschiebung von Verantwortung und Täterschaft *nach außen hin* übernimmt. Die Betroffenen beharren in ihrer Schmerzklage darauf, daß sie das Opfer unerträglicher Zumutungen sind, die durch die Beschwerden selbst und mehr noch durch den Umgang anderer (Ärzte, Ämter, soziale Umgebung) damit bewirkt werden. Indem sie auf der somatischen Beschwerde als dem einzigen und ausschließlich relevanten Thema insistieren, teilen sie dem psychosomatischen Untersucher mit, daß – jedenfalls bis zur Beseitigung dieser Zumutungen – kein Raum und keine Rechtfertigung dafür gegeben ist, die eigene Aktivität und Verantwortung in irgendeinem Lebensbereich zu prüfen. Der Widerstand gegen Nachfragen in diese Richtung macht gelegentlich den Eindruck, als sei die Anerkennung einer Autorschaft für *irgendein* Geschehen gleichbedeutend mit dem Eingeständnis einer grundsätzlichen Verantwortlichkeit, die den mit der Klage subjektiv verbundenen gerechten Anspruch (auf Entschädigung, Wiedergutmachung) zunichte machen würde. Dies ist auch ein Grund dafür, warum man als Untersucher die empörten Vorwürfe gegen enttäuschende Objekte erst dann zu hören bekommt, wenn man sich geduldig auf das somatische Leiden des Patienten eingestellt und im Gespräch die Berechtigung der Schmerzklage ausreichend anerkannt hat. Nur unter dieser Bedingung fühlt sich der Patient vor der Gefahr gesichert, daß seine Enttäuschungsklage als Aggression und unberechtigter Angriff auf jemand anderen verstanden werden könnte, die ihn selbst zu einem Täter macht. Wenn eine solche Solidarisierung gelingt, kann man allerdings in den Schilderungen der Patienten punktuell jene massiv haßerfüllten und paranoid getönten Objektwahrnehmungen aufblitzen sehen, von denen oben schon die Rede war.

Diese Beobachtungen deuten darauf hin, daß im Erleben der Patienten die diffuse Vorstellung von einem eigenen Vergehen eine wichtige Rolle spielt. Es ist in der Tat überaus schwierig, im Gespräch irgendwelche Handlungen zu thematisieren, die eine solche Bedeutung auch nur annehmen *könnten*. Wie bereits erwähnt, ähneln die Inhalte der befürchteten Anschuldigungen dabei weitgehend denjenigen Egoismen, die bei den anderen wahrgenommen oder argwöhnisch vermutet werden: der Vorwurf, sich zuviel herausgenommen und damit jemanden gekränkt oder seine Rechte verletzt zu haben; aus selbstsüchtiger Gier andere übervorteilt, manipuliert und ausgebeutet zu haben; die Freude und den Erfolg anderer neidisch entwertet und zerstört zu haben. Die Gefahr der omnipotenten Überhebung und des gierig-aggressiven Zugriffs auf das Eigentum der anderen bildet denjenigen Bedeutungshintergrund, auf dem die eigenen vitalen und expansiven Äußerungen *generell* interpretiert oder verdächtigt werden, auch wenn sie vielleicht primär gar nicht gegen andere gerichtet waren. Zu diesem Muster paßt auch gut, daß man von einzelnen dieser Patienten erfährt, daß sie insgeheim davon überzeugt sind oder die entlarvende Entdeckung befürchten, daß ihre Schmerzen die kausale Folge eines derartigen Vergehens sind.

Eine 42jährige Patientin, die aufgrund diffuser psychogener Schmerzen im Bauchraum stationär behandelt wurde und deren Therapie von Klagen über aktuelle oder in der Vergangenheit erlittene Versagungen und Benachteiligungen angefüllt war, teilte buchstäblich am Ende der letzten Behandlungsstunde – so daß eine nähere Betrachtung nicht mehr möglich war – ihre Überzeugung mit, daß die Beschwerden eine verzögerte Konsequenz eines (bis dahin nicht erwähnten) Seitensprungs seien, den sie sich ca. ein Jahr vor dem ersten Auftreten der Schmerzen leistete. Ihr spätes Eingeständnis schien dem Wunsch zu entspringen, diesen unangenehmen Punkt vor ihrem Weggang gleichsam abzuladen und mit dem Ende der Behandlung hinter sich zu lassen, ohne ihn genauer untersuchen und klären zu wollen.

Obgleich die von der Patientin vorgetragene Kausaldeutung sicherlich naiv wirkt, erfaßt sie doch in konkretistischer Weise recht gut jene für die Dynamik der Auslösesituation bedeutsame innere Verbindung zwischen der Wahrnehmung eines bösen Anteils in der eigenen Person, der sich etwas Unerlaubtes herausgenommen hat, und der Symptombildung im Vorgang der Somatisierung. Das Beispiel macht auch auf die Möglichkeit aufmerksam, daß in manchen Fällen tatsächlich ein bestimmtes faktisches Vergehen, welches in archaischer Weise als schuldhaft erlebt wird, den entscheidenden Anfangspunkt der Labilisierung bzw. Schmerzentwicklung bilden könnte. [1] In anderen Fällen existieren wohl eher diffuse Vorstellungen oder auch nur ein undifferenziertes Gefühl von irgendeinem eigenen Vergehen. Es scheint, als gäbe es stets eine innere Rechnung, die eine fortwährende Drohung darstellt, weil sie jederzeit präsentiert werden kann und den Patienten dann definitiv ins Unrecht setzen würde. So hat das Insitieren auf der Symptomklage wohl auch folgende Bedeutung: Da eine Entschuldung nicht möglich ist, setzt sie dieser Drohung den permanenten oder zumindest jederzeit aktualisierbaren Vorwurf gegen die von außen erlittenen Schädigungen entgegen, die durch den Schmerz selbst und das ignorante und selbstsüchtige Verhalten der anderen (der Ärzte, Ämter, Umgebung) entstanden sind. Sie bringt den Betroffenen in die passive Position des Nichthandelnden (und deshalb Nichtverantwortlichen) und zugleich des Opfers, nach dessen eigener Verantwortung zu fragen unpassend wäre. Dabei wird nicht nur ein Strafbedürfnis befriedigt; wichtiger ist, daß mit dieser Klage gegen die gefürchtete vernichtende Bilanz einer inneren Aufrechnung von eigener und fremder Täterschaft der Anspruch auf Wiedergutmachung und Entschädigung begründet und festgehalten wird. Es ist so, als würde der Patient sich sagen: »Wenn es wirklich stimmt und entdeckt wird, daß ich mich aus Gier und Selbstsucht vergangen und andere damit geschädigt habe, dann kann es für mich keinerlei Berechtigung mehr geben, von anderen noch etwas zu erwarten. Mein Anspruch wäre dann auf immer verwirkt und ich müßte meine Hoffnung aufgeben, daß mir das Versagte noch einmal zuteil wird. Dies wäre unerträglich. Es darf deshalb niemals herauskommen, nein, es darf nicht wahr sein, daß ich irgend etwas derartiges getan habe. Meine Krankheit beweist mir selbst und jedem gutwilligen Menschen, daß das nicht sein kann. Täglich beweisen meine Schmerzen und die verantwortungslose Art, wie andere damit umgehen, daß ich ein Leidender und ein Opfer bin. Und deshalb muß jeder einsehen, daß meine Ansprüche auf Wiedergutmachung und Entschädigung berechtigt sind.«

Die *Symptomklage* dient somit verschiedenen Zwecken: Wie eingangs bei der Darstellung der depressiven Somatisierung gezeigt wurde, gestattet sie die regressive Wiederbelebung und den Ausdruck lange verdrängter Bedürfnisse nach Versorgung und narzißtischer Zufuhr; weiter drückt sie

---

[1] In meinem Material befindet sich ein Fall, bei dem eine schwerwiegende schuldhafte Handlung sehr wahrscheinlich den Anfangspunkt einer Labilisierung bildete, die später in eine Somatisierung hineinführte. Ein 58jähriger Patient mit einer ca. 20 Jahre alten Krankengeschichte, der im Zusammenhang mit einem Rentenstreit begutachtet wurde, verursachte 35jährig als Techniker in einer Maschinenfabrik durch Unachtsamkeit einen Unfall, bei dem ein junger Kollege tödlich verletzt wurde. Obgleich aufgrund einer erheblichen Mitverantwortung des Opfers keine Anklage erhoben wurde, erlitt das Gefühl der Zugehörigkeit und sozialen Integrität bei dem Patienten einen unheilbaren Bruch, während gleichzeitig Klagen über ungerechte Benachteiligungen und Zurücksetzungen erstmals auftraten, die Jahre später mit dem Beginn der Körpersymptomatik in den empörten Vorwürfen gegen die medizinischen Behandler einen neuen Inhalt fanden. Interessant ist, daß die Verquickung von eigener Schuld und äußerer Zurücksetzung bei diesem Patienten einen biographischen Hintergrund insofern hatte, als der Vater wegen seiner Tätigkeit im Nationalsozialismus nach dem Kriegsende verfolgt wurde.

die Enttäuschung und Rache an dem Objekt aus, das früher treulos war und so hilflos gemacht hat (im Scheitern an der Krankheit des Patienten wird das Objekt nun selbst hilflos); sie dient der Abwehr und Verleugnung von Impulsen mit den genannten selbstsüchtigen Inhalten, die von den Betroffenen als unbestimmte oder auch konkret erinnerte Vergehen im Raum der Vergangenheit verortet werden; sie sichert im subjektiven Erleben das Anrecht auf eine Wiedergutmachung und damit die zentrale *Hoffnung,* ohne die der Verlust des ersehnten guten Objektes endgültig wäre. Diese Lösung mutet magisch an: Solange der Schmerz greifbar ist und körperlich gespürt wird, ist nicht alles verloren. Der Versuch einer Versprachlichung dieser mit dem Schmerz verbundenen psychischen Bedeutungen würde andererseits implizieren, daß der Patient in einem allgemeinsten Sinne als Subjekt seiner Gefühle und Gedanken wiedereingesetzt und in eine verantwortliche Position zurückgeführt würde. Gerade dies bedeutet jedoch in der Logik der beschriebenen inneren Vorgänge die Gefahr des endgültigen Verlustes. Hier läßt sich eine Schnittstelle markieren, an der die bei diesen Patienten fast immer feststellbare gestörte strukturelle Fähigkeit zur Psychisierung gleichzeitig eine Form der Konfliktabwehr darstellt: Der Inhalt der Klage muß sich im Körperlichen erschöpfen, weil jede darüber hinausgehende Bedeutung eine Autorschaft der Betroffenen erkennbar machen würde.

9.7
Zur Funktion
des Schmerzes

Ein letzter Punkt betrifft schließlich die Frage, was der Prozeß der Somatisierung auf dem Hintergrund der beschriebenen Konfliktdynamik leistet und welche psychischen Funktionen der Schmerz dabei übernimmt. Inwieweit eignet er sich – im Vergleich mit anderen Symptombildungen – in *spezifischer Weise* dazu, die Betroffenen zu restabilisieren? Wie die nachfolgende Darstellung verschiedener Funktionen zeigt, lassen sich neben weniger spezifischen Eigenschaften doch einzelne markante Merkmale benennen, die den Schmerz für die Lösung der beschriebenen inneren Konfliktspannung besonders geeignet und somit die Wahl gerade dieses Symptoms zumindest in Teilen plausibel machen.

Einige Funktionen des Schmerzes sind bereits im Zusammenhang mit der Symptomklage beschrieben worden und müssen an dieser Stelle nicht nochmals ausgeführt werden. Es muß jedoch hervorgehoben werden, daß die Klage genau jene angestrengte Polarisierung *wiederherzustellen* versucht, die der Betroffene bereits im kompensierten Zustand zwischen dem als anspruchslos und gut idealisierten Selbst und der selbstsüchtigen Außenwelt aufgerichtet hatte und deren Zusammenbruch den Prozeß der Somatisierung auslöste. Wie oben gezeigt worden ist, geschieht diese Wiederherstellung jedoch auf einem *regredierten Niveau* durch die Verschiebung von Verantwortung und Täterschaft nach außen und die Übernahme einer passiven Opferrolle; auf diese Weise wird gegen die untergründige Vorstellung bzw. Befürchtung eines eigenen Vergehens und der für diesen Fall erwarteten definitiven Nichtberechtigung ein Anspruch auf Wiedergutmachung festgehalten, wobei diese nun auf der Ebene des Somatischen eingeklagt wird, während sie im Zustand der Bewältigung illusionär als Gratifikation für die erbrachten Leistungen erhofft wurde. Man gewinnt dabei insgesamt den Eindruck, daß es eine tiefe Unsicherheit über die Frage der eigenen Berechtigung ist (etwas zu bekommen; etwas erwarten und fordern zu dürfen), die der Patient zunächst im Rahmen seiner kompensatorischen Bemühung durch den fortwährend erbrachten Beweis (»Meine Verdienste berechtigen mich!«) und später nach der Erkrankung durch die Anklage nach außen (»Das mir zugefügte Schlimme berechtigt mich!«) zu beantworten versucht.

Im Vergleich zu anderen körperlichen Symptomen besitzt der Schmerz die Eigenschaft, daß er in seinem Auftreten *plötzlich*, in seiner Unmittelbarkeit *dringlich* und in seiner Wirkung *total* sein kann, insofern er alles andere dominiert und die gesamte Aufmerksamkeit bindet. Diese Merkmale machen ihn zu einem besonders wirksamen Instrument der Beziehungssteuerung. In den Gesprächen mit Schmerzpatienten kann man immer wieder eindrucksvoll erleben, wie der Schmerz eingesetzt wird, um in radikaler Weise alle Verbindlichkeiten des therapeutischen Kontaktes aufzuheben (Schors, 1993). In solchen Situationen scheint die im Dialog entstandene gemeinsame Geschichte und der in ihr gewachsene Konsens gleichsam suspendiert zu sein. Als Gegenüber fühlt man sich ausgeschaltet, entwertet und in eine Warteposition versetzt. Der Patient ist dabei mit seinem Schmerz wie mit einem mächtigen Partner verbunden, der Kompromisse und Verhandlungen nicht duldet. Damit wird der Schmerz für die Betroffenen zu einem wirksamen Mittel, um gegen jene Ohnmacht und Hilflosigkeit, die durch die auslösende Situation und der in ihr enthaltenen Kränkungen bzw. Versagungen entstehen, ein Gefühl von Mächtigkeit und Autonomie wiederherzustellen. Dies geschieht in ultimativer Form dann, wenn die Behandlung an der Unveränderbarkeit der Beschwerden scheitert und auf diese Weise die Ohnmacht des Therapeuten evident wird.

Eine andere, scheinbar dazu entgegengesetzte Funktion bekommt der Schmerz dann, wenn mit seiner Hilfe Beziehungen von Aggression entlastet und wichtige

Objekte vor eigenen Impulsen geschützt werden, die von dem Patienten als äußerst destruktiv und sogar vernichtend erlebt werden. Der Schmerz kann Beziehungen entlasten, weil er die Aufmerksamkeit der Beteiligten auf ein Drittes wendet, welches nun als unumgehbare Bedingung und Begrenzung das weitere Miteinander bestimmt oder einen realen Rückzug des Betroffenen rechtfertigt (vgl. das Beispiel der Patientin mit Gesichtsschmerzen oben). Die Suspendierung des verbindlichen Kontaktes kann dabei dem Wunsch entspringen, eine Pause zu erzwingen, in der genügend Raum für eine psychische Restitution vorhanden ist, so daß das jeweilige Gegenüber nicht behelligt wird und in wichtigen Beziehungen *kein* irreparabler Schaden entsteht. Der Schmerz hat außerdem die Eigenschaft, eine *aggressive Qualität* annehmen zu können, und bietet sich damit per se für die Regulierung solcher Affekte an. Schmerzen können schneidend und beißend sein, und man kann mit ihnen kämpfen. Man bekommt deshalb häufig den Eindruck, daß Patienten bei der Darstellung ihrer Beschwerden eigentlich Objekte schildern, mit denen sie im Abseits einer idiosynkratischen Schmerzwelt in einer quälerischen Auseinandersetzung verstrickt sind. Im Zusammenhang damit und mit dem Rückzug aus den realen Beziehungen überhaupt dürfte auch diese *objektale Funktion* des Schmerzes eine dynamisch wichtige Rolle spielen, auf die ich hier nicht weiter eingehe (Ahrens und Lamparter, 1989; Hirsch, 1989).

Schließlich ist die Schmerzklage aufgrund ihrer Dringlichkeit besonders geeignet, jenes eingangs erwähnte paradoxe Beziehungsangebot zustande zu bringen, bei dem der Patient einerseits den Wunsch nach Versorgung kommuniziert und seine Forderung nach Wiedergutmachung auf der Ebene des Somatischen mit Nachdruck geltend macht, während er andererseits gerade durch seine Fixierung auf das Symptom die Kontrolle mit ebenso großer Macht festhält und damit seine Unabhängigkeit bewahrt. Alle diese Funktionen ergänzen einander und entfalten an verschiedenen Punkten der beschriebenen Dynamik ihre spezifischen Wirkungen, die in der Summe eine neue Regulierung des psychischen Gleichgewichts mit dem Preis der Schmerzstörung ermöglichen.

9.8
Schlußbemerkung

In der vorliegenden Arbeit ist eine bestimmte psychische Struktur beschrieben worden, die bei einer Untergruppe der Patienten mit einer somatoformen Schmerzstörung zu finden ist. Für den psychotherapeutischen Umgang mit den Betroffenen hat die dargestellte Sichtweise wichtige Folgen. Eine zentrale Schwierigkeit bei der Behandlung liegt darin, daß die Patienten initial oft unfähig sind, irgendeine *Verantwortung für das eigene Leben* und die eigene Geschichte selbst in marginalen Bereichen anzuerkennen und für eine aktive Beeinflussung der eigenen Verhältnisse fruchtbar zu machen. Dieses Hindernis legt ein therapeutisches Vorgehen nahe, bei dem der Behandler Interventionen, die die eigenen Anteile bzw. die Autorschaft des Patienten ansprechen, unter Umständen für längere Zeiten zurückstellt und statt dessen die Klagen über körperliche Beschwerden und die durch die Objekte erlittenen Enttäuschungen anteilnehmend begleitet. Eine solche Haltung bietet die beste Chance, daß der Patient schließlich den Blick von den Objekten auf das eigene Selbst zurückwendet, seine Ohnmacht und Enttäuschtheit erleben und kommunikativ zum Ausdruck bringen kann. Es bedeutet in solchen Behandlungsprozessen oft einen wesentlichen Fortschritt, wenn der Patient beispielhaft in irgendeinem alltäglichen Konflikt eigene Verursachungsanteile toleriert, ohne sich dabei zugleich einer vernichtenden Verurteilung ausgesetzt zu fühlen. Der Verzicht auf Interventionen, die Verantwortung und Täterschaft aufdecken, ist schließlich auch ein Aspekt der paradoxen Einsicht, daß eine Psychotherapie bei somatisierenden Patienten manchmal am ehesten unter der Prämisse gelingt, daß eben keine Psychotherapie versucht wird (Rudolf, 1993).

▌ Literatur

Ahrens S, Lamparter U. Objektale Funktion des Schmerzes und Depressivität. Psychother Med Psychol 1989; 39:219-22.

Egle UT. Psychoanalytische Auffassungen von Schmerz. Historische Entwicklung, gegenwärtiger Stand und empirische Belege. Nervenarzt 1993; 64:289-302.

Egle UT, Porsch U. Psychogene Schmerzzustände. Abwehrstruktur und taxonomische Subgruppen. Nervenarzt 1992; 63:281-8.

Egle UT. Das chronische Schmerzsyndrom. Grundlagen, Differentialdiagnose, Psychodynamik. Psychotherapeut 1994; 39:177-194.

Hirsch M. Psychogener Schmerz als Repräsentant des Mutterobjektes. Psychother Med Psychol 1989; 39:202-8.

Röder CH, Overbeck G, Müller, T. Psychoanalytische Theorien zur Hypochondrie. Psyche 1995; 49: 1069-98.

Rudolf G. Körpersymptomatik als Schwierigkeit der Psychotherapie. Prax Psychother Psychosom 1992; 37:11-23.

Rudolf G. Psychotherapeutische Medizin. Ein einführendes Lehrbuch auf psychodynamischer Grundlage. Klinische Psychologie und Psychopathologie Bd. 59. 3. Aufl. Stuttgart: Enke 1996.

Schors R. Diagnostik aus der Sicht des Psychotherapeuten. In: Der Schmerzkranke. Grundlagen, Pathogenese, Klinik und Therapie chronischer Schmerzsyndrome aus bio-psycho-sozialer Sicht. Egle UT, Hoffmann SO (Hrsg). Stuttgart: Schattauer 1993.

III. Therapeutische Verfahren

▌ Einführung

Patienten mit somatoformen Störungen stellen eine Herausforderung an die therapeutische Kompetenz sowohl in der ärztlichen Primär- als auch in der psychotherapeutischen Spezialversorgung dar; unter interaktionellem Gesichtspunkt ist das Rütteln an der therapeutischen Kompetenz des Gegenübers sogar konstitutiver Teil der Beziehungsgestaltung dieser Patienten. Es bedarf daher besonderer Anstrengungen, das eigene therapeutische Angebot an diese spezielle Patientengruppe anzupassen. In den letzten Jahren ist hier über psychotherapeutische Schulgrenzen hinweg und auch in der hausärztlichen Versorgung eine Entwicklung hin zu derart adaptiven Indikationen, zu einem abgestuften, die Überzeugungen des Patienten berücksichtigenden Vorgehen zu verzeichnen. Insbesondere zeichnen sich mittlerweile bessere Möglichkeiten ab, mit der typischen Ursachenüberzeugung des Patienten, an einer körperlich verursachten Krankheit zu leiden, so umzugehen, daß trotzdem eine tragfähige ärztlich-therapeutische Beziehung zustande kommt; diese kann dann auch die Grundlage für ein anschließendes, wieder stärker schulenorientiertes psychotherapeutisches Vorgehen bilden.

Ausgehend von diesem Prinzip, den Patienten dort »abzuholen«, wo er steht, werden in den folgenden Beiträgen vier verschiedene therapeutische Verfahren vorgestellt: Kruse et al. schildern das Verständnis und die Vorgehensweisen von *Hausärzten im Umgang mit somatisierenden Patienten;* Loew und Joraschky gehen auf den *körpertherapeutischen Zugang* am Beispiel der Funktionellen Entspannung ein; Rief und Shaw veranschaulichen *verhaltenstherapeutische Therapieprinzipien;* Küchenhoff diskutiert die Ebenen *psychoanalytischer Therapieansätze.*

Es versteht sich, daß mit diesen praxisorientierten Beiträgen nicht alles Relevante zur Therapie somatoformer Störungen gesagt ist; ergänzende Anmerkungen finden sich auch in Teil IV dieses Bandes zur klinischen Modellbildung. Unter allen Auslassungen hat eine zumindest auch Methode: Wenn hier kein Beitrag zur Psychopharmakotherapie somatoformer Störungen erscheint, so liegt das auch daran, daß in diesem Bereich, ähnlich wie bei den Persönlichkeitsstörungen, mit psychopharmakologischen Mitteln, von einzelnen Symptomlinderungen abgesehen (z. B. Antidepressiva bei Schmerzen), bisher zumindest keine wesentlichen Wirkungen auf Erleben und Verhalten der Patienten belegt sind.

10 Somatoforme Störungen in der hausärztlichen Praxis

J. Kruse, Claudia Heckrath, N. Schmitz, L. Alberti und W. Tress

10.1 Einleitung

Die in der hausärztlichen Versorgung tätigen Allgemeinmediziner, Internisten, praktischen Ärzte, Orthopäden und Gynäkologen werden, wie keine andere Berufsgruppe, von Patienten mit somatoformen Erkrankungen aufgesucht. Die Patienten leiden unter körperlichen Symptomen, hinter denen sie eine organische Erkrankung vermuten, und sind verunsichert. Sie wenden sich an den Hausarzt zur weiteren medizinischen Abklärung. Bleiben die somatischen Untersuchungsergebnisse aber ohne pathologischen Befund, so lassen sich die Patienten durch die Versicherung, daß keine organische Ursache aufzufinden sei, nicht langfristig beruhigen oder gar heilen. Überweisungen zum Facharzt oder der Wechsel des Hausarztes sind die Folge. Dieser Umgang mit den medizinischen Institutionen ist für die Patienten so charakteristisch, daß er in die Definition der Störungen im DSM-III-R und ICD-10 mit aufgenommen wurde. So ist es nicht verwunderlich, daß die somatisierenden Patienten zu den High utilizern des hausärztlichen Versorgungssystems zählen. Die Kosten für die primärärztliche Versorgung pro somatisierenden Patienten liegen im amerikanischen Versorgungssystem um das 14fache und für persönliche Gesundheitsausgaben um das 9fache höher als bei Durchschnittspatienten, obwohl oftmals keine angemessene Diagnostik und Therapie realisiert wird (Smith et al., 1986). 7 % der Patienten eines deutschen Hausarztes erhalten Medikamente mit Abhängigkeitspotential über einen so langen Zeitraum, daß eine Abhängigkeitsentwicklung wahrscheinlich ist (Glaeske, 1991).

Im Krankenhaus haben die Patienten mit somatoformen Störungen lange Verweildauern (Smith, 1995) und eine hohe Rate an Behandlungsleistungen. Nach Ford werden 10 % der Kosten des amerikanischen Gesundheitssystems (insgesamt 20 Mrd. Dollar) für eine Behandlung körperlicher Symptome ausgegeben, für die keine organische Ursache gefunden werden kann (Ford, 1986). Allein in England werden jährlich zur Abklärung unklarer Bauchbeschwerden ca. 33 000 Laparotomien durchgeführt, die ohne somatisches Ergebnis bleiben (Raheja, 1990).

Diese Zahlen lassen auf eine unbefriedigende medizinische Versorgung dieser Patienten schließen, die durch wiederholte diagnostische Maßnahmen, häufige, nicht indizierte Psychopharmakagaben und stationäre Krankenhausaufenthalte in Akutkrankenhäusern gekennzeichnet ist (Fink, 1992; Shaw und Creed, 1991). Iatrogene Folgeerkrankungen – insbesondere Medikamentenabhängigkeit oder Folgen invasiver Diagnostik und Berentung – können resultieren.

Der Hausarzt besitzt die zentrale *Screening-, Steuerungs- und Behandlungsrolle* in der medizinischen Versorgung dieser Patienten. Seine Praxis ist für Patienten mit somatoformen Störungen die Eintrittspforte in das medizinische Gesundheitssystem, seine diagnostischen und therapeutischen Überlegungen weisen vielfach die Richtung für die weitere medizinische Behandlung. Angesichts der Bedeutung, die der hausärztlichen Versorgung in der Diagnostik und Behandlung somatoformer Störungen zukommt, ist es erstaunlich, wie wenig wir darüber wissen, auf welche Weise der Hausarzt im deutschen Gesundheitssystem diese zentrale Rolle wahrnimmt. Die Mehrzahl der Studien im hausärztlichen Feld zur Häufigkeit, Diagnose und Therapie somatoformer Störungen stammen aus dem anglo-amerikanischen Sprachraum. Die Übertragbarkeit dieser Ergebnisse auf das deutsche hausärztliche Versorgungssystem ist zumindest fraglich.

Über die *Prävalenz* somatoformer Störungen in hausärztlichen Praxen liegen sehr divergierende Angaben vor. Eine Ursache liegt in der Verwendung sehr unterschiedlicher Krankheitsdefinitionen. So schätzt Lipowski, daß 6 bis 19 % der hausärztlichen Patienten über körperliche Symptome klagen, für die sich keine somatischen Ursachen finden lassen (Lipowski, 1986). Katon geht davon aus, daß 25 bis 75 % der Kontaktaufnahmen mit Allgemeinärzten wegen somatischer Symptome erfolgen, die auf psychosoziale Belastungen zurückzuführen sind (Katon, 1993). Bridges et al. ermittelten, daß 19 % der hausärztlichen Patienten in erster Linie dem Hausarzt körperliche Symptome anbieten, sich bei genauer Untersuchung aber eine psychische Erkrankung finden läßt (Bridges et al., 1985). Für den Bereich der BRD ermittelten Zintl-Wiegand et al. Anfang der 70er Jahre bei 33,2 % der Patienten, die einen Hausarzt aufsuchen, eine behandlungsbedürftige psy-

chische Symptomatik, ohne jedoch funktionelle oder somatoforme Störungen explizit aufzuführen (Zintl-Wiegand et al., 1980).

In diesen Studien wurden die diagnostischen Kriterien des DSM-III-R bzw. der ICD-10 nicht zugrunde gelegt. Erst zu Beginn der 90er Jahre wurden in der BRD im Rahmen einer WHO-Studie hausärztliche Patienten mit einem standardisierten Verfahren untersucht (Üstün und Sartorius, 1996). Anhand des *Composite International Diagnostic Interview* (CIDI) ordneten die Autoren diesen Patienten eine ICD-10-Diagnose zu. In den beiden deutschen Zentren in Berlin (Linden et al., 1996) und Mainz (Maier et al., 1996) erfüllten 20,9 % der untersuchten hausärztlichen Patienten die Kriterien einer akuten ICD-10-Diagnose. Somatisierungsstörungen diagnostizierten die Autoren nur bei 1,3 % bzw. 3,3 % der hausärztlichen Patienten. Weitere somatoforme Störungen wurden nicht beschrieben.

Diese Befunde verdeutlichen, daß das Konzept der Somatisierungsstörung im DSM-III-R und im ICD-10 die Versorgungsrealität in hausärztlichen Praxen nicht ausreichend widerspiegelt und die Störungsdefinitionen zu eng angelegt sind. Das DSM-R verlangt unter anderem, daß mindestens 13 von 35 aufgeführten Symptomen vorhanden sein müssen, um von einer Somatisierungsstörung zu sprechen. Für die Forschung im hausärztlichen Bereich ist der von Escobar et al. entwickelte *Somatisierungsindex SSI-4/6* besser geeignet, die Versorgungsrealität darzustellen (Escobar et al., 1987). Die Autoren sprechen von *Abriged Somatisation Disorder* bzw. vom *Multiplen somatoformen Symptom* (Rief, 1995), wenn Männer mindestens vier und Frauen mindestens sechs der 35 diagnoserelevanten Symptome für die Somatisierungsstörung erfüllen. Patienten, die oberhalb der Escobar-Schwelle liegen, haben eine erhöhte Anzahl von Krankheitstagen, einen schlechteren globalen Gesundheitszustand sowie eine vermehrte Inanspruchnahme medizinischer Dienste (Katon et al., 1991; Portegijs et al., 1996).

Für den Bereich der BRD lagen somit keine ausreichenden Angaben zur Prävalenz somatoformer Störungen in hausärztlichen Praxen vor. Ebensowenig bekannt war:

- auf welche Weise der Hausarzt seine Screening- und Filterfunktion wahrnimmt,
- in welchem Ausmaß er die psychosomatische Problematik der Patienten erkennt und
- welche Form der Therapie er einleitet.

10.2
Die Düsseldorfer
Hausarztstudie

Vor dem Hintergrund dieser Ausgangslage führten wir in den Jahren 1994 bis 1996 eine Untersuchung durch, die darauf zielte, die Prävalenz somatoformer und weiterer psychogener Erkrankungen in hausärztlichen Praxen zu erfassen, die diagnostische Einschätzung der Hausärzte zu ermitteln und die hausärztliche Therapie bei diesen Patienten zu dokumentieren (Tress et al., 1997).

10.2.1
Untersuchungsgruppen

Insgesamt untersuchten wir 572 Patienten in 18 Hausarztpraxen in Düsseldorf, die folgende Einschlußkriterien erfüllten:

- die Patienten waren zwischen 16 und 70 Jahre alt,
- die Patienten waren gesetzlich krankenversichert,

- die Patienten verfügten über ausreichende Deutschkenntnisse und
- suchten die Praxis wegen aktueller Beschwerden bzw. einer neuen Erkrankungsepisode auf.

Wir nahmen also keine Patienten in die Erhebung auf, die zu einer Untersuchung (Labor, EKG usw.) oder Behandlung (Reizstrom, Bestrahlung usw.) einbestellt waren bzw. ein Rezept oder einen Überweisungsschein abholten. Geht man davon aus, daß psychisch bzw. insbesondere psychosomatisch erkrankte Patienten zu den High utilizers (Lamprecht, 1996) des Gesundheitssystems gehören, würde ihr Anteil überschätzt, wenn alle Patienten, die an einem bestimmten Zeitpunkt die Praxis aufsuchen, in die Untersuchung eingingen.

Es nahmen 393 Frauen (68,7%) und 179 Männer (31,3%) an der Erhebung teil. Das Alter der Patienten betrug im Mittel 42,7 Jahre bei einer Standardabweichung von 15,7 Jahren. Die Konsultationsgründe der von uns untersuchten Patienten unterscheiden sich nicht wesentlich von denen der repräsentativen Stichprobe der EVaS-Studie – einer Erhebung über die Versorgung im ambulanten Sektor, unter anderem bei mehr als 12 000 hausärztlichen Patienten (Schach et al., 1989). Daher gehen wir davon aus, daß in unserer Stichprobe psychische Erkrankungen nicht überrepräsentiert sind. Zunächst wurden diese Patienten von ihrem Hausarzt untersucht. Die Gespräche wurden auf Tonband aufgezeichnet und transkribiert. Der Hausarzt dokumentierte sein diagnostisches und therapeutisches Handeln im EVaS-Fragebogen. Die Patienten wurden in der hausärztlichen Praxis von einer klinisch erfahrenen ärztlichen Psychotherapeutin interviewt; abschließend füllten die Patienten Fragebögen aus (SCL-90 R, GHQ-12).

10.2.2
Untersuchungsinstrumente

Die Prävalenz der somatoformen Störungen sowie weiterer psychogener Erkrankungen erhoben wir anhand des *Strukturierten Klinischen Interviews für DSM-III-R* (SKID), das psychische Störungen und Syndrome erfaßt und mittels Operationalisierungen klassifiziert (Wittchen et al., 1990). Die multiplen somatoformen Störungen bestimmten wir mit Hilfe des *Somatic Symptom Index 4/6* (SSI 4/6), wobei wir ebenso die undifferenzierten somatoformen Störungen wie auch die Hypochondrie erfaßten.

Zur Schweregradeinschätzung der psychogenen Symptomatik legte die untersuchende Psychotherapeutin die Beeinträchtigungsschwere im *Beeinträchtigungsschwere-Score* (BSS) für den Prävalenzzeitraum der letzten 7 Tage (Schepank, 1995) zugrunde. Dieses Instrument erlaubt eine Einschätzung der Beeinträchtigungsschwere für den körperlichen, psychischen und sozialkommunikativen Bereich. In jedem Bereich wird die Beeinträchtigungsschwere zwischen 0 (keine Beeinträchtigung) und 4 (extreme Beeinträchtigung) erhoben, so daß ein Summen-Score von maximal 12 Punkten möglich ist.

Den Konsultationsgrund der Patienten, so wie die Patienten ihn gegenüber dem Hausarzt formulierten, verschlüsselten wir mit der deutschen Fassung der *Reason for Visit Classification* (RVC) (Wagner, Schach und Schwartz, 1989). Die RVC wurde von der American Medical Record Association und dem National Center for Health Statistics der USA für den Einsatz in der ambulanten Versorgung entwickelt und hat zum Ziel, Patienten- bzw. Laienterminologie zu klassifizieren (Schneider, Appleton und McLemure, 1979).

Sowohl der Hausarzt als auch die Psychotherapeutin gaben im Rahmen der *Orientierenden Diagnostischen Einschät-*zung (ODE) für jeden untersuchten Patienten an, ob sie die Symptomatik als

- körperlich,
- körperlich in Abhängigkeit von psychosozialen Problemen,
- psychisch oder
- auf andere Art und Weise einordneten.

(Ormel et al; 1990)

Zur Beschreibung der hausärztlichen diagnostischen und therapeutischen Tätigkeiten dokumentierte der Hausarzt seine diagnostischen und therapeutischen Leistungen sowie seinen Behandlungsplan anhand des *Dokumentationsbogens der EVaS-Studie* (Schach et al., 1989). Dieses Instrument lehnt sich im Konzept und in der Methodik an die Erhebungen des *National Ambulatory Medical Care Survey* (NAMCS) der USA an und wurde im Rahmen der EVaS-Studie an die Besonderheiten des Gesundheitssystems in der BRD angepaßt.

10.2.3
Ergebnisse

Während 8,7% der von uns untersuchten hausärztlichen Patienten unter Angststörungen und 6,9% unter affektiven Störungen leiden, erfüllen 169 Patienten (30,7%) die Kriterien der somatoformen Störung. 13,6% der Patienten leiden unter einem *multiplen somatoformen Syndrom* (SSI 4/6); 17,1% der Patienten unter einer *undifferenzierten somatoformen Störung* bzw. unter *Hypochondrie*. Die somatoformen Störungen sind somit die häufigsten psychogenen Erkrankungen in den untersuchten Praxen. Ihr Anteil schwankt jedoch erheblich innerhalb der Praxen zwischen 12 und 50%. Frauen sind mit 74% weit häufiger vertreten als Männer (26%). Das Durchschnittsalter der Patienten mit somatoformen Störungen unterscheidet sich mit 42,1 Jahren (SD = 15,0 Jahre) nicht vom Durch-

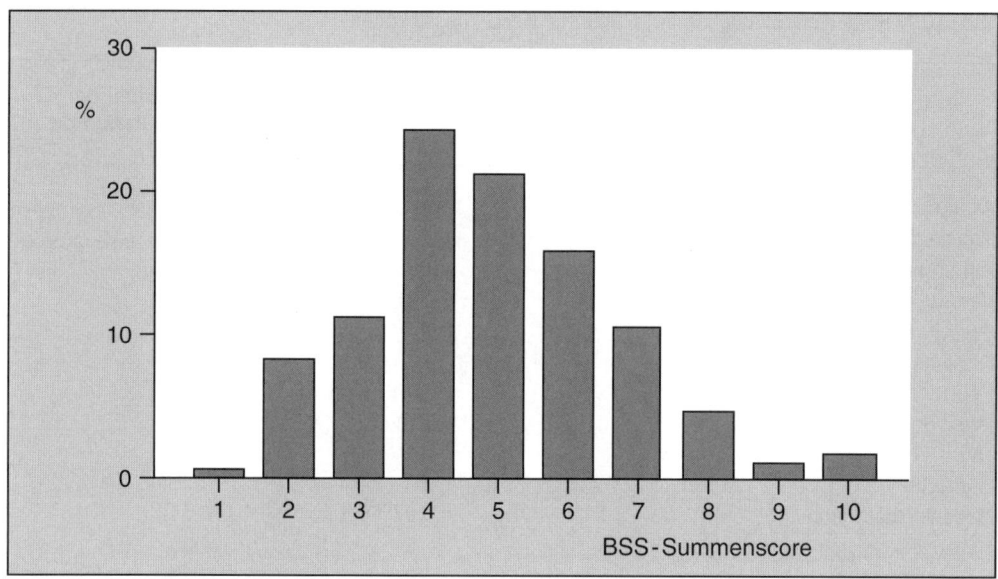

Abb 10.1 Verteilung der BSS-Werte

schnittsalter der Gesamtstichprobe mit 43,4 Jahren (SD = 16 Jahre).

Die Psychotherapeutin schätzte die Schwere der psychogenen Beeinträchtigung für die Patienten mit somatoformen Störungen anhand des Beeinträchtigungs-schwere-Scores (Schepank, 1995) ein. Abbildung 10.1 zeigt die Verteilung der BSS-Werte. Es überwiegen Patienten mit erheblichen bis schweren Beeinträchtigungsschweregraden. Nur 34 der 169 Patienten mit somatoformen Störungen weisen eine geringe Beeinträchtigungsschwere auf (BSS < 4). 77 Patienten sind erheblich beeinträchtigt (BSS 4 bis 5), 45 Patienten leiden unter einer schweren (BSS 6 bis 7) und 13 Patienten unter einer sehr schweren psychogenen Beeinträchtigung (BSS > 7). Patienten mit somatoformen Erkrankungen weisen mit einem durchschnittlichen BSS von 4,8 eine deutlich stärkere psychogene Beeinträchtigung auf als der Durchschnitt der hausärztlichen Patienten (BSS = 3,8).

Die Patienten wenden sich aus sehr unterschiedlichen Gründen an ihren Haus-

arzt. Tabelle 10.1 gibt einen Überblick über die Anlässe, die die Patienten zur Konsultation beim Hausarzt bewegt haben, und zwar in der Form, wie der Hausarzt sie im Arzt-Patient-Gespräch vom Patienten erfahren hat. Diese vom Hausarzt festgehaltenen Konsultationsanlässe wurden entsprechend dem RVC-Schema klassifiziert:

- 17,9 % der Patienten mit somatoformen Störungen wenden sich wegen Beschwerden im Skelett, Muskel- und Bindegewebe an den Hausarzt,
- 17,2 % der Patienten wegen Beschwerden in den Atemorganen und
- 13,2 % der Patienten wegen Beschwerden in den Verdauungsorganen.
- Überraschend gering ist die Anzahl mit 5,3 % der Patienten, die den Hausarzt wegen Allgemeinsymptomen aufsuchen.
- Im Urteil des Hausarztes klagen nur 2,6 % der Patienten mit somatoformen Störungen über primär seelische Symptome.

Tab. 10.1 Konsultationsanlässe der Patienten (RVC-Klassifikation)

	Anzahl	Prozentualer Anteil der somatoformen Patienten
Allgemeine Symptome	8	5,3%
Kreislaufsystem	11	7,3%
Atmungsorgane	26	17,2%
Verdauungsorgane	20	13,2%
Skelett, Muskeln und Bindegewebe	27	17,9%
Nervensystem	10	6,6%
Psychische Störungen	4	2,6%
Infektionen	3	2,0%
Ohr	1	0,7%
Harnorgane	3	2,0%
Geschlechtsorgane	9	6,0%
Haut	6	4,0%
Untersuchungen	8	5,3%
Behandlung	5	3,3%
Beratung	5	3,3%
Verletzungen	2	1,3%
Testergebnisse	1	0,7%
Administration	1	0,7%

Die somatoformen Störungen verbergen sich somit hinter sehr unterschiedlichen Konsultationsanlässen. Der Hausarzt steht vor der schwierigen Aufgabe, die Erkrankung trotz des bunten Beschwerdebildes zu erkennen. Sein diagnostisches Urteil prägt den weiteren Weg der medizinischen Versorgung und hat weitreichenden Einfluß auf den Krankheitsverlauf. Ormel und Mitarbeiter konnten in einer niederländischen Studie für psychisch erkrankte Patienten nachweisen, daß nicht ausreichend diagnostizierte Patienten seltener eine adäquate Therapie bekommen, deutlich schlechtere Therapieergebnisse aufweisen und vermehrte Kosten im Gesundheitssystem verursachen (Ormel et al., 1990 und 1993). Das Nichterkennen der Erkrankung durch den Arzt trägt nicht selten zur Chro-nifizierung der Erkrankung bei. Wie aber nimmt der Hausarzt seine Screening-Funktion wahr?

Hausärztliches Handeln ist dadurch gekennzeichnet, daß der Hausarzt sich bei der Behandlung an den Symptomen orientiert, diese zunächst grob zuordnet und (bisher) in der Regel keine wissenschaftliche Diagnose anhand eines Klassifikationsschemas (z. B. ICD oder DSM) stellt (Lau, 1995). Möchte man die handlungsrelevante diagnostische Einschätzung und somit die Fallidentifikationsrate von Hausärzten untersuchen, so kann man nicht die Übereinstimmung zwischen einem Experten und dem Hausarzt hinsichtlich der Diagnose innerhalb eines solchen Klassifikationsschemas zu Rate ziehen, sondern muß die Übereinstimmung im diagnostischen Urteil anhand orientierender diagnostischer Einschätzungen zugrunde legen (Ormel et al., 1990). So baten wir die Hausärzte anzugeben, ob bei einem Patienten eine

- behandlungsbedürftige körperliche oder psychische Symptomatik

oder

- eine körperliche Symptomatik vorliegt, die sich in Abhängigkeit von psychosozialen Problemen entwickelte.

Die hausärztliche orientierende diagnostische Einschätzung für die untersuchten Patienten ergab folgendes Bild. Die von uns untersuchten Hausärzte erkannten in der Gruppe der Patienten mit somatoformen Störungen:

- bei 82,9 % der Patienten eine körperliche Symptomatik,
- bei 45,4 % der Patienten eine seelische Symptomatik und
- bei 29,0 % der Patienten eine psychosomatische Symptomatik.

Insgesamt identifizieren die Hausärzte bei 59,9 % ihrer Patienten mit somatoformen Störungen eine seelische oder psychosomatische Symptomatik. Diese Fallidentifikationsrate liegt bei den somatoformen Erkrankungen nicht niedriger als bei den Angsterkrankungen und Depressionen.

Zur Identifikation einer psychogenen Erkrankung müssen dem Arzt bestimmte Informationen vorliegen, die schließlich zur diagnostischen Einschätzung führen. Bei den somatoformen Erkrankungen sind diese Informationen nicht primär über apparative Messungen zu erhalten. Der Arzt ist darauf angewiesen, die entsprechenden Daten vom Patienten im Gespräch zu erhalten. Die Hausärzte sprachen durchschnittlich 8,8 Minuten (SD = 3,9 Minuten) mit Patienten, die unter somatoformen Störungen litten, während die Ärzte mit den anderen Patienten durchschnittlich nur 6,9 Minuten (SD = 4,6 Minuten) sprachen.

Dieses bestätigt die Vermutung, daß Patienten mit somatoformen Störungen mehr Zeit in der Sprechstunde in Anspruch nehmen. Der Unterschied geht jedoch primär auf die Arzt-Patienten-Gespräche zurück, bei denen der Hausarzt die seelische oder psychosomatische Symptomatik erkennt. Arzt-Patienten-Gespräche, in deren Verlauf der Hausarzt eine psychogene Erkrankung identifiziert, dauern mit 11,6 Minuten (SD = 4,7 Minuten) deutlich länger als solche Gespräche, in denen er diese übersieht (x = 6,2 Minuten, SD = 3,8 Minuten).

Sicherlich ist die Informationsgewinnung nicht nur eine Frage der Gesprächslänge. Goldberg und Bridges konnten überzeugend darlegen, daß die Patienten eher bereit sind, ihre psychosomatischen Beschwerden offen darzulegen, wenn der Arzt sich affektiv auf sie einstellt und die *Regeln der Kommunikation* beachtet, d. h. den Patienten nicht übermäßig kränkt oder seine Anliegen übersieht (Goldberg und Bridges, 1987). Insbesondere Patienten mit Somatisierungsstörungen sprechen ansonsten ihre Problematik aus Scham im Gespräch mit dem Arzt nicht an. Der Arzt erhält die diagnostisch relevanten Informationen vom Patienten nur dann, wenn er sich in der Beziehung auf den Patienten einstellen kann. Wissow et al. konnten diese Zusammenhänge in einer Studie empirisch belegen (Wissow et al., 1994). Sie zeigten, daß der Interviewstil von Pädiatern einen deutlichen Zusammenhang zur Öffnung der Mütter bezüglich psychosozialer Indikatoren aufwies. Psychosozial orientierte Gesprächstechniken (Fragen zu psychosozialen Bereichen und unterstützende Äußerungen, Bemerkungen, die Zuwendung und Aufmerksamkeit signalisieren) erhöhen signifikant die Wahrscheinlichkeit, relevante Informationen zu erhalten, die schamhaft besetzte Bereiche betreffen (körperliche oder emotionale Vernachlässigung, Hyperaktivität des Kindes, aggressives Verhalten des Kindes etc.).

Tab. 10.2 Hausärztliche Verordnungen

	BSS (n)				
	< 4 (33)	4 - 5 (69)	6 - 7 (42)	> 7 (13)	Gesamt (157)
Rezept	36 %	45 %	40 %	69 %	56,1 %
Injektion	15 %	3 %	5 %	15 %	6,4 %
Medikamentenmuster	0 %	7 %	19 %	7 %	5,9 %
Gespräch	58 %	75 %	81 %	54 %	71,4 %
PGV	0 %	21,7 %	30 %	30 %	20,4 %
Psychotherapie	0 %	4 %	17 %	15 %	7 %

Der Gesprächsstil ist demnach ein wichtiger Einflußfaktor für die Öffnung des Patienten und damit für die Informationsgewinnung des Arztes. In der Regel dominierten aber die von uns untersuchten Ärzte das Gespräch. Ihr Redeanteil betrug in den Gesprächen mit Patienten mit somatoformen Störungen 57 %. So bleiben den von uns untersuchten Patienten mit somatoformen Störungen durchschnittlich ca. 3,7 Minuten zur Schilderung ihrer Beschwerden. Dies kann als ein Hinweis auf einen arztzentrierten Gesprächsstil verstanden werden (Smith und Hoppe, 1991).

Der sprechenden Medizin wird in der Behandlung der somatoformen Störungen kein Vorrang eingeräumt. Einen Überblick über die medizinischen Verordnungen der Hausärzte zeigt Tabelle 10.2. Insgesamt erhalten:
- 56,1 % der Patienten mit somatoformen Störungen ein Rezept,
- 6,4 % der Patienten eine Injektion und
- 8,9 % der Patienten ein Medikamentenmuster.

Mit 71,4 % der Patienten führt der Hausarzt ein ärztliches Gespräch, während er in 20,4 % der Patienten angibt, ein Gespräch zu führen, indem er auf psychosoziale Belange besonders achtet. Eine Überweisung in eine Psychotherapie sieht der Hausarzt bei 11 Patienten (7 %) vor, die unter einer somatoformen Störung leiden. Die pharmakologische hausärztliche Therapie überwiegt bei diesen Patienten, unabhängig davon, ob die Hausärzte eine psychogene Erkrankung identifizieren oder nicht.

Die Schwere der psychogenen Beeinträchtigung des Patienten hat einen deutlichen Einfluß auf die Verordnungspraxis. Gespräche im Sinne der Psychosomatischen Grundversorgung und eine Empfehlung zur Psychotherapie erfolgen ausschließlich bei Patienten mit erheblicher bis schwerer Beeinträchtigung. Während der Hausarzt keinem Patienten mit geringer Beeinträchtigungsschwere eine Psychotherapie empfiehlt, sind es 4 % der Patienten mit einer erheblichen Beeinträchtigung (BSS 4 bis 5), 17 % mit schwerer Beeinträchtigung (BSS 6 bis 7) und 15 % der Patienten mit einer sehr schweren Beeinträchtigung (BSS > 7). Zieht man die Einschätzung der Beeinträchtigungsschwere durch den Hausarzt hinzu, so ergibt sich ein noch prägnanteres Bild. Von den 11 Patienten mit somatoformen Störungen, die der Hausarzt zur Psychotherapie überweist, schätzt er 9 Patienten im Beeinträchtigungsschwere-Score als extrem schwer beeinträchtigt (BSS > 9) ein. Der Hausarzt überweist somit die Patienten in die Psychotherapie, bei denen er eine maximale Beeinträchtigung sowohl im körperlichen und seelischen als auch im sozialkommunikativen Bereich wahrnimmt. Dabei scheint es, daß die somatoformen Störungen den Krankheitsvorstellungen des Hausarztes mehr entsprechen als Erkrankungen, deren Symptomatik sich im psychischen Bereich manifestiert. So wird kein Patient zu einem Psychotherapeuten überwiesen, der ausschließlich unter einer Angsterkrankung oder Depression leidet.

10.3
Konzepte zur Verbesserung der hausärztlichen Versorgung

Die Düsseldorfer Hausarztstudie dokumentiert die Bedeutung, die den somatoformen Störungen in der hausärztlichen Praxis zukommt, und weist Probleme in der hausärztlichen Diagnostik und Behandlung auf. Konzepte zur Verbesserung der hausärztlichen Versorgung gehen von unterschiedlichen Zielen der hausärztlichen Versorgung somatoformer Störungen aus:

- Chronifizierungsprozesse, iatrogene Schädigungen und die Entwicklung einer Abhängigkeitsproblematik sollen vermieden werden.
- Die körperliche Symptomatik soll vermindert werden.

- Der diagnostische Aufwand und die Kosten sollen reduziert werden.
- Ein psychosoziales Krankheitsverständnis des Patienten soll erarbeitet werden.
- Der Patient soll zu einer Psychotherapie motiviert werden.
- Bei nicht motivierten Patienten sollte eine basale psychosomatische Versorgung durch den Hausarzt erfolgen.

Für den amerikanischen Raum wiesen Smith et al. nach, daß sich aufgrund eines veränderten Managements der Arzt-Patient-Beziehung die Kosten der Behandlung erheblich reduzieren ließen (Smith et al., 1995). Smith und Mitarbeiter untersuchten zunächst die Patienten im Rahmen eines psychiatrischen Konsils und sandten den behandelnden Hausärzten einen Brief mit der Diagnose und folgenden Handlungsanweisungen zu:

- Der Patient sollte alle 4 bis 4 Wochen – zeitkontingent und nicht symptomkontingent – einbestellt werden.
- Bei jeder Konsultation war ein kurzer körperlicher Befund zu erheben, der sich auf das Organsystem bezog, in dem der Patient die Beschwerden lokalisierte.
- Die Ärzte sollten Krankenhauseinweisungen, aufwendige diagnostische Prozeduren, chirurgische Eingriffe und Laboruntersuchungen nur dann durchführen, wenn eine eindeutige Indikation vorlag, und sie sollten den Patienten nicht mitteilen, daß sich die Erkankung »nur im Kopf abspielt«.

Allein durch diese schriftlichen Empfehlungen reduzierten sich die Kosten der hausärztlichen Behandlung um 32,9 %, wobei der funktionelle Status der Patienten erheblich verbessert wurde. Der generelle Gesundheitszustand bzw. die psychische Symptomatik des Patienten wurden jedoch nicht beeinflußt. Dies verwundert nicht, da es sich bei diesem Vorgehen in erster Linie wohl um eine Verbesserung des hausärztlichen Managements handelt und eine psychosomatische Basisversorgung nicht erfolgte.

Goldberg beschreibt ein Interventionsmodell, das darauf abzielt, daß der Hausarzt mit seinem Patienten ein psychosoziales Krankheitsverständnis aufbaut (Goldberg et al. 1992). Im ersten Schritt sollte der Arzt eine vertrauensvolle Beziehung zum Patienten aufbauen. Dies geschieht, indem er Verständnis für die Problematik des Patienten signalisiert und Stimmungsäußerungen des Patienten verbal und nonverbal empathisch beantwortet. Der Anamneseerhebung folgt eine genaue Befunderhebung. Nur bei eindeutiger Indikation werden weitere Unter-suchungen veranlaßt. In einem zweiten Schritt lenkt der Arzt die Aufmerksamkeit des Patienten auf ein anderes Thema. Die psychosoziale Realität des Patienten rückt ins Zentrum. Schließlich werden im dritten Schritt die Verbindungen zwischen psychosozialen Belastungen und körperlichen Symptomen hergestellt. In einer sehr plastischen Form erarbeitet der Arzt mit dem Patienten ein Erklärungsmodell für die einzelnen Symptome. Goldberg wies nach, daß Hausärzte dieses Behandlungsmodell erlernen können. Es stellt sich aber die Frage, wie es in den hausärztlichen Versorgungsalltag zu integrieren ist und was mit den Patienten therapeutisch erfolgen kann, die ein psychosoziales Krankheitsverständis aufgebaut haben. Franz et al. beschreiben in ihrer Untersuchung zur Therapiemotivation, daß 9 % der Patienten, bei denen eine Psychotherapie indiziert ist, dieses Angebot spontan annehmen (Franz et al.,1993). Auch wenn der Hausarzt ein psychosoziales Krankheitsverständnis mit dem Patienten erarbeitet und er zur Psychotherapie motiviert, entscheiden sich nur weitere 24 % der Patienten für die angebotene Psychotherapie. 67 % der Patienten jedoch wollen weiterhin durch ihren Hausarzt versorgt werden.

In der BRD bietet die *Psychosomatische Grundversorgung* die Möglichkeit, psychosomatische Versorgungsansätze in die hausärztliche Arbeit zu integrieren (Tress, 1997). In den Psychotherapierichtlinien ist sie definiert als die psychosomatische Basisdiagnostik und -therapie in der Hand des primär somatisch arbeitenden Arztes (Janssen 1993). Mit ihrer Diagnostik soll sie dem Hausarzt ermöglichen, ätiologische Verknüpfungen zwischen psychischen, sozialen und somatischen Krankheitsfaktoren zu erkennen und zu gewichten. Als psychosomatische Basistherapie ist sie an der aktuellen Krankheitssituation ausgerichtet und umfaßt neben verbalen Interventionen auch Entspannungsverfahren. Versorgungs- und Fortbildungsmodelle für die Psychosomatische Grundversorgung wurden in unterschiedlicher Form u. a. von Cierpka und Sandholzer (1995), Fritzsche und Wirsching (1993), Hendrischke und Petzold (1993) sowie Tress et al. (1997) entwickelt. Im Zentrum unseres Schulungs- und Versorgungskonzepts steht – neben der Berücksichtigung der oben beschriebenen Empfehlungen von Smith et al. und Goldberg et al. – die Verbesserung der interaktiven Fähigkeiten der Hausärzte (Kruse et al., 1997; Tress, 1997). Ein *patientenzentrierter Interaktionsstil* ist Voraussetzung dafür, daß der Hausarzt in die Lage versetzt wird, die psychosoziale Problematik des Patienten mit somatoformen Störungen zu erkennen und den Patienten unter Berücksichtigung seiner Schamgefühle und Abhängigkeitswünsche weiter zu behandeln.

Stewart belegt in seiner Metaanalyse die Auswirkungen der *Arzt-Patient-Kommunikation* auf das Befinden der Patienten (Stewart, 1995). Befragt der Arzt beispielsweise den Patienten zu seiner Sichtweise des Problems, zu seinen Sorgen und Erwartungen, dann kommt es beim Patienten zur Angst- und Symptomreduktion. Versorgt der Arzt den Patienten mit klarer

Information und bietet ihm emotionale Unterstützung an, reduziert sich nicht nur die emotionale Belastung des Patienten, sondern auch die Symptomatik.

Doch die Integration eines *patientenzentrierten Interaktionsstils* in die hausärztliche Praxis gelingt unseres Erachtens nur, wenn es gleichzeitig zu einem verbesserten Verständnis der zugrundeliegenden Arzt-Patient-Beziehung kommt. Der Gesprächsstil des Arztes wird nicht ausschließlich durch die Persönlichkeit des Arztes bestimmt – er ist das Resultat eines *wechselseitigen Anpassungsprozesses* in der Arzt-Patient-Beziehung. So läßt sich zwar die Bereitschaft des Patienten mit somatoformen Störungen, psychosoziale Probleme anzusprechen, einerseits als Antwort auf das Interaktionsangebot des Arztes verstehen, aber andererseits paßt der Hausarzt sein Verhalten auch an das interaktive Verhalten des Patienten an (Street, 1992). Die zugrundeliegende *affektive Beziehung* ist dabei von entscheidender Bedeutung. Verärgerte bzw. irritierte Ärzte stellen weniger Fragen zu psychosozialen Themen, sind nicht sehr aufmerksam und geben vermehrt Anweisungen (Bensing und Dronkers, 1992).

Die Evaluation der Fortbildungs- und Versorgungskonzepte in der hausärztlichen Praxis steht jedoch noch aus. Die Möglichkeiten und Grenzen dieser therapeutischen Ansätze sind noch nicht ausreichend ausgelotet. Doch die Arbeit von Smith weist auch darauf hin, daß nicht nur die Schulung von Hausärzten, sondern auch die Entwicklung und Implementierung neuer Kooperationsformen zwischen Hausärzten und Psychotherapeuten einen wichtigen Baustein in der Verbesserung der Versorgung somatoformer Störungen darstellt (Smith, 1995).

Literatur

Bensing JM, Dronkers J. Instrumental and affective aspects of physician behavior. MedCare 1992; 30:283-98.

Bridges KW, Goldberg DP. Somatic presentation of DSM-III psychiatric disorders in primary care. J Psychosom Res 1985; 29:563-9.

Dilling H, Weyerer S, Enders I. Patienten mit psychischen Störungen in der Allgemeinpraxis und ihre psychiatrische Überweisungsbedürftigkeit. In: Psychiatrische Epidemiologie. Häfner H (Hrsg). Berlin, Heidelberg: Springer 1978.

Escobar JI, Burnam A, Karno M, Forsythe, A, Golding JM. Somatization in the community. Arch Gen Psychiatry 1987; 44:713-8.

Fink P. Surgery and medical treatment in persistent somatizing patients. J Psychosom Res 1992. 36:439-47.

Ford CV. The somatizing disorders. Psychosom 1986; 27:327-37.

Franz M, Dilo K, Schepank H, Reister G. Warum »Nein« zur Psychotherapie? Kognitive Stereotype psychogen erkrankter Patienten aus einer Bevölkerungsstichprobe im Zusammenhang mit der Ablehnung eines Psychotherapieangebots. Psychother Psychosom Med Psychol 1993; 43:278-85.

Fritzsche K, Wirsching M. Psychosomatische Grundversorgung. ZFA 69; 294-8.

Glaeske G. Die Behandlung psychosomatischer Erkrankungen in der ambulanten Versorgung. Manuskript 1991; Velbert.

Goldberg, D, Bridges K. Screening for psychiatric illness in general practice: the general practitioner versus the screening questionnaire. J Roy Col 1987; 37:15-8.

Goldberg RJ, Novack DH, Gask L. The recognition and management of somatization. Psychosom 1992; 33: 55-61.

Hendrischke A, Petzold E. Vorschläge zur Durchführung der psychosomatischen Grundversorgung. Psycho 1993; 19: 558-65.

Janssen PL. Psychosomatische Grundversorgung in Deutschland. Psycho 1993; 19: 543-50.

Katon W. Depression: relationship to somatization and chronic medical illness. J Clin Psychiatry 1993; 45:4-12.

Katon W, Lin E, Von Korff M, Russo J, Lipscomb P, Bush T. Somatization: a spectrum of severity. Am J Psychiatry 1991; 148 34-40.

Kirmayer LJ, Robbins JM. Three forms of somatization in primary care: prevalence, co-occurence, and sociodemographic characteristics. J Nerv Ment Dis 1991; 179:647-55.

Kruse J, Heckrath C, Alberti L, Schmitz N, Tress W. Prävalenz und Versorgung somatoformer Störungen in der hausärztlichen Praxis. 1998 (zur Publikation eingereicht)

Kruse J, Heckrath C, Schmitz N, Alberti N, Tress W. Zur hausärztlichen Diagnose und Versorung psychogen Kranker – Ergebnisse einer Feldstudie. Psychother Psychosom Med Psychol 1998 (im Druck)

Kruse J, Heckrath C, Tress W. Die Diagnose psychogener Erkrankungen in der hausärztlichen Praxis. Problematik-Analyse-Fortbildungskonzept. Psychotherapeut 1998 (im Druck).

Lamprecht F. Die ökonomischen Folgen von Fehlbehandlungen psychosomatischer Erkrankungen und somatopsychischer Erkrankungen. Psychother Psychosom Med Psychol 1996; 46:283-91.

Lau P. Allgemeinmedizinische Kursweiterbildung Teil II. RÄ 1995; 49: 18-20.

Linden M, Helmchen H. Results from the Berlin Centre. In: Mental Illness in General Health Care. Üstün TB, Sartorius N (Hrsg). Chichester: Wiley 1995.

Lipowski ZJ. Somatization: a borderland between medicine and psychiatry. J Can Med Assoc 1986; 135: 609-14.

Ormel J, Van den Brink W, Koeter MWJ, Giel R, Van der Meer K, Van de Willige G, Wilmink FW. Recognition, management and outcome of psychological disorders in primary care: a naturalistic follow-up study. Psychol Med 1990; 20: 909-23.

Ormel J, Korff M von, Van den Brink W, Katon W, Brilman E, Oldehinkel T. Depression, Anxiety and Social Disability Show Synchrony of Change in Primary Care Patients. Am J Public Health 1993; 83 (3): 385-90.

Portegijs PJM, Van der Horst FG, Prost IM, Kraan HF, Gunther NCHF, Knottnerus JA. Somatization in frequent attenders of general practice. Soc Psychiatry Psychiatr Epidemiol 1996; 31:29-37.

Raheja SK. Non-specific abdominal pain – an expensive mystery. J Roy Soc Med 1990; 82:10-11.

Rief W. Multiple somatoforme Symptome und Hypochondrie. Empirische Beiträge zur Diagnostik und Behandlung. Bern: Huber 1995.

Rief W, Hiller W. Somatoforme Störungen. Körperliche Symptome ohne organische Ursache. Bern: Huber 1992.

Roter DL, Hall JA. Studies of Doctor-Patient Interaction. Ann Rev Pub Health 1989; 10: 163-80.

Schach E, Schwartz FW, Kerek-Bodden HE. EVaS-Studie. Eine Erhebung über die ambulante medizinische Versorgung in der Bundesrepublik Deutschland. Köln: Deutscher Ärzte Verlag 1989.

Schepank H. Der Beeinträchtigungsschwere-Score (BSS). Göttingen: Beltz 1995.

Schneider D, Appleton L, MacDemore TH. Reason for Visit Classificaton for Ambulatory Care. Data Evaluation and Methods Research. National Center for Health Statistics – US Department of Health, Education and Welfare. Public Health Service. Washington DC. U.S. Government Printing Office 1979; 2:78.

Schulberg HC, McClelland M, Coulehan JL, Bolck M, Werner G. Psychiatric decision making in family practice. Gen Hos Psych 1986; 8:1-6.

Shaw J, Creed F. The cost of somatization. J Psychosom Res 1991; 35: 307-312

Smith GR. A trial of the effect of a standardized psychiatric consultation on health outcomes and costs in somatizing patients. Arch Gen Psychiatrica 1995; 52:238-43.

Smith GR, Monson RA, Ray DC. Psychiatric consultation in somatization disorder. A randomized controlled study. N Engl J Med 1986; 314:1407-13.

Smith RC, Hoppe RB. The patient's story: integrating the patient- and physician-centered approaches to interviewing. Ann Int Med 1991; 15:470-7.

Stewart M. Effective physician-patient communication and health outcomes: a review. Can Med Assoc 1995; 152:1423-33.

Street RL. Communicative styles and adaptions in physician-parent consultations. Soc Sci Med 1992; 34:1155-63.

Tress W. Psychosomatische Grundversorgung. Kompendium der interpersonellen Medizin. 2. Aufl. Stuttgart, New York: Schattauer 1997.

Tress W, Alberti L, Heckrath C, Kruse J, Schmitz N. Psychogene Erkrankungen in hausärztlichen Praxen. Z Psychosom Med Psychoanal 1997; 43: 211-32.

Üstün TB, Sartorius N (eds). Mental Illness in General Health Care. Chichester: Wiley 1996.

Wagner P, Schach E, Schwartz FW. RVC: A Reason for Visit Classificaton for Ambulatory Care – Ein Klassifikationsschema für Kontaktanlässe in der ambulanten Versorgung. Köln: Deutscher Ärzte Verlag 1989.

Wissow LS, Roter DL, Wilson MEH. Pediatrician Interview Style and Mothers' Disclosure of Psychosocial Issues. Pediatrics 1994; 93:289-95.

Wittchen HU, Schramm E, Zaudig M, Spengler P, Rummler R, Mombour W. SKID – Strukturiertes Klinisches Interview für DSM-III-R. Basel, Weinheim: Beltz 1990.

Zintl-Wiegand A, Cooper B, Krumm B. Psychisch Kranke in der ärztlichen Allgemeinpraxis. Basel, Weinheim: Beltz 1980.

11 Körpertherapeutische Ansätze bei somatoformen autonomen Funktionsstörungen

T. Loew und P. Joraschky

11.1 Einleitung

Körpertherapeutische Methoden finden in Ergänzung zu verbalen Psychotherapien vielfältige Anwendungen, vor allem in der stationären psychosomatischen Therapie. Durch multimethodale Zugangsweisen gerade bei funktionellen Syndromen hat sich eine Fülle an Erfahrungswissen zu unterschiedlichen Methoden wie *Konzentrativer Bewegungstherapie, Gestaltkörpertherapie, Bioenergetik* wie auch zu *übenden Verfahren* angesammelt. Angesichts der unterschiedlichen Menschenbilder, geschichtlichen Traditionen und theroretischen Konzepte der Methoden würde es den Rahmen sprengen, auf die einzelnen Verfahren einzugehen. Es soll vielmehr am Beispiel der *Funktionellen Entspannung* nach Marianne Fuchs dargestellt werden, wie sich in der Tradition der deutschen psychosomatischen Medizin nach dem Krieg bis zum heutigen Tag ein körpertherapeutisches Verfahren, welches von uns seit 5 Jahren auch empirisch beforscht wird, in der Praxis bewährt hat. Da hier bislang nur empirische Ergebnisse bei Kurzzeittherapien vorliegen, möchten wir anhand von Kasuistiken einzelne Wirkfaktoren veranschaulichen.

Gemeinsam ist den meisten körpertherapeutischen Ansätzen, daß sie zunächst nicht an einem auslösenden Ereignis oder unbewußten Konflikten orientiert sind, sondern in erster Linie *Körperwahrnehmungen* fokussieren. Der Patient wird ermuntert, die körperlichen Empfindungen als seine Realität wahrzunehmen. Durch das wiederholte Schildern der Wahrnehmungen erhalten diese zunächst mehr Gewicht, wobei auch Körperregionen im Vordergrund stehen, die nicht durch Mißempfindungen gekennzeichnet sind. Schließlich werden die Wahrnehmungen in neue Kontexte gebracht. Bedeutung hat hierbei, wie sie sich situativ verändern, welche Möglichkeiten bestehen, die Befindlichkeit aktiv zu beeinflussen, um so mit dem Körper in einen Dialog zu kommen. In einem letzten Schritt wird dann, im Sinne eines analytischen Körpertherapieverfahrens, die Körpersymptomatik im Rahmen der Affektregulation und der Symbolisierung verstanden und schließlich vor dem Hintergrund der lebensgeschichtlichen Entwicklung gesehen. Die Funktionelle Entspannung versucht also die Beziehung zu sich selbst zu fördern, mit der Zielsetzung, das bisher leibliche Unbewußte bewußt zu machen und leibliche Erfahrungen neu zu strukturieren. Wichtigstes Konzept ist dabei das Körperselbst, zu dem die Säuglingsforschung, die Affektforschung und die Objektbeziehungspsychologie wichtige Beiträge geleistet haben (Joraschky, 1983).

11.2
Zur Indikation
von Körperpsycho-
therapieverfahren
beim Colon irritabile

Körperpsychotherapieverfahren haben ein breites Indikationsfeld in der integrativen Psychotherapie, z. B. bei der Behandlung von Persönlichkeitsstörungen (Linehan, 1994). Bei den somatoformen Störungen liegen in erster Linie Erfahrungen zu den autonomen Funktionsstörungen vor, insbesondere bei der Gruppe der gastrointestinalen Störungen. Grundsätzlich kann das Vorgehen aber bei allen Erkrankungen, die mit einer körperlichen Symptomatik und daraus resultierender Befindlichkeitsstörung einhergehen, empfohlen werden. Das heißt, die Indikation ist ähnlich wie bei den übenden Verfahren oder bei den Relaxationsverfahren, zu denen die körperorientierten Verfahren manchmal gerechnet werden, obwohl diese Zuordnung die Möglichkeiten dieses Ansatzes nicht ausreichend abbildet. Die analytisch orientierte Körperpsychotherapie, und hier insbesondere die Funktionelle Entspannung nach Fuchs, beinhaltet mehr als die Vermittlung von Entspannung. Dies soll im folgenden an einem Beispiel erläutert werden.

Beim Colon irritabile handelt es sich um eine *gastrointestinale autonome Funktionsstörung,* die besonders bei chronisch rezidivierendem Verlauf, wenn der Schmerz eine übergeordnete Rolle spielt, auch als anhaltende somatoforme Schmerzstörung angesehen werden kann. Sie hat individuell eine sehr unterschiedliche Prognose (Schüffel et al., 1996). Funktionelle Magen-Darm-Störungen treten aber auch als Symptom bei Somatisierungsstörungen, Angststörungen und im Zusammenhang mit depressiven Erkrankungen häufig auf. Im allgemeinen

Sprachgebrauch sind Redewendungen wie »Schiß haben«, »etwas schlägt auf den Magen«, ». . . bereitet Bauchschmerzen« deutliche Zeichen, daß eine generelle Akzeptanz der Beeinflussung von Körpervorgängen, die durch das vegetative Nervensystem gesteuert werden, durch äußere seelische Streßfaktoren besteht. Auf der anderen Seite ist es aber gerade so, daß Menschen, die sich durch das funktionelle körperliche Geschehen so beeinträchtigt fühlen, daß sie zu Patienten werden, diese Zusammenhänge zwischen psychischen und sozialen Faktoren und der körperlichen Befindlichkeit eben nicht herstellen können. Die Beeinträchtigungen, die auf nachvollziehbaren, nicht nur subjektiven Empfindungs- und Beweglichkeitsstörungen beruhen, können an sich den Leidensdruck nicht ausreichend erklären (Enck, 1993). Gerade hier bietet sich ein körperorientiertes psychotherapeutisches Vorgehen an. Für gestalttherapeutische Interventionen (Teegen, 1986) und die Funktionelle Entspannung (Loew, 1994) wurde eine Wirksamkeit bei Patienten mit funktionellen Magen-Darm-Störungen empirisch belegt.

11.3
Zur Methode
der Funktionellen
Entspannung

Die Heidelberger Gymnastiklehrerin und Heilpädagogin Marianne Fuchs begann vor über 50 Jahren eine psychoanalytisch orientierte Körperpsychotherapie – die *Funktionelle Entspannung* – an Asthmapatienten zu entwickeln. In ihrer Ausbildung, zum Teil auch bei Carl Orff in München, entwickelte sie ihren Zugang zu Rhythmus und Ausdruck. Marianne Fuchs verstand Asthma bronchiale als eine Rhythmusstörung und suchte nach Behandlungswegen, um auf diesen gestörten Atemrhythmus Einfluß zu nehmen. Sie schreibt dazu: »Im Mittelpunkt der Funktionellen Entspannung steht der Leib, mit dem der Mensch sich und die Welt erlebt und mit dem er sich in der Welt verhält. Am Atemrhythmus, in seinem Bewegtsein und seinem Sich-bewegen-Lassen stellt sich der Leib am deutlichsten dar. Dementsprechend ist die Entspannung des Zwerchfells mit dem Ziel, den eigenen Rhythmus zu finden, zu entwickeln und zu stärken, das zentrale Anliegen der Methode.« Bereits in der Gestaltkreislehre von Viktor von Weizsäcker wird eine Verschränkung von Wahrnehmungen und Bewegen konzeptionalisiert. Ein weiteres Prinzip stellt der Ebenenwechsel von Störungen und Konflikten dar. Nach Weizsäcker entstehen Konflikte z. B. in sozialen Beziehungen und werden dann auf eine andere Ebene, z. B. in Richtung einer körperlichen Funktionsstörung, verschoben: »Der Leib stellt die Seele, die Seele den Leib dar. Das Wichtigste in deren Wechselspiel ist, daß sie einander vertreten.« (Weizsäcker, 1947) Als tiefenpsychologisches Verfahren kann Funktionelle Entspannung in dem Sinne verstanden werden, daß sie in Anlehnung an das Modell des »Es«, das »leibliche Unbewußte« als tiefste Schicht des Unbewußten aufgreift, wie es in Wendungen wie »Es tut weh« oder »Es bewegt sich« ausgedrückt wird. Das Vorgehen psychoanalytisch orientierter Körperpsychotherapieverfahren beruht gerade auf der Möglichkeit des Zugangs zu sehr frühen, körpernahen Erlebnisweisen der Patienten. Auch das Halten und Stützen (Containing, Holding) als Wirkfaktoren psychoanalytischer Therapie können auf der Ebene des Körpers im Sinne einer Einbeziehung eines »Dritten« nachvollzogen werden (Arnim, 1994).

11.4
Das therapeutische Vorgehen der Funktionellen Entspannung bei autonomen Funktionsstörungen

Der Therapieprozeß soll in den einzelnen Schritten anhand von Fallbeispielen illustriert werden.

Herr A., ein 40jähriger verheirateter Allgemeinarzt mit zwei kleinen Kindern, kommt mit einer somatoformen autonomen Funktionsstörung des unteren Gastrointestinaltraktes bei vorwiegend ängstlichem Krankheitsverhalten (wobei psychosoziale Faktoren auslösend und verlaufsbestimmend wirken) nach zwei stationären psychotherapeutischen Behandlungen (jeweils über ca. 2 Monate) im Verlauf der letzten beiden Jahre zur ambulanten Behandlung. Er beschreibt einen krampfartigen Unterbauchschmerz linksseitig, der nun seit 4 Jahren besteht, täglich auftritt und der für ihn am Schluß nur noch durch die Einnahme starker Benzodiazepine tolerierbar war. Als auslösendes Ereignis kann eine Appendizitis mit gedeckter Perforation herausgearbeitet werden, die zur Operation und längerem Klinikaufenthalt führte und am Anfang der Beschwerden stand. Während der ambulanten Behandlung wird dem Patienten klar, daß er bereits in Kindheit und Jugend Phasen gehabt hatte, während derer er auf äußere Stressoren mit Bauchschmerzen reagierte. Die Blinddarmentzündung fiel in eine Lebensphase, in der der Patient – trotz Umsetzung des lang gehegten Wunsches, sich als Allgemeinarzt in einer kleinen Stadt niederzulassen – sehr unzufrieden war, da er sich als Nichtansässiger von den Kollegen nicht unterstützt und als Konkurrent mißachtet erlebte. Der wirtschaftliche Druck war groß, was zu einer täglichen Arbeitsüberlastung führte. Am Schluß hätte sein Tag nur noch aus Arbeit und Bauchschmerzen bestanden, ein normales Familienleben sei praktisch nicht mehr möglich gewesen.

In der therapeutischen Einzelarbeit mit der Methode der Funktionellen Entspannung standen nun zunächst folgende Schritte im Vordergrund: Zunächst sollte der Patient die Beschwerden genau beschreiben, und zwar auf der Ebene der *Empfindung:*
- die Qualität dieser Empfindung,
- die genaue räumliche Ausdehnung und Lokalisation sowie
- die Veränderung der Empfindung in unterschiedlichen Lebenssituationen.

Der Patient beschrieb daraufhin das Bild eines Steines, ca. kindskopfgroß, der im Bereich des unteren Beckenbodens sitze und sich »wie ein Wackerstein« im Zusammenhang mit einer Zunahme äußerer Stressoren nach oben Richtung Magen bewegen würde.

Als eine Strategie wurde das »Haltfinden« vom Patienten entwickelt, d. h. auf der körperlichen Ebene über das Stehen auf dem Boden, das Verändern der Auflagefläche an der Fußsohle, das Suchen von Halt. Es ging darum, im Sitzen Begrenzungen zu spüren, z. B. der Sitzfläche des Stuhles oder der Lehne. Dieser Halt wurde vom Patienten als Unterstützung erlebt und dann auch im Liegen gefunden. Veränderungen der Qualität und räumlichen Ausdehnung des Bauchschmerzkorrelats, also des »Wackersteins«, konnten nun vom Patienten benannt werden, zum Teil auch qualitativ: der »Stein« werde »leichter« oder »wärmer«. Im Zusammenhang mit der Arbeit am Halt, dem Bezug zum Boden, also dem »äußeren Halt«, wurde dem Patienten deutlich, daß das Zusammenarbeiten mit Kollegen, das Akzeptiertwerden in der Region, z. B. von den Mitarbeitern des Rettungsdienstes, für ihn wichtige Faktoren darstellten, wobei ihm klar war, daß es immer auch um Fragen der Konkurrenz ging.

In einem zweiten Schritt sind dann verschiedene Empfindungen im Bereich des Körperstammes, also diejenigen Bereiche, die nicht »Wackerstein« waren, zu erspüren, insbesondere die Räume zwischen Rückenhaut, Wirbelsäule und Bauchdecke, die durch den Auflagedruck des Hemdes spürbar wurden, der knöchernen Anteile des Brustkorbs. Veränderungen, wie sie z. B. durch Überkreuzen und Anwinkeln der Arme oder durch Berühren mit der eigenen Handfläche im Bereich des Brustkorbes erlebt werden, halfen dem Patienten schließlich, seine Erfahrungen, die er mit Kontrolle und Einengung gemacht hatte, wieder zu entdecken. Er erinnerte sich an seine Kindheit, wie er die Kontrolle der hochgradig ängstlichen und mißtrauischen Mutter erlebte, und an seine Abhängigkeit vom Elternhaus, in dem er bis zum Ende des Studium wohnen blieb.

Im Umgang mit den eigenen Räumen konnte sich der Patient erinnern, wie er seine »Spielräume« zu Hause zu nutzen versuchte, z. B. wie er sich zurückgezogen hat oder aber den »Platz wechselte«, indem er beispielsweise mit Freunden zum Angeln gegangen war. Auf der *Leibebene* wurde dann das »Platzwechseln«, also das bewußte Verschieben der Aufmerksamkeit in Bereiche, die nicht durch Mißempfindungen überlagert sind, ausprobiert. Hier spielte die Arbeit am Bewegungssystem, also kleine Bewegungen in den Schultergelenken, in der Hüfte, im Knie, im Hals-Kopf-Bereich, und die Fokussierung der Aufmerksamkeit auf diese Regionen eine große Rolle. Das Vorgehen brachte den Patienten in Kontakt mit dem »inneren Halt«.

Die qualitativen Veränderungen der Empfindungen im Zusammenhang mit dem Hauptsymptom, z. B. dem Erspüren der Härte des »Wackersteins« oder eine Veränderung in Richtung »Wärme«, führten beim Patienten zu dem Interesse, sich mit Veränderungen in anderen Körperregionen mit ähnlicher Zielsetzung zu beschäftigen: Die Oberfläche des Körpers, die Haut wurde zum Thema. Der Patient entdeckte, wie er durch Veränderungen der Körperlage oder das Halten von Körpergliedmaßen Wärme spürt, die er dann in Verbindung mit der Bewegung als etwas Erleichterndes erfahren kann. Neben der Erfahrung der Körpergrenze, auch im Sinne einer Schutzfunktion, die ebenfalls eine Vielzahl von lebensgeschichtlichen Assoziationen auslöste, entdeckte der Patient über das Entspannen die Möglichkeit, dem Atmen freien Raum zu lassen. Er entdeckte also im Sinne von Marianne Fuchs »den eigenen Rhythmus«, nachdem er es zulassen konnte, sich der Atmung zu überlassen.

Die Wechselwirkungen zwischen *Sich-Wahrnehmen, Sich*-Bewegen und die *Atmung geschehen lassen* führten zu einer vom Patienten nun bewußt wahrnehmbaren Veränderung der körperbezogenen Ängste. In der zweiten Therapiephase fühlte er sich nun nicht mehr seinem Körper ausgeliefert. Schrittweise konnte er sich den Gefühlen des Eingeengtseins, Ausgeliefertseins aussetzen und im Kontext der Kindheit verstehen. Im gleichen Maße entdeckte er, wie seine haltsuchenden Impulse überwiegend durch eine Furcht vor Haltlosigkeit induziert wurden und wie ihm die Unterscheidung zwischen sicherem und dem unsicheren, falschen Halt erschwert war. Als weiteres Element konnte der Patient nun die Bewegung für sich entdecken: Eine Veränderung des »Platzes« konnte von ihm dadurch erreicht werden, daß er sich bewegte, was letztendlich – auf der Realebene – auch dazu führte, daß er seine Praxis an dem Ort, an dem er sich nicht wohlfühlte, aufgab und sich in der Heimatgemeinde seiner Frau eine neue Praxis aufbaute.

Herr B., ein 63jähriger Patient, kam wegen plötzlich einsetzendem Stuhldrang in Verbindung mit der Befürchtung, unter sich lassen zu müssen, was auch in der Vergangenheit teilweise vorgekommen war. Zusätzlich lag ein Mißbrauch von Opiatderivaten zur Stuhlregulierung und ein zwanghaftes Ernährungsregime, um den »Stuhlgang voll im Griff« zu haben, vor. Aus der Vorgeschichte erwähnenswert sind eine Erkrankung an einem Rektumkarzinom, das 2 Jahre vor Behandlungsbeginn in sano operiert werden konnte, verschiedene orthopädische Beschwerden im Bereich der Schultern sowie eine intensive Krankheitserfahrung als Jugendlicher: Der Patient war an einer Meningoenzephalitis erkrankt und mußte mehrere Monate im Krankenhaus verbleiben. Die berufliche Weichenstellung war durch diese Erkrankung deutlich verändert worden. Die Diagnose einer somatoformen autonomen Funktionsstörung des unteren Gastrointestinaltraktes wurde gestellt in Verbindung mit einem depressiven Krankheitsverhalten, wobei soziale Faktoren verlaufsbestimmend wirkten: Im Zusammenhang mit der Karzinomoperation war es zu einer verfrühten Geschäftsübergabe an den Schwiegersohn gekommen – der Patient ist

Handwerker im metallverarbeitenden Bereich – und die Geschäftsentwicklung war für den Patienten dann sehr unbefriedigend verlaufen. Ein Streit mit Tochter und Schwiegersohn war die Folge, was zu einer Rücknahme der Geschäftsübergabe und einem Kontaktabbruch zu der Schwiegerfamilie der Tochter führte.

Das methodisch-technische Vorgehen ist vergleichbar mit dem Patienten A. Der Schwerpunkt lag bei Patient B in der Erarbeitung des *»äußeren Haltes«* und der *Bewegung.* Das Bewegen im Bereich des Hals-Kopf-Übergangs führte bei dem Patienten zu der Entdeckung, daß er durch Bewegen den Blickwinkel verändern kann. Im lebensgeschichtlichen Kontext ergab sich die Verknüpfung zwischen Bewegungsstarrheit und dem Aufgeben seines Hobbys, dem Bergwandern, das er aufgrund von Befürchtungen, unter sich lassen zu müssen – insbesondere im Zusammenhang mit langen Autofahrten – vernachlässigt hatte. Eine Wiederaufnahme der Hobbys ist ihm nur bei »gutem Halt«, also im übertragenem Sinne einem »Funktionieren des Betriebes« möglich. Im Vordergrund der Behandlung stand das Abschiednehmen von der Vorstellung, daß durch die Familie, die Tochter oder den Schwiegersohn, eine ausreichende Unterstützung kommen könnte, im medizinischen Bereich, daß der Patient nicht damit rechnen konnte, daß seine körperlichen Beschwerden durch eine Einflußnahme von außen, also durch die Ärzte, eine Rückbildung erfahren würden. Vielmehr entdeckte der Patient, daß er im Rahmen der Entwicklung seiner Spielräume und Bewegungsmöglichkeiten für sich Strategien entwickeln muß, wie er sich von seinem übersteigerten Verantwortungsgefühl, seinen Skrupeln und seinen Leistungsnormen lösen kann, die er körperlich vor allem im gastrointestinalen Bereich repräsentierte. Nach der Bearbeitung seiner Normenwelt konnte der Patient sich seinen Bewegungsräumen und -interessen zuwen-

den. In der Außenwelt bedeutete dies eine Reduktion des Produktionsvolumens, der Mitarbeiteranzahl und schließlich auch der Verantwortung im Laufe von 3 Jahren. Auf der *Leibebene* wurde für ihn sehr stark spürbar, daß die plötzlichen Stuhlentleerungen in einem direkten Zusammenhang mit äußeren psychischen Stressoren sowohl im beruflichen als auch im privaten Bereich standen. So wie der Patient auf der *Leibebene* ein Vorbereiten von Veränderungen kennenlernte, also ein genaues Hinspüren, Sich-Bewegen, verschiedene Lagen einnehmen, die Ziele und damit die Anstrengungen nicht zu hoch zu setzen, konnte er analog auch im privaten und geschäftlichen Bereich Verhaltensstrategien entwickeln, die zu einer deutlichen Beschwerde- und Beeinträchtigungsrückbildung führten.

11.5
Funktionelle Entspannung: Methodisches Vorgehen in der Gruppe

In der stationären psychotherapeutischen Versorgung hat die Körperpsychotherapie einen großen Stellenwert. Die Funktionelle Entspannung kommt dabei etwa bei einem Viertel der Kliniken zur Anwendung (Dietrich, 1993). *Symptombezogene Gruppen,* die vom Ablauf her so gestaltet werden können wie eine Balint-Gruppe, können in verschiedene Abschnitte gegliedert werden. Zunächst berichten Patienten über ihre

Beschwerden, wobei die anderen anwesenden Patienten ermuntert werden, die Leiberfahrungen, die geschildert werden, am eigenen Körper nachzuvollziehen: sich erinnern, ob sie Ähnliches kennen, oder einbringen, wie sie die angesprochenen Körperregionen oder Vorgänge erleben. In einer zweiten Phase sollen die Patienten dann im Sinne einer angeleiteten Selbsthilfe entwickeln, welche Möglichkeiten es gibt, mit den Beschwerden umzugehen. Im Laufe eines Gruppenzyklus empfiehlt sich ein Ansprechen der verschiedenen Themenbereiche, wobei der Ablauf variiert (siehe auch Loew, 1994) (Tab. 11.1).

Um die Wahrnehmung, die Verbalisierung des Wahrgenommenen und die Entdeckung des Eigenrhythmus zu fördern, wurden in der Funktionellen Entspannung drei Grundregeln (»Spielregeln«) formuliert, die als Leitlinien dienen (Tab. 11.2).

Auch in den Gruppen werden dann die lebensgeschichtlichen Bezüge von den Patienten angesprochen, aufgenommen und bearbeitet; sie stehen aber nicht im Vordergrund. Für die Indikation zur Gruppe gelten die allgemeinen Kriterien der Gruppenfähigkeit, wie sie auch für analytische Psychotherapien formuliert sind.

11.6 Abschließende Bemerkungen

Die Körperpsychotherapie stellt gerade für Patienten mit somatoformen Störungen, die den tiefenpsychologischen Konzepten zunächst nicht aufgeschlossen gegenüberstehen, eine gute Möglichkeit dar, einen Einstieg sowohl im Sinne eines Entspannungsangebotes als auch einer Hinführung zu psychosomatischem Denken zu finden. Die Funktionelle Entspannung kann als *Entspannungsverfahren* verstanden werden, wenn man sich verdeutlicht, daß es sich um ein sehr wirksames Prinzip handelt, mit dem reproduzierbare Effekte auf der Ebene der vegetativen Vorgänge induziert werden können, wie es beim Asthma bronchiale gezeigt werden konnte (Loew, 1995 a, b, c).

Die Praktikabilität der Umsetzung im Alltag ist sehr hoch, da die Zeiteinheiten des sich Bewegens und Nachspürens sehr überschaubar sind (in der Größenordnung von Sekunden). Funktionelle Entspannung kann im Sitzen, im Stehen, im Liegen, während des Zähneputzens, auf der Toilette oder im Auto während der Wartephase an

Tab. 11.1 Themen in einem Therapiezyklus »Einführung in die Funktionelle Entspannung«

- Der Bezug zum Boden bzw. zur Unterlage als »äußerer Halt«
- Das knöcherne Skelett als »innerer Halt« (in der Funktionellen Entspannung das Gerüst genannt)
- Die Innenräume des Körpers
- Die Haut als äußere Grenze

Tab. 11.2 »Spielregeln« der Funktionellen Entspannung

- Alles Wahrnehmen und Bewegen im »Aus-Atmen« beginnen
- Alles Wahrnehmen und Bewegen wiederholen, aber nicht oft (nur 2- bis 3mal)
- Nach dem Wahrnehmen und Bewegen nichts mehr tun, nachspüren, das Erlebte benennen

der Ampel durchgeführt werden. Es handelt sich um kein suggestives Verfahren, das den Zustand des Hypnoids benötigt wie das Autogene Training, es bedarf auch keines Übens im eigentlichen Sinne, wie man es z. B. vom Autogenen Training oder der Progressiven Muskelrelaxation gewöhnt ist. Im Unterschied zur Progressiven Muskelrelaxation handelt es sich um keine Anspannung der Muskulatur und Entspannung, sondern um kleine Bewegungen, die von einem Gegenüber auch kaum wahrnehmbar sind, was die Alltagstauglichkeit der Funktionellen Entspannung unterstreicht und dem Bedürfnis der Patienten mit somatoformen Störungen nahekommt. Es wird eine Anleitung zur aktiven Selbsthilfe gegeben, durch die sich die Patienten als weniger ausgeliefert erleben.

Die Wirksamkeit des psychotherapeutischen Vorgehens bei Patienten mit somatoformen Störungen – z. B. mit verhaltenstherapeutischen Methoden oder Entspannungstherapien – ist empirisch gut belegt (Schüffel et al., 1996). Unserer Erfahrung nach ist die Indikation für Funktionelle Entspannung auch bei Patienten mit zusätzlichen affektiven Symptomen gegeben. Bisherige Psychotherapiestudien bei Schmerzpatienten, insbesondere bei Patienten mit sogenannten Schmerzbewältigungsprogrammen, konnten hier keine ausreichenden Verbesserungen zeigen (Leibing et al., 1994). Diese Befunde wurden an Schmerzpatienten mit rheumatoider Arthritis erhoben, sind aber, nach unseren klinischen Beobachtungen, auch auf Patienten mit somatoformen Störungen übertragbar. Der zusätzliche Vorteil der Funktionellen Entspannung besteht darin, daß im Sinne eines *Ebenenwechsels*, je nach Bedürftigkeit des Patienten, auch ein tiefenpsychologisch fundiertes Vorgehen integriert werden kann, daß sich also die Funktionelle Entspannung weit über ein übendes Verfahren hinaus – zu dem sie fälschlicherweise sehr häufig gezählt wird – zu einer tatsächlichen psychoanalytischen Körperpsychotherapie entwickeln kann. Ein weiterer Vorteil der Funktionellen Entspannung ist, daß schrittweise, im Sinne einer analytischen Körpertherapie, eine Verknüpfung von Körperwahrnehmung, Sprache und Biographie möglich ist, wodurch auch die psychologischen Konzepte für das Verfahren fruchtbar genutzt werden können.

▌ Literatur

Arnim A von. Funktionelle Entspannung – psychotherapeutisches Seminar. Fundamenta Psychiatrica 1994; 8:196-203.

Dietrich S. Atem- und Leibtherapie an klinischen psychotherapeutischen Einrichtungen 1993 – Ergebnisse einer Meinungsumfrage. In: Atemrhythmus und Psychotherapie. Med Diss Bonn 1995; 156-89.

Dmoch W. Körperorientierte Verfahren in der Sexualtherapie. Sexualmedizin 1989; 12:574-80.

Enck P, Frieling T. Human get brain interactions. J Gastrointest Mot 1993; 5:77-87.

Johnen R. Funktionelle Entspannung. In: Böhring Naturheilkunde. Kemper MSH (Hrsg). Loseblattsammlung. Heidelberg: Springer 1993.

Joraschky P. Das Körperschema und das Körper-Selbst als Organisationsprinzipien der Umwelt-Organismus-Beziehung. München: Minerva 1983.

Leibing E, Schüssler G, Rüger U. Prognosekriterien einer verhaltenstherapeutischen Schmerzbehandlung in Gruppen bei rheumatoider Arthritis. Psychother Psychosom Med Psychol 1994; 44:46-52.

Linehan M, Tutek D, Heard H, Armstrong H. Interpersonal outcome for cognitive behavioral treatment for chronically suicidal borderline patients. Am J Psychiatr 1994; 151:1771-6.

Loew T, Arnim A von. Effekte einer 10stündigen Kurztherapie bei Colon-irritabile-Patienten in Kleinstgruppen mit Funktioneller Entspannung im Vergleich zum Placebo. In: Salutogenese, ein neues Konzept in der Psychosomatik? Lamprecht F, Johnen R (Hrsg). Frankfurt: Verlag für akademische Schriften 1994.

Loew T, Weber A, Fuchs M, Seidemann S, Hahn EG, Siegfried W. Reproduzierbare Broncholyse durch Funktionelle Entspannung bei Patienten mit obstruktiven Atemwegserkrankungen. Atemwegs- und Lungenerkrankungen 1993; 7:365-6.

Loew TH, Siegfried W, Martus P, Tritt K, Hahn EG. Functionell relaxation reduces acute airway-obstruction in asthmatics as effectively as inhaled terbutaline. Psychother Psychosom 1996; 65: 124-8.

Loew TH, Weber A, Martus P, Hahn EG, Siegfried W. Die Wirkung von Funktioneller Entspannung bei akuter Bronchokonstruktion – vergleichbar mit dem Effekt eines Sympathomimetikums? Forschende Komplementärmedizin 1996; 3:110-5.

Loew TH. Wahrnehmen – Erinneren – Verändern. Ein Vergleich zwischen gestalttherapeutischem Vorgehen und der Funktionellen Entspannung. Psycho 1995; 21:260-7.

Moscovici HK. Vor Freude tanzen, vor Jammer halb in Stücke gehen. Hamburg, Zürich: Luchterhand 1989.

Schüffel W, Loew TH, Enck P, Uexküll T von. Funktionelle Syndrome im gastrointestinalen Bereich. In: Psychosomatische Medizin. Adler, RH, Hermann, JM, Köhle K, Schonecke OW, Uexküll T von, Wesiak W (Hrsg). Wien, München, Baltimore: Urban und Schwarzenberg 1996; 701-13.

Strotzka H. Psychotherapie und Tiefenpsychologie. Ein Kurzlehrbuch. 2. Aufl. Berlin, Heidelberg, New York: Springer 1984.

Teegen F, Johannsen A, Vogt KH. Modifikation von Beschwerdehäufigkeit, Intensität und Medikamentenverbrauch bei Klienten mit funktionellen Bauchbeschwerden. Integrative Therapie 1986;1-2:39-44.

Weizsäcker V von. Der Gestaltkreis. 5. Aufl. Stuttgart: Thieme 1986.

12 Verhaltenstherapie bei somatoformen Störungen

W. Rief und Rose Shaw

12.1 Einleitung

»Doctor shopping patients«, »Illness as a way of life«, »Treating the untreatables«, »Frustrating patients« – diese Auswahl verschiedener Titel wissenschaftlicher Zeitschriftenartikel über somatoforme Störungen macht eine weitverbreitete Haltung gegenüber diesen Patienten deutlich: Sie scheinen schwer oder überhaupt nicht behandelbar zu sein und zählen nicht zuletzt deswegen zu den weniger beliebten Patienten in der ärztlichen und psychotherapeutischen Praxis. Dabei ist diese Haltung sicherlich nicht nur Ausdruck von Merkmalen der Patienten bzw. des Störungsbildes, sondern auch des fehlenden Wissens und einer Hilflosigkeit auf Behandlerseite in bezug auf den Umgang mit den betroffenen Personen.

Die *gesundheitspolitische Bedeutung* der Störungsbilder liegt auf der Hand: Nach Kellner erleben ca. 80 % der Bevölkerung wenigstens einmal pro Woche somatische Symptome, die nicht auf eine körperliche Erkrankung zurückzuführen sind (Kellner, 1987). Während es sich hierbei meist um vorübergehende Beschwerden handelt, können die Symptome auch chronifizieren und die Betroffenen zum Arzt führen. In der groß angelegten amerikanischen Epidemiologiestudie ECA fand sich eine Prävalenzrate von 4,4 % für multiple somatoforme Symptome, so daß dieses Störungsbild zu den häufigsten psychischen Störungen zu zählen ist (Escobar und Canino, 1989). 20 bis 30 % der stationären Aufnahmen in inneren Abteilungen erfolgen wegen funktioneller Störungen und auch bei niedergelassenen Internisten beträgt der Anteil ca. 20 bis 30 % (Köhle, 1991). Neben der Häufigkeit der Symptomatik liegt die Relevanz auch in den *immensen Kosten,* die sich aus dem bisherigen Umgang mit dem Störungsbild für das Gesundheitssystem ergeben: Für Patienten mit Somatisierungsstörungen wird das Neunfache der Durchschnittskosten pro Kopf für medizinische Behandlungen ausgegeben (Smith, Monson und Ray, 1986); zusätzlich sind hohe gesellschaftliche Kosten durch Arbeitsausfälle zu verzeichnen: Smith et al. fanden bei 83 % der Personen mit Somatisierungsstörungen Arbeitsunfähigkeit (Smith et al., 1986). Darüber hinaus findet sich bei den betroffenen Patienten ein *enormer Leidensdruck,* der sich nicht zuletzt auch aus dem inadäquaten Umgang von seiten der Ärzte und Therapeuten im Verlauf der Chronifizierung ergibt: Den Patienten wird wenig Verständnis für die Beschwerden entgegengebracht, ihnen wird Simulation unterstellt, sie werden häufig weiterdelegiert und im Extremfall unnötigen operativen Eingriffen unterzogen (Fink, 1992). Der vorliegende Beitrag will praktische Möglichkeiten des Umgangs mit diesen Patienten aufzeigen, um die vorherrschende Unsicherheit zu reduzieren.

12.2
Theoretische Grundlagen der Behandlung

Ein wesentliches Merkmal der Verhaltenstherapie ist die *wissenschaftliche Fundierung:* Es werden Prinzipien angewandt, die sich in der Grundlagenforschung als relevant erwiesen haben. Im folgenden sollen daher einige wissenschaftliche Ergebnisse zu Besonderheiten in den Bereichen

- Lernerfahrungen,
- traumatische Erlebnisse,
- Verhalten,
- Kognition,
- Psychobiologie und
- Psychophysiologie

dargestellt werden.

12.2.1
Sozialisation und Lernerfahrungen in der Familie

Theorien zum *Modell-Lernen* legen nahe, daß Personen mit somatoformen Störungen in ihrer Familie Modelle für ein bestimmtes Krankheitsverhalten bzw. Somatisierungsverhalten hatten. Dies wird durch retrospektive Studien bestätigt (Craig et al., 1993; Rief et al., 1996). Es konnte auch belegt werden, daß bereits die Kinder von Personen mit Somatisierungsstörungen ein typisches Krankheitsverhalten zeigen: Livingston et al. fanden beispielsweise deutlich erhöhte Fehlzeiten in der Schule und vermehrte Arztbesuche wegen körperlicher Symptome, vor allem aber aus präventiven Gründen bei diesen Kindern im Vergleich zu Kindern von gesunden Eltern (Livingston et al., 1995). Weitere *familiäre Risiko-*

faktoren für die Entwicklung einer Somatisierungsstörung im Vergleich zu anderen psych(osomat)ischen Störungen scheinen eine schlechtere psychische Gesundheit der Mutter und eine schlechtere körperliche Gesundheit des Vaters zu sein sowie eine langwierige und/oder schwerwiegende Erkrankung eines Geschwisters (Rief et al., 1996).

12.2.2
Traumatische Erfahrungen

Zusammenhänge zwischen traumatischen Lebenserfahrungen und Somatisierungssymptomen sind seit längerem bei Kriegsteilnehmern oder Betroffenen von Umweltkatastrophen bekannt (Escobar, Canino, Rubio-Stepic und Bravo, 1992; Solomon et al., 1987). In den vergangenen Jahren häufen sich die Hinweise darauf, daß Frauen mit Somatisierungsstörung und Hypochondrie eine auch im Vergleich zu Frauen mit anderen psychischen Störungen erhöhte Rate von sexuellen Gewalterfahrungen haben (Morrison, 1989; Golding, 1994; Barsky, Wool, Barnett und Cleary, 1994). Traumatisierende Erfahrungen werden vor allem mit *dissoziativen* oder *pseudoneurologischen Symptomen* in Verbindung gebracht (Hyer, Albrecht, Boudewyns, Wood und Brandsma, 1993). Möglicherweise beeinflussen solche traumatischen Erlebnisse die Bewertungsprozesse bezüglich Körperempfindungen (Kimerling und Calhoun, 1994).

12.2.3
Verhaltenskomponenten

Personen mit somatoformen Störungen sind oft durch spezifische Verhaltensmerkmale gekennzeichnet. So führen die körperlichen Beschwerden meist zu *Schonverhalten* wie:

- sozialem Rückzug,
- Reduzierung der Arbeitsbelastung,
- Absage von Verpflichtungen und Terminen und
- Vermeidung körperlicher Belastungen.

Weiterhin kommt es zu einer starken Inanspruchnahme des Gesundheitssystems durch häufige Arztbesuche, inadäquate Medikamenteneinnahme und Aufsuchen paramedizinischer Institutionen. Pilowsky spricht in diesem Zusammenhang von *chronischem Krankheitsverhalten* (abnormal illness behavior) (Pilowsky, 1993). Dazu kommt insbesondere bei Patienten mit Hypochondrie oftmals die Suche nach Rückversicherung über die Unbedenklichkeit der körperlichen Beschwerden und das häufige Kontrollieren (Checking) von Körperteilen, zum Beispiel das Abtasten von Körperstellen, um etwaige Schwellungen zu entdecken.

12.2.4
Einstellungen und Bewertungsprozesse

Kognitiven Faktoren scheint eine besondere Bedeutung in der Entstehung und Aufrechterhaltung somatoformer Störungen zuzukommen. Patienten mit somatoformen Störungen scheinen einen zu engen Begriff von Gesundheit zu haben und bewerten körperliche Mißempfindungen eher als Anzeichen einer Erkrankung denn als normales Phänomen (Barsky, 1992). Selbst unbedeutende körperliche Empfindungen werden von ihnen eher wahrgenommen, und es besteht eine geringe Bereitschaft, diese Empfindungen auszuhalten; statt dessen werden sie häufig katastrophisierend bewertet (z. B. wird Übelkeit als Anzeichen für ein nicht erkanntes Magengeschwür gesehen) (Lieb und Margraf, 1994). Patienten mit somato-

formen Störungen haben häufig ein negatives Selbstkonzept und sehen sich selbst als körperlich schwach und wenig belastbar (Rief et al., submitted).

12.2.5
Selektive Aufmerksamkeit – das Konzept der somatosensorischen Verstärkung

Die typischen Einstellungen wie zum Beispiel die Tendenz, körperliche Empfindungen in katastrophisierender Weise zu bewerten, können zu einer *Aufmerksamkeitsfokussierung auf körperliche Prozesse* führen. Damit erhöht sich zum einen die Wahrscheinlichkeit, körperliche Mißempfindungen überhaupt bewußt wahrzunehmen, zum anderen aber auch die Wahrscheinlichkeit für weitere Fehlbewertungen. Dieses gegenseitige Aufschaukeln von Bewertungsprozessen, Aufmerksamkeitsfokussierung und Wahrnehmung von Körperempfindungen wird von Barsky und Whyshak als spezifischer Wahrnehmungsstil gesehen und mit dem Begriff *Somatosensory amplification* (somatosensorische Verstärkung) bezeichnet (Barsky und Whyshak, 1990). Zur Bestätigung dieses Modells liegen bislang vorwiegend Fragebogendaten vor, jedoch auch eine experimentelle Studie: Haenen et al. (1996) konnten bei Patienten mit Hypochondrie zeigen, daß bei einer Aufmerksamkeitsfokussierung auf körperliche Symptome mehr Symptome beschrieben werden als bei Ablenkung von diesen Symptomen; dieser Effekt war bei den Patienten ausgeprägter als bei gesunden Kontrollpersonen. Zahlreiche grundlagenpsychologische Untersuchungen von Pennebaker haben den Autor zu der Annahme geführt, daß die Intensität einer körperlichen Empfindung abhängig ist vom Quotienten aus der Intensität der

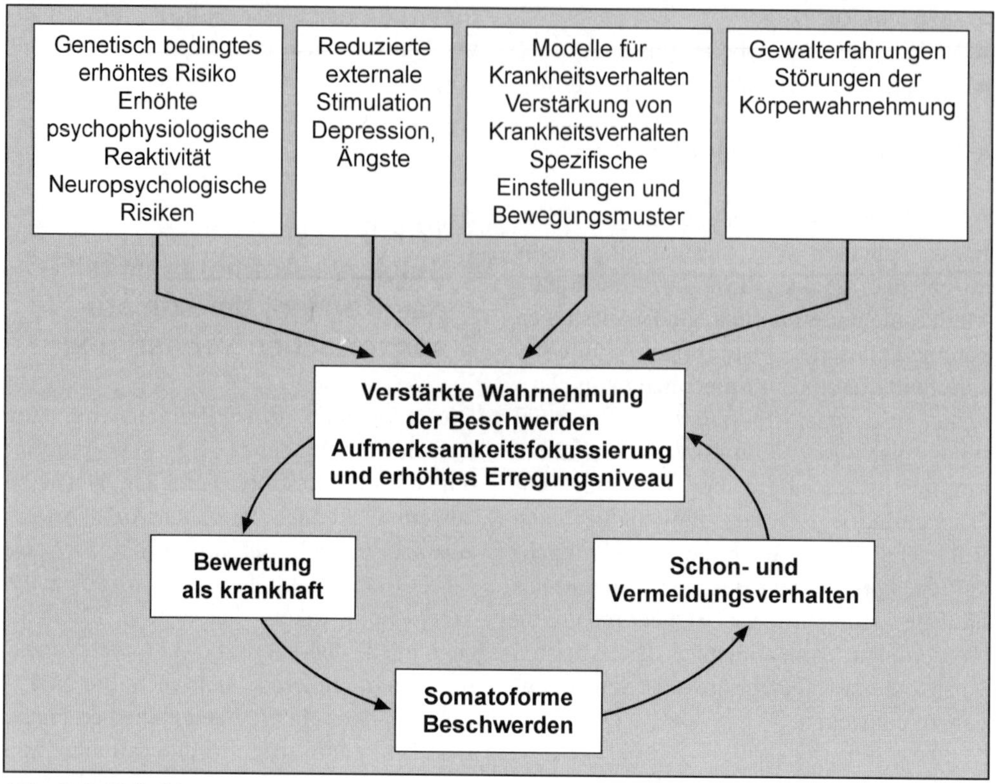

| Genetisch bedingtes erhöhtes Risiko Erhöhte psychophysiologische Reaktivität Neuropsychologische Risiken | Reduzierte externale Stimulation Depression, Ängste | Modelle für Krankheitsverhalten Verstärkung von Krankheitsverhalten Spezifische Einstellungen und Bewegungsmuster | Gewalterfahrungen Störungen der Körperwahrnehmung |

Verstärkte Wahrnehmung der Beschwerden Aufmerksamkeitsfokussierung und erhöhtes Erregungsniveau

Bewertung als krankhaft

Schon- und Vermeidungsverhalten

Somatoforme Beschwerden

Abb. 12.1 Risikofaktoren

körperlichen Signale einerseits und der Intensität externaler Stimulierung andererseits (Pennebaker, 1982). Aufgrund einer fehlenden externalen Stimulierung kann es zu einer erhöhten Aufmerksamkeitsfokussierung auf körpereigene Prozesse kommen (Rief, Heuser, Riepl und Kissling, 1994). Dies weist darauf hin, daß therapeutisch auf ein abwechlungsreiches und bestätigendes berufliches wie privates Umfeld hingearbeitet werden sollte.

12.2.6
Biologische Aspekte

Bei Patienten mit somatoformen Störungen scheinen *Besonderheiten im Cortisolspiegel* vorzuliegen. Bei Patienten mit chronifiziertem Somatisierungssyndrom wurden beispielsweise in einer eigenen Studie erhöhte Cortisolspiegel gefunden (Rief et al., in press), während bei verwandten Störungsgruppen, wie chronischem Ermüdungssyndrom oder Unterbauchbeschwerden, erniedrigte Cortisolspiegel vorzuliegen scheinen (Ehlert et al., 1994). Möglicherweise spielen psychobiologische Aspekte bei verschiedenen Untergruppen von somatoformen Störungen unterschiedliche Rollen. Darüber hinaus liegen Hinweise auf *ein erhöhtes psychophysiologisches Erregungsniveau* vor allem im kardiovaskulären Bereich vor (Rief et al., in press). Weiterhin kann vermutet werden, daß über den Symptomregionen *muskuläre und vaskuläre*

Veränderungen vorliegen sowie Somatisierungspatienten gehäuft veränderte Atmungsmuster haben.

12.2.7
Integration zu einem Modell der Risikofaktoren

Die beschriebenen Risikobedingungen können unterteilt werden in *auslösende und aufrechterhaltende Faktoren.* An der akuten Aufrechterhaltung und Chronifizierung können im Sinne eines Kreislaufs Faktoren beteiligt sein wie:

- selektive Aufmerksamkeit und katastrophisierende Bewertung bezüglich körperlicher Mißempfindungen,
- Erhöhung von Schon- und Vermeidungsverhalten,
- sozialer Rückzug und Steigerung der Aufmerksamkeitsfokussierung.

Als möglicherweise (mit-)auslösend wirkende Risikofaktoren können zum einen die genetischen und psychobiologischen Variablen, zum anderen aber auch eine erhöhte Depressivität und Ängstlichkeit und damit verbunden ein sozialer Rückzug gelten. Von besonderer Bedeutung scheinen Krankheitsmodelle in der Kindheit und Jugend der Betroffenen zu sein und die Verstärkung von Krankheitsverhalten. Diese Prozesse führen zu spezifischen Einstellungen und Bewertungsmustern, die das Risiko zur Entwicklung somatoformer Beschwerden erhöhen können. Traumatische Lebenserfahrungen und eine reduzierte Fähigkeit zur Bewältigung belastender Ereignisse, können ebenfalls dazu beitragen, daß Körperwahrnehmungen nicht mehr als normale, gesunde Empfindungen erlebt werden können.

12.3
Ein allgemeiner Therapieleitfaden

12.3.1
Anamnese, Psychodiagnostik und Aufbau einer therapeutischen Beziehung

Am Beginn der Behandlung stehen, wie in jeder Therapie, *Anamneseerhebung, Psychodiagnostik* und der *Aufbau einer tragfähigen therapeutischen Beziehung.* Bei chronischer Somatisierung hat der Patient meist bereits langjährige Erfahrungen mit verschiedenen, erfolglosen Behandlungsversuchen, die er häufig sehr klagsam und ausführlich darstellt. Zugunsten des Beziehungsaufbaus sollten gerade daher zu Beginn **alle** körperlichen Beschwerden und bisherigen Behandlungsversuche ausführlich exploriert werden. Ein empathisches Verständnis für die frustrierenden Vorerfahrungen des Patienten und die Bestätigung der Glaubwürdigkeit seiner Beschwerden trägt in diesem Stadium ebenfalls zur Motivierung des Patienten und zum Beziehungsaufbau bei. Die weitere Diagnostik sollte die Bereiche *Persönlichkeitspsychologie, Psychopathologie und Psychophysiologie* umfassen.

12.3.2
Kooperation mit dem behandelnden Arzt

Nach der Anamneseerhebung sollte Kontakt zum behandelnden Organmediziner aufgenommen werden, um mit ihm die Behandlung zu koordinieren. Soweit von dieser Seite aus noch diagnostische Aspekte offen sind, empfiehlt es sich, erforderliche diagnostische Untersuchungen gleich zu Beginn der psychotherapeutischen Behandlung durchzuführen. In späteren Phasen durchgeführte organmedizinische Interventionen sind ungünstig, weil dadurch das somatisch orientierte Krankheitsmodell des Patienten verstärkt werden kann. Sollte der Patient in den nächsten Wochen auf weitere Arztbesuche nicht vollständig verzichten können oder wollen, sollten diese zeitkontingent, nicht symptomkontingent durchgeführt werden. Es sollten also bestimmte Zeitpunkte für die Arztbesuche von vornherein festgelegt werden (z. B. alle 4 Wochen), so daß der Patient zwischen diesen Arztbesuchen mit seinen Beschwerden alleine zurechtkommen muß und die Symptome nicht durch ärztliche Zuwendung verstärkt werden.

12.3.3
Adäquates Mitteilen des organmedizinischen Befundes

Nach ausreichender organischer Abklärung sollte der organmedizinische Befund dem Patienten adäquat mitgeteilt werden. Dabei ist zu beachten, daß dem Patienten die *Glaubwürdigkeit* seiner Beschwerden vermittelt, gleichzeitig aber deutlich gemacht wird, daß körperliche Erkrankungen als Ursache nicht in Frage kommen. Es sollte auf mögliche *Verzerrungen der Informationen* durch den Patienten geachtet werden; er kann z. B. aufgefordert werden, die erhaltenen Befunde zu wiederholen bzw. zusammenzufassen, um einen Eindruck zu be-

Tab. 12.1 Zusammenfassung der Behandlungsansätze

- Alle Beschwerden explorieren und Empathie signalisieren
- Die Glaubwürdigkeit der Beschwerden bestätigen
- Befristete organmedizinische Diagnostikphase
- Arztbesuche nach festem Zeitmuster
- Adäquate Mitteilung des organmedizinischen Befundes
- Vorsichtiges Vermitteln eines psychosomatischen Krankheitsverständnisses
- Psychodiagnostik und Symptomtagebücher
- Verhaltensexperimente und Biofeedback
- Realistische Zielsetzung; Zieldefinition auf verschiedenen Ebenen
- Kognitive Umstrukturierung
- Aktivitätsaufbau
- Bearbeiten hypochondrischer Ängste
- Verfolgen der globalen Therapieziele Selbständigkeit und Lebenszufriedenheit
- Einbeziehung wichtiger Bezugspersonen
- Behandlung von Komorbidität

---

kommen, wie er die Informationen bewertet. Besonders wichtig ist es, den Patienten nicht mit Aussagen zu konfrontieren wie »Sie haben nichts«. Da der Patient seine Beschwerden deutlich wahrnimmt, kann dies nur dazu führen, daß er sich nicht verstanden fühlt und die Behandlung möglicherweise abbricht. Statt dessen sollten die Ergebnisse der Anamnese in dem Sinne zusammengefaßt werden, daß die bisherigen Versuche, die Symptome auf eine körperliche Ursache zurückzuführen, gescheitert sind und daß deswegen im Laufe der nächsten Sitzungen nach neuen Erklärungsmöglichkeiten gesucht werden muß.

12.3.4
Vorsichtiges Vermitteln eines psychosomatischen Krankheitsverständnisses

Der Therapeut sollte den Patienten dabei nicht mit einem psychosozialen Erklärungsmodell überfallen, da dies von vielen Patienten als Synonym dafür gesehen wird, daß sie sich die Beschwerden nur einbilden. Viele Patienten haben ihr organmedizinisches Krankheitsmodell über Jahre hinweg auch von ärztlicher Seite aus bestätigt bekommen, indem immer wieder neue organmedizinische Untersuchungen vorgenommen wurden. Die Vermittlung eines alternativen Krankheitsmodells ist daher nicht Voraussetzung, sondern vielmehr Teil der psychotherapeutischen Behandlung.

12.3.5
Führen von Symptomtagebüchern

Ein wichtiges Hilfsmittel zur Diagnostik und zum Aufbau eines alternativen Krank-heitsmodells ist das Führen von Symptomtagebüchern. Der Patient führt ein *Tagesprotokoll,* in dem er z. B. das Auftreten von körperlichen Beschwerden und deren Intensität aufzeichnet sowie Stimmungen, Gedanken, belastende Ereignisse und seinen Umgang mit den Beschwerden. Diese Aufzeichnungen werden im Verlauf der Behandlung daraufhin analysiert, ob sich Zusammenhänge finden lassen zwischen den Beschwerden einerseits und bestimmten Auslösern bzw. Konsequenzen andererseits.

12.3.6
Verhaltensexperimente und Biofeedback

Die Zusammenhänge zwischen Gedanken, Bewertungsprozessen, Emotionen und körperlichen Vorgängen lassen sich auch durch Verhaltensexperimente gut verdeutlichen. So kann ein einfaches Experiment aufzeigen, wie Vorstellungen körperliche Prozesse beeinflussen können: Der Patient soll sich vorstellen, wie er in eine Zitrone beißt und sich der Zitronensaft langsam in seinem Mund verbreitet, was meist zu erhöhtem Speichelfluß führt. Ein anderes Beispiel kann deutlich machen, wie die Konzentration auf bestimmte Beschwerden deren Intensität unter Umständen erhöhen kann: Der Patient wird beispielsweise gebeten, sich zunächst auf bestimmte körperliche Empfindungen zu konzentrieren (z. B. Halten eines Buches mit gestrecktem Arm) und sich anschließend durch angenehme Vorstellungen davon abzulenken. Biofeedback-Sitzungen können dem Patienten ebenfalls helfen, den engen Zusammenhang zwischen Emotionen und Kognitionen einerseits und körperlichen Vorgängen andererseits zu erkennen und so die Motivation für psychotherapeutische Interventionen erhöhen (Rief, Heuser und Fichter, 1996). Dem Patienten werden durch das Aufzeigen solcher Zusammenhänge auch Möglichkeiten an die Hand gegeben, die Symptomatik im positiven Sinne zu beeinflussen.

12.3.7
Realistische Zielsetzung

Besonders wichtig ist es, gemeinsam mit dem Patienten eine realistische Zielsetzung zu erarbeiten. Realistisch bedeutet in diesem Fall, daß ein *angemessenes Bild von körperlicher Gesundheit* entwickelt wird, das nicht vollständige Symptomfreiheit beinhaltet, sondern in dem eine Verbesserung der Lebensqualität angestrebt wird, auch wenn die Beschwerden zum Teil noch vorhanden sind. Hierbei sollten verschiedene Zielbereiche unterschieden werden (Familie, berufliche Situation, Freizeitverhalten, Umgang mit den Beschwerden und dem Gesundheitssystem etc.).

12.3.8
Bearbeitung der kognitiven Verzerrungen

Bereits in der Diagnostikphase, aber auch im weiteren Verlauf sollten kognitive Bewertungsprozesse einen breiten Raum einnehmen. Der Patient sieht sich oft als schwach und wenig belastbar und versucht diesem Selbstbild mit Schon- und Vermeidungsverhalten Rechnung zu tragen, was die körperliche Belastbarkeit tatsächlich einschränken und unter Umständen zu einer verstärkten Symptomwahrnehmung führen kann. Diese Spirale sollte dem Patienten aufgezeigt werden, um durch kognitive Umstrukturierung einerseits und Überprüfung in der Realität sowie ein kör-

perliches Aufbautraining andererseits den Teufelskreis zu unterbrechen.

12.3.9
Bearbeiten hypochondrischer Ängste

Bei der Hypochondrie steht häufig *exzessives Suchen nach Rückversicherung* über die Unbedenklichkeit der Beschwerden im Vordergrund. Wird diese Rückversicherung durch den Arzt immer wieder gegeben (z. B. »Ihre Symptome sind nicht auf eine schwere Erkrankung zurückzuführen«), wirkt dies für den Patienten kurzfristig zwar angstreduzierend, langfristig aber lernt er so nicht, eigene Bewältigungsstrategien für die Krankheitsängste zu entwickeln, so daß diese Ängste aufrechterhalten werden. Ein wichtiges Therapieziel ist in diesem Fall, zu lernen, selbständig mit den Krankheitsängsten zurechtzukommen.

Eine weitere typische Verhaltenskomponente ist das Durchführen von *Kontrollverhalten* (checking behavior). Der Patient überprüft immer wieder bestimmte Körperstellen nach möglichen Auffälligkeiten, z. B. tastet er seine Lymphknoten ab, um Schwellungen zu entdecken, fährt mit der Zunge im Mundraum umher, um mögliche Entzündungsstellen zu finden etc. Diese Verhaltensweisen können nun dazu führen, daß sich tatsächlich Veränderungen ergeben, z. B. Hautrötungen oder ähnliches, welche den Patienten wiederum in seiner Krankheitsangst bestätigen und somit eine aufrechterhaltende Funktion haben. Eine Interventionsmöglichkeit besteht darin, dem Patienten diesen Zusammenhang aufzuzeigen und ihn selbst erleben zu lassen, indem er für eine befristete Zeit auch andere Hautstellen untersucht, um die Auswirkungen dieses Verhaltens zu erleben.

12.3.10
Verfolgen
globalerer Therapieziele

Ist die Therapie bis zu dieser Phase relativ eng an der Symptomatik orientiert, sollten im weiteren Verlauf die globaleren Therapieziele von *Lebenszufriedenheit, Selbständigkeit und Abbau von Belastungen* verfolgt werden. Hier können

- Streßbewältigungstraining,
- Problemlösetraining,
- Kommunikationstraining,
- Genußtraining,
- Selbstsicherheitstraining oder
- Verfahren zum Aufbau sozialer Kompetenz

zum Einsatz kommen.

12.3.11
Einbeziehung
wichtiger Bezugspersonen

Viele Patienten haben eine wichtige Bezugsperson, die sie bei der bisherigen Bewältigung der Beschwerden unterstützt und so möglicherweise zu deren Aufrechterhaltung beigetragen hat, z. B. durch aktive Beteiligung beim Ausfindigmachen immer neuer Spezialisten. Die Einbeziehung von Partnern oder Familienmitgliedern kann in solchen Fällen wichtig sein, um die therapeutischen Bemühungen zu unterstützen. Die Bezugspersonen sollten über die Natur des Störungsbildes informiert und möglicherweise als *Co-Therapeuten* eingesetzt werden.

12.3.12
Behandlung von Komorbidität

Häufig bestehen komorbid depressive Syndrome oder eine Angstsymptomatik, die zusätzlich ebenfalls behandelt werden müssen. Bei ungenügender Berücksichtigung der Komorbidität ist die Verlaufprognose eher ungünstig (Rief et al., 1995).

12.3.13
Typische Fallstricke
in der Behandlung
somatoformer Störungen

Bei der Behandlung von Patienten mit somatoformen Störungen ergeben sich häufig charakteristische Schwierigkeiten. Bei Therapiebeginn kann das Herstellen einer therapeutischen Beziehung nicht gelingen, oder die Therapieziele sind zu unklar oder zu hoch gesteckt, z. B. wenn das Therapieziel völlige Symptomfreiheit ist. Schwierigkeiten können sich auch dann ergeben, wenn der Motivationsaufbau zu wenig berücksichtigt wurde oder der Therapeut zu früh auf ein psychosomatisches Krankheitsverständnis drängt. Ein rigides organisches Krankheitsmodell auf Patientenseite wird kaum durch ein rigides psychosomatisches Krankheitsmodell auf Behandlerseite modifiziert. Ungünstig wirkt es sich auch aus, wenn die Koordination zwischen organmedizinischer und psychotherapeutischer Betreuung nicht gelingt und der Patient beispielsweise vom behandelnden Organmediziner wiederholt körperlich untersucht wird, obwohl dies therapeutisch nicht angezeigt ist. Verstärkungsbedingungen und Gratifikation für Krankheitsverhalten (Rente, Zuwendung durch die Familie etc.) können die therapeutische Situation ebenfalls erschweren und sollten daher mit einbezogen und gegebenenfalls modifiziert werden.

12.4
Interventionsstudien

Bislang existieren nur wenige Studien über die Erfolge psychotherapeutischer Behandlung bei somatoformen Störungen (Smith et al., 1995; Kashner et al., 1995). Warwick, Clark, Cobb und Salkovskis stellen eine kontrollierte Therapiestudie zur psychologischen Behandlung von Hypochondrie vor (Warwick, Clark, Cobb und Salkovskis, 1996). Die Autoren können belegen, daß ein *kognitiv-behaviorales Vorgehen* zu einer deutlichen Verbesserung der Gesundheitsängste im Vergleich zu einer Wartelisten-Kontrollgruppe führt. Vorläufige Ergebnisse einer eigenen Studie deuten darauf hin, daß eine stationäre, verhaltensmedizinisch orientierte Behandlung zu deutlichen Verbesserungen führt, wobei die größte Verbesserung im Ausmaß der Depressivität zu verzeichnen ist, aber auch in der spezifischen Symptomatik, wie der Anzahl geschilderter Somatisierungssymptome, hypochondrischer Ängste und katastrophisierender Bewertungen von Körperempfindungen, findet sich eine deutliche Reduzierung (Rief, Hiller, Geissner und Fichter, 1995). Dies bedeutet, daß die Behandlungsprognose auch beim chronifizierten Somatisierungssyndrom bei adäquater Behandlung deutlich besser ist, als oftmals in Lehrbüchern vermutet. Auch zeigen sich (z. B. im Gegensatz zur psychologischen Schmerzbewältigung) Verbesserungen direkt auf der Symptomebene in einer Reduktion der Angabe von einzelnen Symptomen.

12.5
Zusammenfassung

Erste kontrollierte Therapiestudien weisen darauf hin, daß mit verhaltenstherapeutischen Ansätzen selbst bei stark chronifizierten Verläufen eine positive Beeinflussung somatoformer Störungen möglich ist, die zu einer Reduktion der Behandlungskosten, aber auch zu einer Steigerung des persönlichen Wohlbefindens und der Lebensqualität beiträgt. Nach wie vor stellen Patienten mit somatoformen Störungen aber eine große Herausforderung für die psychotherapeutische Behandlung dar und erfordern ein großes Geschick auf Therapeutenseite. Je nach Chronifizierungsgrad und bestehender Zusatzproblematik sollte die Behandlung nach einem gestuften Modell erfolgen, das sich an dem Minimalprinzip orientiert: Als Erstansprechpartner ist es zunächst die Aufgabe des behandelnden Arztes, den Patienten angemessen und ausführlich zu informieren. Durch geschicktes Intervenieren wird es in vielen Fällen möglich sein, eine weitere Chronifizierung der Symptomatik zu verhindern. Für den Fall einer Chronifizierung scheinen verhaltenstherapeutische Interventionen erfolgversprechend.

Die hier vorgestellten Interventionsmethoden stellen die Eckpfeiler für ein solides Gebäude verhaltenstherapeutischer Behandlungsmaßnahmen dar, welches in den nächsten Jahren auf dem Fundament zukünftiger Forschung auf dem Gebiet somatoformer Störungen weiter auszubauen sein wird.

Literatur

Barsky AJ. Amplification, somatization and the somatoform disorders. Psychosomatics 1993; 33:28-34.

Barsky AJ, Whyshak GL. Hypochondriasis and somatosensory amplification. Br J Psych 1990; 157:404-9.

Barsky AJ, Wool C, Barnett MC, Cleary PD. Histories of childhood trauma in adult hypochondriacal patients. Am J Psych 1994; 151: 397-401.

Craig TKJ, Boardman AP, Mills K et al. The South London Somatisation Study I: Longitudinal course and influence of early life experiences. Br J Psych 1993; 163:579-88.

Ehlert U, Locher P, Hanker J. Psychoendokrinologische Untersuchung an Patientinnen mit chronischen Unterbauchbeschwerden. In: Psychosomatische Gynäkologie und Geburtshilfe. Kentenich H, Rauchfuß M, Diedrichs P (eds). Berlin: Springer 1994; 202-12.

Escobar JL, Canino G. Unexplained physical complaints. Psychopathology and epidemiological correlates. Br J Psych 1989; 154:24-7.

Escobar JL, Canino G, Rubio-Stipec M et al. Somatic symptoms after natural disaster: a prospective study. Am J Psych 1992; 149: 965-7.

Fink P. Surgery and medical treatment in persistent somatization patients. J Psychosom Res 1992; 36:439-47.

Golding JM. Sexual assault history and physical health in randomly selected Los Angeles women. Health Psychol 1994; 13:130-8.

Haenen MA, Schmidt AJM, Kroeze S et al. Hypochondriasis and symptom reporting – the effect of attention versus distraction. Psychother Psychosom 1996; 65:43-8.

Hyer LA, Albrecht JW, Boudewyns PA et al. Dissociative experiences of vietnam veterans with chronic posttraumatic stress disorder. Psychol Rep 1993; 73:519-30.

Kellner R. Hypochondriasis and somatization. JAMA 1987; 258: 2718-22.

Kashner TM, Rost K, Cohen B, Anderson M, Smith GR. Enhancing the health of somatization disorder patients. Psychosom 1995; 36: 462-70.

Kimerling R, Calhoun KS. Somatic symptoms, social support and treatment seeking among sexual victims. J Cons Clin Psychol 1994; 62:333-40.

Köhle K. Funktionelle Syndrome in der inneren Medizin. Internist 1991; 32:3-11.

Lieb R, Margraf J. Kognitive Aspekte des Somatisierungssyndroms. In: 39. Kongreß der deutschen Gesellschaft für Psychologie. Pawlik K (ed). Band II (L-Z). Hamburg: Psychologisches Institut der Universität 1994.

Livingston R, Witt A, Smith GR. Families who somatize. J Dev Behav Pediatr 1995; 16:42-6.

Morrison J. Childhood sexual histories of women with somatization disorder. Am J Psych 1989; 146:239-41.

Pennebaker JW. The Psychology of Physical Symptoms. New York: Springer 1982.

Pilowsky I. Aspects of abnormal illness behavior. Psychother Psychosom 1993; 60:62-74.

Rief W, Heuser J, Fichter MM. Biofeedback – ein therapeutischer Ansatz zwischen Begeisterung und Ablehnung. Verhaltenstherapie 1996; 6:43-50.

Rief W, Heuser J, Riepl M, Kissling B. Monotonie und Sprachgebrauch als Risikofaktoren für somatoforme Störungen. In: 39. Kongreß der deutschen Gesellschaft für Psychologie. Pawlik K (ed). Band II (L-Z). Hamburg: Psychologisches Institut der Universität 1994.

Rief W, Hiller W, Geissner E, Fichter MM. A two-year follow-up study of patients with somatoform disorders. Psychosom 1995; 36:376-86.

Rief W, Heuser J, Mayrhuber E, Stelzer I, Hiller W, Fichter MM. The classification of multiple somatoform symptoms. J Nerv Ment Dis 1996; 184:680-7.

Rief W, Shaw R, Fichter MM. Elevated levels of psychophysiological arousal and cortisol in patients with somatization syndrome. Psychosom Med (in press).

Smith GR, Monson RA, Ray, DC. Patients with multiple unexplained symptoms. Their characteristics, functional health, and health care utilization. Arch Int Med 1986; 146:69-72.

Smith GR, Rost K, Kashner M. A trial of the effect of a standardized psychiatric consultation on health outcomes and costs in somatizing patients. Arch Gen Psych 1995; 52:238-43.

Solomon Z, Mikulinger M, Kotler, M. A two year follow-up of somatic complaints among

Israeli combat stress reaction casualties. J Psychosom Res 1987; 31:463-9.

Warwick HMC, Clark DM, Cobb AM, Salkovskis PM. A controlled trial of cognitive-behavioural treatment of hypochondrias. Br J Psych 1996; 169:189-95.

13 Zur Psychodynamik und Psychotherapie von somatoformen Störungen

J. Küchenhoff

13.1 Einleitung

Es ist unmöglich, über die Psychotherapie einer so heterogenen Störungsgruppe wie den somatoformen Störungen eine allgemeinverbindliche Aussage zu machen. Die deskriptive Diagnostik des ICD faßt mit dem Begriff eine *psychodynamisch heterogene Vielfalt von Patienten* zusammen, die unter Körperbeschwerden leiden, bei denen aber der Beginn oder die Fortdauer der Symptome in enger Beziehung zu belastenden Lebensereignissen mit psychischen Konflikten stehen. Die deskriptive Diagnose des ICD gibt keine Richtlinien für das psychotherapeutische Handeln vor. Somatisierende Patienten können aus der Sicht der psychodynamischen Diagnostik unterschiedliche Strukturen und Konflikte haben; die große Krankheitsgruppe muß also unterteilt werden, und zwar so, daß die Einteilung die Voraussetzungen für psychotherapeutisches Handeln beschreibt. Erst eine solche, nach Strukturniveaus und psychodynamischen Konflikten differenzierte Einteilung erlaubt es, rationale Begründungen für das jeweils angemessene therapeutische Vorgehen zu finden. Zugleich aber muß sie die Spezifität der Symptompräsentation, das körperliche Leiden, berücksichtigen. Drei Einteilungskriterien sind also wichtig:

1. Die Psychopathologie und Psychodynamik, in deren Rahmen die körpergezogenen Beschwerden auftreten.

2. Das körperliche Symptomangebot, also auch die Frage, wie psychotherapeutisch mit den Körperbeschwerden selbst umzugehen ist oder wie sie verstanden werden können.

3. Darüber hinaus muß beachtet werden, daß somatoforme Störungen ausgesprochen häufig sind und es daher auch darum gehen muß, einfach handhabbare Therapien für die relativ unkomplizierten somatoformen Störungen zu finden. Zugleich aber müssen differenzierte Angebote für schwerere psychische Störungen vorliegen.

13.2 Einteilung

Im folgenden wird eine sehr einfache Einteilung gegeben, die die genannten Kriterien berücksichtigt. Offenbar trifft der Allgemeinarzt auf eine Fülle von somatoformen Störungen, die psychopathologisch vergleichsweise leicht verlaufen und die als Belastungsreaktionen, als Antworten auf aktuelle Konflikte, zu kennzeichnen sind (Portegijs et al., 1996). Daneben gibt es schwerere psychische Störungen, die mit somatoformen Störungen einhergehen. Sie führen zu einer erheblichen Chronifizierung des Beschwerdebildes. Fink hat in jüngster Zeit wieder darauf hingewiesen, daß persistierende somatoforme Störungen eine erstaunliche Fülle von psychopathologischen Merkmalen zeigen (Fink, 1995). Er fand in einer breit angelegten skandinavischen Untersuchung zur psychiatrischen Krankheitsinzidenz bei Patienten mit persistierenden oder chronischen somatoformen Störungen heraus, daß ca. 50 % der Patienten Persönlichkeitsstörungen im Sinne des DSM-III-R aufweisen, vor allem Borderline-Persönlichkeitsstörungen. Fink fand in 48 % der Fälle Sucht- oder Abhängigkeitskrankheiten, er fand aber auch eine hohe Zahl geistig retardierter Patienten (16 %), eine Gruppe, die in anderen Untersuchungen so nicht zu finden ist. Es gibt schwerwiegende Verläufe, die noch psychodynamisch beurteilt werden müssen (Rodin, 1991; Taylor, 1992). Der folgende Vorschlag zu einer therapeutisch relevanten Einteilung der somatoformen Störungen schließt an von Uexküll und Köhle an; er unterscheidet somatoforme Störungen, die *Konfliktreaktionen* darstellen, von somatoformen Störungen, die auf einem *neurotischen Strukturniveau* stattfinden und wie Konversionsstörungen behandelt werden können. Diese Störungen können außerdem von somatoformen Störungen, bei denen eher *alexithyme Charakteristika,* die sonst psychosomatischen Patienten im engeren Sinne zugeschrieben werden, oder die Charakteristika schwerer Persönlichkeitsstörungen, z. B. einer Borderline-Pathologie, gefunden werden (von Uexküll und Köhle, 1990), unterschieden werden. Diese Einteilung in *reaktive, neurotische* und *schwere Persönlichkeitsstörungen* muß durch die psychodynamische Qualifizierung des Körpersymptoms und der Körperbeschwerden ergänzt werden: Welche kommunikative oder semiotische (= zeichenhafte) Bedeutung hat das Körpersymptom? Zwei Modelle sind zu unterscheiden.

Das erste Modell beschreibt einen Zusammenhang zwischen der konflikthaften psychischen Belastungssituation und dem Auftreten des Symptoms und versteht zugleich die Symptombildung als symbolhaften Ausdruck des Konflikts; dies wäre das Muster der *Konversion.* Dabei kann der symbolische Ausdruck unterschiedliche Bedürfnisse, die traditionellerweise auf unterschiedliche Entwicklungsphasen bezogen werden, darstellen. Während die hysterische Konversion lange Zeit eng mit ödipal-sexuellen Konflikten in Verbindung gebracht wurde, kann bei somatoformen Störungen und psychovegetativen Beschwerden oft eine *prägenitale Konversion* (Ermann, 1987) beobachtet werden. Auch hier ist das Symptom sinnhafter Ausdruck einer Konfliktthematik, aber nicht auf dem gleichen psychischen Strukturniveau, hier geht es mehr um Erlebnisbereiche, die traditionell »oral« oder »anal« genannt worden sind, die mit schwerwiegenden Konflikten um den Bereich der Versorgung und des Geschütztseins oder um den Bereich von Macht und Ohnmacht zentriert sind.

Das zweite Modell geht auf O. Fenichel zurück; das Körpersymptom wird als *Affektäquivalent* oder *Affektkorrelat* beschrieben. Normalerweise spüren wir unsere emotionalen Reaktionen ganzheitlich; Emotionen werden körpernah erlebt, d. h., sie sind mit Körperzuständen verknüpft. Das Modell der Affektäquivalente besagt nun, daß bei somatoformen Störungen belastende seelische Ereignisse nicht durch ganzheitliche Affektreaktionen beantwortet werden. Die funktionelle Affektreaktion bleibt erhalten, während die seelischen Vorstellungen verdrängt werden. (Fenichel, 1945/1983). Der Betroffene kann merken, daß »etwas nicht stimmt«, die Körpersymptomatik kann als Anzeichen für eine psychische Belastung, nicht aber als verdichtete Darstellung eines psychischen Konfliktes entziffert werden. Das Modell der Affektäquivalente könnte dadurch erneut interessant werden, daß die aktuellen Konzepte der Säuglingsforschung, vor allem von D. Stern, es erlauben, dieses Modell entwicklungspsychologisch gut zu fundieren (Stern, 1996). Stern unterscheidet die *Affektrepräsentanzen* von den *sensomotorischen Repräsentanzen* und den *Interaktions- und Ereignisrepräsentanzen*. Er schreibt den Affekten also eine eigene Repräsentation zu; eine weitere Repräsentanz sorgt für die ganzheitliche Speicherung einer Erlebnissituation, die auch in den ersten Lebensmonaten, also längst vor der Sprachentwicklung, keimhaft intentionale und narrative Strukturen hat. Stern spricht von protonarrativer Hülle, die die ganzheitliche Speicherung besorgt. Das alte Modell der Affektäquivalente müßte für die Somatisierungsstörung dann etwa so umschrieben werden, daß Interaktions-, sensomotorische und interaktive Repräsentanzen sich voneinander trennen und in einem zweiten Schritt einander vertreten können.

Es wäre nun verlockend zu sagen, daß die Schweregrade und die Ausdrucksfunktion des Körpersymptoms miteinander korreliert sind. Die Annahme hat eine gewisse Plausibilität für sich: Menschen mit einer komplexeren psychischen Struktur sind auch besser in der Lage, komplexe Symptomatiken auszubilden. Aber dazu fehlen empirische Befunde, so daß wir uns als Therapeuten damit begnügen müssen, diese beiden Modelle als Konzepte zu kennen, mit denen wir uns plausibel machen können, wie somatoforme Störungen entstehen.

13.3 Psychotherapeutische Prinzipien

13.3.1 Funktionelle Beschwerden als Konfliktreaktionen

Es ist klar, daß aus einer sozialmedizinischen Perspektive die erste Gruppe der o.g. Einteilung, die Konfliktreaktionen, von besonderer Bedeutung ist; unerkannte Somatisierungen können chronifizieren, sie können hohe sozialmedizinische Kosten verursachen (Shaw und Creed, 1991). Diese Patienten sind der wichtigste Adressat für die psychosomatische Grundversorgung; sie gehören in die Klientel des Allgemeinarztes und kommen meist nicht zum psychoanalytischen oder psychotherapeutischen Spezialisten. Wichtig für die Therapie dieser Gruppe sind folgende Gesichtspunkte:

- die Diagnose muß schnell und richtig gestellt werden,
- die Patienten müssen, wenn die Diagnose gestellt ist, rasch für eine psychotherapeutische Abklärung gewonnen werden.

Diese Motivationsarbeit ist ein schwerer Schritt, wir wissen, daß sie immer schwerer wird, je mehr Zusatzuntersuchungen, vor allem eingreifende medizinische Wiederholungsuntersuchungen, zur letzten und allerletzten Absicherung getätigt werden. Sie ist aber auch dann schwer, wenn der behandelnde Allgemeinarzt oder Internist zwar Psychotherapie empfiehlt, selbst von ihr aber nicht überzeugt ist. Eine Motivierung zur Psychotherapie gelingt um so besser, wenn der Arzt selbst eine Hypothese zu den psychodynamischen Zusammenhängen bilden und sie dem Patienten andeuten kann. Sie wird auch dadurch leichter, daß die psychotherapeutische Diagnostik zur Routine z. B. einer Klinik gehört, wie dort, wo gute Liaisondienste bestehen (Lupke et al., 1995). Die Hürden in der Motivationsarbeit müssen selbst verstanden werden; die Projektion psychischer Konflikte auf den Körper ist eine gute intrapsychische Abwehr, der primäre, aber auch der sekundäre Krankheitsgewinn ist hoch; außerdem wird der intrapsychische Widerstand des Patienten durch gesellschaftliche Stereotype unterstützt: ein körperliches Beschwerdeangebot ist sozial besser akzeptabel als ein seelisches.

Die psychotherapeutische Behandlung der Patienten der ersten Gruppe (Konfliktreaktionen) beginnt mit der klaren Aufklärung über die Natur des Krankheitsbildes, natürlich nicht als Entlarvung oder Bloßstellung, sondern einerseits als Beruhigung (in bezug auf die körperliche Seite) und andererseits als Anregung, psychische Konflikte oder Belastungen ernst zu nehmen und zu ergründen. *Kognitivbehaviorale Therapietechniken* sind für die leichten Störungsbilder durchaus angebracht. Sharpe et al. haben ein klares Behandlungsvorgehen beschrieben, das nach typischen kognitiv-behavioralen Schritten vorgeht (Sharpe et al., 1992): Es umfaßt eine genaue Symptomanalyse anhand von Protokollen oder Tagebüchern, berücksichtigt die jeweils auslösenden Situationen, betont die symptomverstärkenden Konsequenzen und wendet, soweit dies möglich ist, Übungsschritte in der Therapie an. Die umschriebenen, für den Therapeuten und Arzt rasch lernbaren und theoretisch sparsameren Vorgehensweisen kommen dem Wunsche mancher Patienten entgegen und sind durchaus effektiv; auch psychodynamisch ausgerichtete Psychotherapeuten sollten diese Maßnahmen nutzen und nicht in alten Antinomien, z. B. zwischen Psychoanalyse und Verhaltenstherapie, verharren.

Es gibt aber mittlerweile auch gut eingeführte *psychodynamische Kurzverfahren,* die sich aus der psychoanalytischen Perspektive für die Patienten eignen. Es sind die Verfahren der psychoanalytischen Beratung oder der psychoanalytischen Kurztherapie (Messer et al., 1995). Psychodynamische Kurztherapien haben eine bestimmte Verlaufsgestalt, der psychische Konflikt muß sich in Form eines Fokus definieren lassen, die Kontextbedingungen müssen für eine Fokaltherapie aussichtsreich sein und der Therapeut muß bei der Bearbeitung dieses Fokus bleiben und damit auf die Bearbeitung weiterer Konflikte verzichten.

An dieser Stelle sei auf empirische Studien hingewiesen, die den Erfolg psychodynamischer Kurztherapien eindrucksvoll belegen. Der Arbeitsgruppe um F. Creed sind gründliche und empirisch gut fundierte Studien zur Therapie des *Irritable Bowel Syndrome* zu verdanken. Dabei ist das Ergebnis nicht nur aus grundsätzlichen Erwägungen wichtig; spannend ist zu sehen, mit welch geringem zeitlichen Aufwand ein eindrucksvoller Erfolg erzielt werden kann. 102 Patienten mit medizinisch unbehandelbaren funktionellen Unterbauchbeschwerden wurden in eine randomisierte, kontrollierte Psychotherapieforschungsstudie einbezogen. Die psychodynamische Kurztherapie mit etwa 10 Sitzungen über den Zeitraum von 12 Wochen führte vor allem bei den Frauen der Studie zu eindrucksvollen Besserungen sowohl der psychischen als auch der somatischen Symptomatik. Dabei zeigte eine katamnestische Kontrolle nach einem Jahr, daß die Therapieeffekte anhielten, also nicht nur vorübergehender Natur waren. Als Kontrollgruppe diente eine Patientengruppe, die die gleiche medizinische Behandlung, statt der Psychotherapie aber nur stützende ärztliche Gespräche erhielt (Guthrie, Creed et al., 1991, 1993; Guthrie, 1993). Psychodynamische Kurzzeitverfahren sind also auch nach strengen empirischen Standards effektiv, zumindest in der Behandlung allein medizinisch nicht therapierbarer Unterbauch-

beschwerden. Das folgende kasuistische Beispiel kann die Chancen psychodynamischer Beratungen erläutern.

Frau A. war 5 Jahre lang bei Kieferorthopäden wegen einer Arthromyopathie in ergebnisloser Behandlung (schmerzhafte Gelenk- und Muskelbeschwerden im Kiefergelenkbereich), bevor sie zur psychodynamischen Diagnostik überwiesen wurde. Ich habe fünf Gespräche mit ihr geführt, in denen es möglich war, die für sie sehr belastende Ehesituation zu besprechen, die sie klaglos, gleichsam mit zusammengebissenen Zähnen, ertrug. Dieses wehrlose Ertragen war natürlich aus ihrer Biographie verständlich zu machen. Wir haben als

Fokus gewählt, wie sich Frau A. mehr Raum nehmen könnte bzw. was sie daran hindert, ihrem Ehemann gegenüber fordernder und konfrontativer aufzutreten. Sie beschloß nach den wenigen Gesprächen, allein weiterzumachen: sie wisse jetzt, wo sie ansetzen könne. Nicht immer sind Psychotherapeuten solche raschen Erfolgserlebnisse vergönnt, doch wenn dies der Fall ist, kann die Arbeit mit somatisierenden Patienten eine auch für den Therapeuten befriedigende Aufgabe sein.

13.3.2
Funktionelle Beschwerden auf dem Boden einer neurotischen Persönlichkeitsstruktur

Natürlich ist die Behandlung der Patienten der zweiten Gruppe, deren somatoforme Störungen eine vegetative Neurose darstellt, genauer gesagt, die in der Therapie zu behandeln sind wie diejenigen Patienten, die eine neurotische Struktur oder ein gutes oder mäßig integriertes Strukturniveau nach der *Operationalisierten Diagnostik des OPD* (Arbeitskreis OPD 1996) aufweisen, schwieriger. Patienten mit einer vegetativen Neurose haben zwar im Vergleich zur ersten Gruppe eine wesentlich gravierendere, längerfristige und belastendere Konfliktgeschichte hinter sich, sie können aber positiv auf den Vorschlag einer psychodynami-

schen Bearbeitung reagieren. Das zeigt sich eigentlich schon in den Erstgesprächen: Die Patienten sind übertragungsfähig und es ist möglich, ihre wichtigen Beziehungserfahrungen innerhalb und außerhalb der therapeutischen Beziehung anzusprechen, auch wenn die Bearbeitung dieser Konflikte lange gehen kann. Es gibt, im Vergleich zu anderen Patienten mit neurotischer Organisation, einige Komplikationen in der Behandlung dieser Patientengruppen, von denen zwei genannt werden sollen:

1. Die Analyse der Symptomatik braucht in der Regel länger, da die Symptomatik für die Patienten kognitiv schlechter zugänglich ist.

2. In der Regel fällt die metapsychologische Einordnung über das theoretische Verständnis der Symptomatik schwer.

Ein Fallbeispiel soll diese Komplikationen veranschaulichen:

Frau L. war wegen vielfältiger funktioneller Störungen und Arbeitsstörungen in die Psychotherapie gekommen. Sie lebt im

Alter von 25 Jahren seit einigen Jahren in einer eigenen Wohnung, ist aber äußerlich wie innerlich noch immer sehr eng und ambivalent an ihre Eltern gebunden. Diese ermöglichen ihr materiell alles, dennoch bleibt gerade diese materielle Verwöhnung ein Problem: Die Mutter von Frau L. stellt sich als permanentes Opfer der Familie dar, so daß Frau L bei jedem Loslösungsschritt ein sehr schlechtes Gewissen zurückbehält. Frau L. entwickelt heftige Durchfälle im Sinne von funktionellen Unterbauchbeschwerden, und zwar immer dann, wenn sie die Möglichkeit hätte, sich zu lösen, z. B. wenn sie eine Reise unternimmt, aber auch wenn sie sich mit den Eltern aggressiv auseinandersetzen könnte. Die Durchfälle ließen sich in der Therapie wie ein neurotisches Symptom verstehen, d. h. als psychische Kompromißbildung, als Konversionssymptom, das auf die Abgrenzungsproblematik, den Konflikt zwischen Abhängigkeit und Autonomie hinweist, der vor allem in bezug auf die Mutter nicht bewußt gelebt werden kann. Die Aggression wird nur als Durchfall ausgedrückt, der zugleich die Impulse zur Loslösung konterkariert: wenn es Frau L. körperlich schlecht geht, geht sie nach Hause zurück und wohnt nicht mehr in ihrer Wohnung, sondern im Haus der Eltern.

Die oben erwähnten beiden Komplikationen sollen nun anhand des Fallbeispieles erläutert werden: Es macht einen Unterschied, ob die Symptomatik im seelischen Erleben spielt und damit der seelischen Bearbeitung leichter zugänglich ist oder ob die Körperfunktionen betroffen sind. Die Verständigung über ein solches Somatisierungssymptom ist wesentlich schwieriger. Frau L. war lange der Überzeugung, daß alleine eine Laktoseintoleranz oder ein viraler Infekt für die immer wiederkehrenden Beschwerden verantwortlich war. Dieser Zusammenhang ließ sich nicht mit einem Mal aufgrund einer Durchfallepisode, sondern nur aufgrund der im Laufe eines Therapiejahres sich unabweislich wiederholenden Verknüpfungen von Abgrenzungswünschen, Haßgefühlen und Durchfall eröffnen.

Die zweite Komplikation ist, daß das exakte psychodynamische Verständnis der Symptomentstehung schwierig ist, mit anderen Worten, selbst wenn wir annehmen, daß das Symptom bedeutungshaft oder sinnvoll ist, bleibt es schwierig, seinen Sinn einzuordnen. Drei Alternativen für das Verständnis der geschilderten Durchfälle bieten sich an:

1. Die Darmfunktion hat eine *Ausdrucksfunktion,* weil es in einer Entwicklungsgeschichte gesetzmäßig eine Analogie zwischen Ausscheidungsfunktion und Autonomiebestrebungen gibt.

2. Der Zusammenhang ist nicht gesetzmäßig, sondern ergibt sich *individuell* aus den besonderen und konkreten Lebens- und Lernerfahrungen der Patientin, z. B. durch die konkrete Erfahrung, wie die Eltern mit ihren Durchfallerkrankungen umgegangen sind.

3. Schließlich kann es sein, daß es ganz *andere assoziative Verknüpfungen* zum Darm, nicht nur zu seiner Funktion, sondern z. B. zu den Köperöffnungen des Darmes gibt, es können Verschiebungen eine Rolle spielen, die die genitale und anale Sphäre emotional miteinander verbinden etc.

Was richtig ist, wissen wir nicht. Klären läßt sich dies möglicherweise in einer Analyse, in der eine aktuell auftretende Symptomatik im Rahmen der Übertragungsbeziehung untersucht werden kann. Aber es ist vielleicht gar nicht so wichtig, diese Frage beantworten zu können. Entscheidend ist vielmehr, daß die Symptomatik in irgendeiner Weise zu den zentralen Selbst- und Objektbildern hinführt oder mit ihnen verbunden werden kann und daß diese in der Therapie bearbeitet werden können. Im Grunde ist es also die *psychische Struktur* oder die *Strukturorganisation,* die über den Erfolg der Therapie entscheidet.

13.3.3
Funktionelle Beschwerden und Persönlichkeitsstörungen

Die dritte Gruppe (funktionelle Beschwerden bei Persönlichkeitsstörungen) bietet die meisten therapeutischen Probleme, deshalb sollen im folgenden zumindest Grundrisse der Psychotherapie bei dieser Gruppe angedeutet werden. Einige grundsätzliche psychodynamische Erwägungen sind dazu notwendig. Ein Grundprinzip jeder analytischen Psychotherapie mit Patienten, die chronifizierte somatoforme Störungen haben, ist die *Unterstützung der Affektregulation.* Viele Autoren sind sich darüber im klaren, daß es bei diesen Patienten einen, wie Ermann sagt, Grundstörungsbereich gibt, einen Bereich des depressiven Erlebens, den Rudolf als *depressive Somatisierung* bezeichnet. In diesem Bereich sind die sogenannten frühen Beziehungsmuster, die sich um das Gehalten- und Getragenwerden, das Versorgt- und Geschütztsein ranken, in Mitleidenschaft gezogen (Ermann, 1987; Rudolf, 1995). Wir können in verschiedenen psychoanalytischen Schulen in den letzten zwei Jahrzehnten entscheidende neue Beiträge zum Verständnis dieses Frühstörungsbereiches finden. Überraschenderweise gibt es klare Konvergenzen zwischen den Schulen, die gelegentlich als unvereinbar gelten oder keine Notiz voneinander nehmen, wie die Schulen der Selbstpsychologie, der Objektbeziehungstheorie, der Bindungstheorie und der Entwicklungspsychologie. Ein konvergentes Muster läßt

sich wie folgt beschreiben: Die Grundstörung spielt sich in einem dyadischen Raum ab, der durch eine noch mangelhafte Selbst-Objekt-Differenzierung ausgezeichnet ist, durch eine Unvollständigkeit der psychischen Struktur, und hier vor allem durch das Fehlen einer eigenen Affektregulation. Diese wird im frühen Kindesalter durch den anderen, also in der Interaktion, und nicht intrapsychisch wahrgenommen. In der Schule von Melanie Klein wird von der *projektiven Identifizierung* oder, bei W. R. Bion, vom *Containing* gesprochen, um diese Verarbeitung oder »Verstoffwechslung« unerträglicher oder noch nicht intrapsychisch faßbarer Affekte durch die Beziehung zu kennzeichnen. Daniel Stern hat den Begriff *Attunement* eingeführt, der rasch in unsere Kliniksprache Eingang gefunden hat und dessen zentrale Dimension in der deutschen Übersetzung treffend mit *Affektabstimmung* bezeichnet worden ist (Stern, 1992). Schon der Begriff verweist auf die interpersonale Bedeutung der Affektregulation, um die es hier geht: »Im Grunde ist im Alter von zwei bis sieben Monaten ein enormer Teil des gesamten Affektspektrums, das vom Kind wahrgenommen werden kann, nur in Gegenwart und durch die interaktive Vermittlung eines anderen erlebbar, d. h. nur durch das Zusammensein mit einer anderen Person.« (Stern, 1992, S. 150). Die Kohutsche Selbstpsychologie geht davon aus, daß in frühen Lebensperioden die Beziehungen bzw. die Beziehungspartner ersatzweise Selbstfunktionen übernehmen und daß solche *Selbst-Objekt-Beziehungen* lebenslang persistieren. Bis zu einem bestimmten Ausmaß bleiben nach diesem Konzept Vorstellungen von Autonomie ein ideales und nur unvollständig erreichbares Ziel. Wir verlagern immer selbstregulierende Anteile auf andere Personen, psychische Gesundheit heißt hier nur, daß wir die Regulation prinzipiell selbst für uns einsetzen können, was – in den Worten von Kohut – eine umwandelnde Verinnerlichung dieser schützenden Interaktion voraussetzt.

Will man ein Modell der lebensgeschichtlichen Beeinträchtigung von Menschen, die später schwere und persistierende somatoforme Störungen entwickeln, entwerfen, so scheint es plausibel anzunehmen, daß Patienten mit schweren somatoformen Störungen gerade in der Zeit, in der sich die Affektregulation auf die Verarbeitung durch primäre Bezugspersonen stützen muß, schwere Einbußen hinzunehmen hatten. Die Folge daraus ist, daß die eigenen Affekte nicht vollständig wahrgenommen werden können, d. h. wenig mit eigenen Vorstellungen oder eigenen Repräsentanzen verbunden werden und nur in einem körperlichen Erlebnisbereich bleiben. (Ich vermeide Worte wie Re- und De-Somatisierung, da ich die Vorstellung, daß wir Affekte normalerweise desomatisieren, für ein kulturgebundenes, nicht allgemein gültiges theoretisches Konzept halte.) Bei den schweren somatoformen Störungen fehlt – so könnte das Modell weiter ausgestaltet werden – die *Container-Funktion* der signifikanten Bezugspersonen oder der *Primary Caretaker* und es entstehen Reaktionsmuster, die in der Entwicklungspsychologie immer besser und differenzierter beschrieben worden sind und die immer gleich sind: Um sich vor den anflutenden Affekten zu schützen, kann sich ein durch die Beziehung ungeschütztes Kind affektiv völlig selbst zurücknehmen, gleichsam psychisch einen Totstellreflex ausüben; es kann aber auch in einer emotional sehr ambivalenten Beziehung leben, die es wenigstens ermöglicht, auf die eine oder andere, meist jedoch sehr unangenehme Weise emotionale Bindung zu erzwingen. Schließlich kann es in Abhängigkeit, und zwar in realer Abhängigkeit von anderen Menschen leben und auf Selbständigkeit verzichten, die Suche nach versorgenden anderen Menschen also auf Dauer stellen

(Kumin, 1996). Im Erwachsenenalter können diese Reaktionsformen Alexithymie- oder Borderline-artig anmuten oder zu einer ständig bleibenden Abhängigkeit führen, die das ICD-10 als *abhängige Persönlichkeitsstörung* bezeichnet. Jede dieser Reaktionsweisen bedeutet eine Vereinseitigung und eine Einbuße an psychischer Struktur, außerdem können die Schutzmaßnahmen überfordert werden und zur Dekompensation führen. Warum diese ausführlich Rekapitulation? Sie kann das Grundprinzip der Psychotherapie bei schweren somatoformen Störungen gut erläutern: In der einen oder anderen Weise nimmt der Therapeut die in der Entwicklung defizitäre Funktion auf und übernimmt also für den Patienten oder die Patientin die Containing-Funktion, die Funktion der »psychischen Verdauung«, also eine affektregulierende Funktion, um die in der Symptombildung enthaltenen Affekte zu bewahren und schließlich zurückgeben zu können, mit dem Ziel eines vollständigen Affekterlebens oder mit dem Ziel, daß der Patient selbst eine solche »entgiftende Funktion« intrapsychisch etablieren kann. Dies ist das Grundprinzip der Psychotherapie somatofomer Störungen.

Wie ist dieses Grundprinzip praktisch umsetzbar? Welche Möglichkeiten hat die psychoanalytische Psychotherapie für diese Patienten? Wenn jeder Therapeut einen verläßlichen Rahmen und ein emotional engagiertes Beziehungsangebot bietet, könnte das schon eine große Hilfe darstellen. Aber diejenigen Patienten, welche die Möglichkeit, im Rahmen von Beziehungen emotionale Stütze zu erleben, und die Möglichkeit, neue Erfahrungen innerhalb von Beziehungen zu leben, nie gekannt haben, können diesen Rahmen nicht zur Entfaltung der eigenen Phantasie- und Gedankenwelt nutzen und bleiben stumm oder »disaffected«, bis auf die Symptomatik des Körperleidens. Und gerade dies muß der Therapeut ernst nehmen, sich auf das Körperleiden einlassen und sich seine Gedanken dazu machen. Auf drei Möglichkeiten soll eingegangen werden:

1. Die Durcharbeitung der Affekte in der therapeutischen Beziehung

Wenn die Patienten sich überhaupt darauf einlassen können, therapeutische Hilfe anzunehmen, treten die Affekte zwangsläufig und unmittelbar in der therapeutischen Beziehung auf, und dort können sie benannt werden. Eine psychoanalytische Einstellung diesen Patienten gegenüber hat die Chance, technische Hilfsmittel an die Hand zu geben, um jeweils die Affekte, welche die therapeutische Beziehung leiten, Stunde für Stunde erneut zu untersuchen. In der Regel können die Patienten der psychoanalytischen Grundregel nicht folgen, ihre freie Assoziation ist allzusehr blockiert und behindert, das Gespräch bleibt oft monoton und mühsam. Hier ist die Gegenübertragung des Therapeuten das entscheidende Instrument, um die Objektbeziehungen zu erkennen und aufzugreifen. Die Gegenübertragung hilft z. B. aus der Monotonie eines therapeutischen Gespräches herauszuhören, daß der Patient sich durch sie vor einem als übermächtig und überwältigend erlebten Anderen schützen muß. In diesem Fall könnte die Gegenübertragung so aussehen, daß der Therapeut auf die manifeste affektive Monotonie des Gespräches mit einer – für ihn selbst höchst ungewohnt und heftigen – Ablehnung reagiert oder die Phantasie bekommt, er wolle dem Patienten lieber mit allen möglichen medizinischen Instrumenten als mit Worten zu Leibe rücken. Hier könnte es sich um eine *komplementäre Gegenübertragung* (Racker, 1997) handeln, die den Therapeuten in die Position eines bedrohlichen Objektes stellt, so daß die Objektbeziehung in der Über-

tragung erlebbar wird. Es kann aber auch ein ganz anderes Verlangen sichtbar werden, und wiederum ist das Kriterium nur die Gegenübertragung. Erinnert sei an die Arbeit von C. Schöttler zur Vorphasen-Psychotherapie bei psychosomatischen Patienten (Schöttler, 1981). Schöttler versteht die monotonen Wetterberichte der Patienten und ihre Klagen über eine übermäßige Wetterfühligkeit kreativ, nämlich als den Wunsch, Fühlung aufzunehmen und sich zaghaft zu erkunden, wie das »Klima« in der therapeutischen Beziehung sei. Damit identifiziert sich die Therapeutin in der Gegenübertragung mit einem Wunsch des Patienten, den man als sehr verborgene, kaum noch gewagte Suche nach dem Objekt bezeichnen kann (Modell, 1980). Das Prinzip ist hier also, die Affekte des Patienten zu erspüren, wobei es sekundär ist, wo sie aufgesucht werden; am leichtesten ist dies aber in der emotionalen Nähe der therapeutischen Beziehung. Wie ist mit diesen Affekten umzugehen? Sobald sie angesprochen werden, sollten sie auch benannt werden, weil der Therapeut dem Patienten damit einen inneren Reichtum zurückgibt, den dieser verloren zu haben meinte. Selbst wenn dies zuviel ist – und es kann eine Weile dauern, bis der Patient positiv auf solches Ansprechen reagiert –, kann die Analyse der Gegenübertragung wichtig sein: Sie vermittelt Einsicht in die Beziehungserfahrungen des Patienten, die zu einem späteren Zeitpunkt gemeinsam analysiert werden können. Schließlich dient die Gegenübertragungsanalyse dazu, das Gegenübertragungsagieren zu vermeiden, das bei diesen somatisierenden Patienten eine besondere Gefahr darstellt. Sie lösen, gerade weil sie schwer erreichbar in der Beziehung sind und gerade wenn die schizoide Seite der Persönlichkeit dominant und damit die Flucht vor dem anderen stark ist (etwa bei hypochondrischen Syndromen), heftige Wut aus. Diese Wut führt zu den bereits genannten Fehlern, wie zu einer Entlarvungshaltung oder einer notorischen Befragung (Sherlock-Holmes-Effekt) oder zu einem mehr oder minder subtilen Sadismus, der unterschiedliche Formen annehmen und von der erneuten Überweisung zu einem diagnostischen Eingriff bis hin zu der komplementären Monotonie des Therapeuten (»Wenn der Patient mir nichts sagt, dann sag ich ihm auch nichts«) reichen kann. Mit anderen Worten, der Therapeut muß sich, um die Affekte des Patienten erkennen und bearbeiten zu können, selbst affektiv am Leben erhalten, und das geht über die Gegenübertragungsanalyse hinaus.

2. Die Körperbeschwerde als affektiver Fokus der Patienten

Der Grundsatz, daß man den Patienten »abholen muß, wo er steht«, gilt auch in der Behandlung somatoformer Störungen, d. h. es gilt, daß wir keine anderen Möglichkeiten haben, als mit den Patienten zu bearbeiten, was affektiv bedeutsam und zentral ist. Der Affekt von Patienten mit somatoformen Störungen liegt aber oft in den Körperklagen und nicht in der therapeutischen Beziehung. Geht es also um die *Affektbearbeitung,* dann müssen die Körperbeschwerden als **das** mögliche Angebot ernst genommen werden. Was uns der Patient über seinen Körper mitteilt, kann dann zum Ausgangspunkt genommen werden, um zu prüfen, ob er nicht auf diese Weise wesentliche Bestandteile wichtiger Beziehungserfahrungen mitteilt. Es ist für den Therapeuten hilfreich, immer wieder die Möglichkeit eines solchen Körperdialogs durchzuspielen. Was ist mit dem Ausdruck *Körperdialog* gemeint? Vor allem die Schule von Melanie Klein, und hier besonders Herbert Rosenfeld, hat uns entscheidende Anregungen dafür gegeben, daß der Umgang mit dem eigenen Körper auch als ein innerer Dialog verstanden werden kann, wenn Selbst- oder Objektrepräsentanzen auf den Körper projiziert werden. Die Körperklage wird dann als Dialog zwischen dem Selbst und den auf den kranken Körper projizierten Objekten (oder umgekehrt) verstanden. Ein kurzes Fallbeispiel soll das verdeutlichen:

> Frau R. leidet unter chronischen Unterleibsbeschwerden mit ausgeprägten Bekkenschmerzen. Dabei klagt sie eigentlich nicht, sondern beschimpft ihren Unterleib geradezu. Die Maßnahmen, die sie zur Schmerzlinderung ergreift, sind in keiner Weise fürsorglich, sondern gleichen eher Selbstbeschädigungsattacken: Sie nimmt wiederholt zu heiße Bäder, schlägt sich auf der Höhe der Gebärmutter gegen den Bauch etc. Frau R. ist bereits mehrfach diagnostisch laparotomiert worden, sie hat ihre jeweiligen Gynäkologen rasch zu einer invasiven Diagnostik, d. h. zu einer »Strafaktion« verführt. Bei dieser Patientin bestand ein masochistisches Beziehungserleben auf dem Boden einer durch Mißbrauch traumatisierten Kindheit.

3. Körpertherapie als Brückentherapie

Der nun folgende Gesichtspunkt knüpft an den letzten unmittelbar an und stellt eine andere Konsequenz der Aussage dar, daß man unter Umständen an der Körperklage ansetzen und das Symptomangebot ernst nehmen muß, da der Affekt oft nur im Körper gebunden ist. Manchmal reicht es nicht aus, in der beschriebenen Weise einen therapeutischen Raum durch das Gespräch zu eröffnen, weil die Patienten sich gegen diese Möglichkeit sperren. Wir können dann nicht analytisch arbeiten, aber wir haben doch Möglichkeiten, indem wir andere Therapieformen spezifisch nützen. Wenn das Gespräch für den Patienten zu bedrohlich ist, muß ein *Übergangsraum* auf andere Weise als über das Gespräch eröffnet werden (Winnicott). Und hier können sich körpertherapeutische Maßnahmen anbieten. Gleichviel, ob es die konzentrative Bewegungstherapie oder ein anderes, schonendes körperorientiertes Psychotherapieverfahren ist: Aufgabe körpertherapeutischer Elemente ist es, eine *psychosomatische Brückentherapie* (Luban-Plozza et al., 1991) anzubieten, also eine Brücke zwischen Körper und seelischem Erleben in der konkreten Erfahrung des eigenen Körpers in Gemeinschaft mit anderen zu schlagen. Die psychosomatische Brückentherapie führt ein Medium in die Therapie ein und trianguliert den therapeutischen Raum, um frühe Ängste des Patienten vor Verschmelzung, Aufgesogenwerden etc. zu vermeiden und ein für die Ich-Entwicklung des Patienten optimales Milieu zu schaffen. Das ist die erste Chance des körpertherapeutischen Zugangs. Vorsichtige Körpertherapieverfahren, wie die Konzentrative Bewegungstherapie (KBT), entlasten vor allzu dichten Beziehungserfahrungen, entgegen einer oft geäußerten Sorge, die Arbeit am Körper sei zu invasiv, was nur für provokative und konfrontative Verfahren gilt (Becker, 1989; Küchenhoff, 1996). Die zweite Chance der Körperarbeit liegt darin, eine neue Zuwendung zum eigenen Körper zu ermöglichen. Der Körper wird in anderen Qualitäten erlebbar als nur in seiner gestörten Funktion. Drittens könnte die Körpererfahrung einen Übergangsraum schaffen helfen. Der Körper bietet sich für Übergangserfahrungen geradezu an, einerseits wegen der starken Erlebnisnähe körperlicher Erfahrungen, andererseits aber auch, weil der Körper (oder Körperteile) einmal als Subjekt und einmal als Objekt erlebt werden: Zum einen stehen funktionale und handlungsbezogene Möglichkeiten, zum anderen stehen phantasie- und erlebnisbezogene Möglichkeiten im Vordergrund, da der Körper einerseits der Abgrenzung von anderen und andererseits der Berührung und der Bezogenheit zu anderen Personen dient. Körpererfahrungen sind vieldeutig, d. h. eben auch vielseitig deutbar, an sie können sich ganz unterschiedliche Bedeutungen anknüpfen und gerade dadurch kann der Körper die Funktion erfüllen, die Winnicott dem Übergangsobjekt zuschreibt. Die Arbeit mit dem Körper könnte also dazu dienen, die in der Somatisierung fixierte Objektivierung des Körpers, die Vergegenständlichung der Körpererfahrung zurückzunehmen in eine vielgestaltigere Leiblichkeit und zugleich die Phantasietätigkeit anzuregen. Hier sei an eine wichtige Beschreibung des französischsprachigen Psychosomatikers Sami-Ali erinnert, der ein inverses Verhältnis von Somatisierung und Projektion auf den Körper postuliert hat (Sami-Ali, 1987): Je mehr Vorstellungsinhalte und Affekte mit den Körpererfahrungen und Körpersymptomen verbunden werden können, um so mehr vollständige Affekte gebildet werden können, um so eher kann die Symptomatik überflüssig werden. Leider gibt es noch keine gut fundierte Forschung zu den Ergebnissen des körpertherapeutischen Zugangs zu somatisierenden Patienten. Dies scheint mir ein lohnendes Aufgabenfeld zu sein.

Selbst schon ein therapeutisch angeleitetes Entspannungsverfahren wie das *Autogene Training* kann Möglichkeiten schaffen, besser auf sich zu hören. Welche Möglichkeiten sich in der Verbindung einer herkömmlichen medizinischen Krankengymnastik und einer stützenden Psychotherapie ergeben könnten, ist noch unklar, aber vielleicht ist diese Kombination gelegentlich einen Versuch wert, wie nachfolgende Erfahrung zeigen soll.

Herr B. ist seit einem dreiviertel Jahr wegen Schmerzen im linken Ellenbogengelenk krankgeschrieben, er hat keine Kraft in der linken Hand, er kann den Arm nicht mehr durchstrecken, orthopädische Operationen waren erfolglos. Sein einziges Anliegen ist, wieder in seinem Beruf – er ist Zimmermann – arbeiten zu können. Herr B. schildert sein Leben als normal und durchschnittlich, subjektive Krankheitstheorien fehlen, er hat keine Introspektionsmöglichkeiten. Allerdings macht er mich mit seinen Erzählungen betroffen, er mobilisiert bei mir viel Mitgefühl. Nach und nach konstruiere ich Auslösesituationen für die Schmerzen: Sie begannen, als er erstmals mit einer Frau zusammenzog. Er hatte zuvor eine Steppenwolfexistenz geführt, als Reaktion auf äußerlich furchtbar beengte und innerlich leere familiäre Beziehungen. Er wuchs in der Nachkriegszeit als Flüchtlingskind in einer kinderreichen Familie zunächst in einem, später in zwei Räumen auf. Als Erwachsener hatte er immer allein, in möbilierten Zimmern und ohne feste Bindungen gelebt. Ich vermute, daß mit dem Einzug ins Haus der Freundin die schizoide Abwehr zusammenbricht, er wird mit der eigenen Sehnsucht nach einem wirklichen Zuhause konfrontiert, das er niemals erlebt hatte.

Diese Hypothesen hatten **mich** beschäftigt, ich konnte sie mit dem Patienten aber nicht teilen. Was tun in dieser Situation? Eine Psychotherapie im engeren Sinne kam nicht in Frage, da der Patienten unmotiviert und ohne Introspektionsmöglichkeiten war. Ich mußte mit der einzigen Motivation des Patienten: gesund zu werden, um wieder arbeitsfähig zu sein, arbeiten. Zugleich aber mußte ich die in der schizoiden Steppenwolfexistenz abgewehrte, oral-depressive und regressive Wunschwelt berücksichtigen. Ich vermittelte Herrn B. zu einer Krankengymnastin, die zwar psychologisch aufgeschlossen, aber nicht psychosomatisch tätig war. Der Patient ging einmal in der Woche zu ihr, um eine krankengymnastische Behandlung des Ellenbogengelenkes durchzuführen. Alle 2 bis 3 Wochen kam er zu kurzen Gesprächen zu mir. Diese Gespräche waren zunächst allein auf seine Erfahrungen in der Krankengymnastik zentriert. Ich versuchte mich mit seinem Anliegen, Bewegungsfreiheit im linken Arm zu gewinnen, zu solidarisieren. In **meinem** Verständnis war in dieser konkreten Frage zugleich implizit sein Lebensthema angesprochen: Bewegungsspielraum zu haben – ohne daß ich dies deutete. Allmählich nahm Herr B. Erfolge und Rückschläge in der Behandlung wahr, er konnte nach und nach kleine situative Belastungen im Vorfeld einer KG-Stunde identifizieren. Er lernte auf diese Weise auf seinen Arm zu hören – oder müßte man sagen: aufkeimende Phantasien auf seine Arm zu projizieren? Dabei war die Dreieckssituation eine große Entlastung für ihn. Er kam weder mir noch der Krankengymnastin zu nahe, er fühlte sich in diesem nicht so eindringenden Setting geschützt. Im Verlaufe eines Jahres wurde es allmählich möglich, im engeren Sinne psychotherapeutisch zu arbeiten.

13.4 Zusammenfassung

Die Thesen der vorliegenden Arbeit sollen noch einmal stichwortartig rekapituliert werden:

- Aus psychodynamischer und psychodiagnostischer Sicht stellen Patienten mit somatoformen Störungen eine *heterogene Gruppe* dar.
- Diese heterogene Gruppe muß unterteilt werden, um *sinnvolle Grundlagen für ein psychotherapeutisches Vorgehen* zu schaffen.
- Drei Gruppen wurden unterschieden, bei denen Somatisierungen als *Konfliktreaktion,* als *neurotisches Leiden* und im Rahmen einer *schweren Persönlichkeitspathologie* auftreten.
- Die erste Gruppe profitiert von kurzfristigen, *kognitiv-behavioralen* oder *psychodynamischen Therapien;* die zweite Gruppe benötigt eine *psychoanalytische Psychotherapie.* Die dritte Gruppe stellt die größte therapeutische Herausforderung dar.

- Drei Zugangsweisen für diese Gruppe bieten sich an: die Durcharbeitung der Affekte in der therapeutischen Beziehung, vor allem in der *Gegenübertragung;* die *Arbeit mit und an den Körperbeschwerden;* die Körpertherapie als *Brückentherapie.*
- Zentrales therapeutisches Prinzip ist die *Affektabstimmung* oder die Affektivbearbeitung in der Beziehung, in der Körpersymptome als Symbole oder als Zeichen verstanden werden können. Bei vielen somatisierenden Patienten übernimmt das Symptom keine symbolische Funktion; es gehörte möglicherweise einmal zu einem Vorstellungsinhalt und einem psychischen Erlebnis, hat sich aber von ihm gelöst. Es ist Zeichen in dem Sinn, daß es auf eine psychische Belastung hinweist. Das Symptom ist aber auch ein Zeichen im Sinne eines kommunikativen Appells, sich demjenigen anzunehmen, der unter seiner Körperstörung leidet, der aber weder über die Möglichkeiten der eigenen Affektregulierung verfügt, noch sich lebensgeschichtlich begründete Hoffnungen darauf machen konnte, daß andere ihm bei ihrer Verarbeitung helfen. Als Psychotherapeuten müssen wir diese anderen sein.

Literatur

Arbeitskreis OPD (Hrsg). Operationalisierte Psychodynamische Diagnostik. Grundlagen und Manual. Bern: Huber 1996.

Becker H. Konzentrative Bewegungstherapie. Integrationsversuch von Körperlichkeit und Handeln in den psychoanalytischen Prozeß. 2. Aufl. (Thieme flexible TB) Stuttgart: Thieme 1989.

Ermann M. Die Persönlichkeit bei psychovegetativen Störungen. Berlin, Heidelberg, New York: Springer 1987.

Fenichel O. Psychoanalytische Neurosenlehre in 3 Bdn. Gießen: Psychosozial Verlag 1996/97.

Fink P. Psychiatric illness in patients with persistent somatisation. Br J Psychiat 1995; 166:93-9.

Guthrie E, Creed F, Dawson D, Tomenson B. A controlled trial of psychological treatment for the irritable bowel syndrome. Gastroentero 1991; 100:450-7.

Guthrie E, Creed F, Dawson D, Tomenson B. A randomised controlled trial of psychotherapy in patients with refractory irritable bowel syndrome. Br J Psychiat 1993; 163: 315-21.

Küchenhoff J. Körpertherapien. In: Praxis der Psychotherapie. Senf W, Broda M (Hrsg). Stuttgart: Thieme 1996; 207-10.

Kumin J. Pre-Objekt Relatedness. London: Guilford 1996.

Luban-Plozza B, Pöldinger W, Kröger F (Hrsg). Der psychosomatisch Kranke in der Praxis. Berlin, Heidelberg, New York: Springer 1989.

Lupke U, Ehlert U, Kellhammer D. Effekte psychologischer Behandlung im Allgemeinkrankenhaus. Verlaufsuntersuchung am Patienten mit Somatisierungsverhalten. Psychother Psychosom Med Psychol 1995; 45: 358-65.

McDougall J. Theater des Körpers. Weinheim: Verlag Internationale Psychoanalyse 1991.

Messer S, Warren C. Models of Brief Psychodynamic Therapy. London: Guilford, 1995.

Modell A. Affects and their non-communication. Int J Psychoanal 1980; 61:259-67.

OPD Arbeitskreis (Hrsg). Operationalisierte Psychodynamische Diagnostik. Bern: Huber 1996.

Plozza-Luban B, Pöldinger W et al. Brücken zwischen psychosomatischer Medizin und Allgemeinmedizin. Berlin, Heidelberg, New York: Springer 1991.

Portegijs P, Van der Horst F, Proot J, Kraan H, Gunther N, Knottnerus J. Somatization in frequent attenders of general practice. Soc Psych Psychiatr Epidemiol 1996; 31:29-37.

Racker H. Übertragung und Gegenübertragung. 5. Auflage München: Reinhardt 1997.

Rodin G. Somatization: a perspective from self psychology. J Am Acad Psychoanal 1991; 19:367-84.

Rudolf G. Psychotherapeutische Medizin. 3. Aufl. Stuttgart: Enke 1996.

Schöttler C. Zur Behandlungstechnik bei psychosomatisch schwergestörten Patienten. Psyche 1981; 35:111-41.

Sami-Ali. Penser le somatique. Paris: Dunod 1987.

Sharpe M, Peveler R, Mayon R. The psychological treatment of patients with functional somatic symptoms: a practical guide. J Psychosom Res 1992; 36: 515-29.

Shaw J, Creed F. The cost of somatization. J Psychosom Res 1991; 35: 307-12.

Stern D. Die Lebenserfahrung des Säuglings. 5. Aufl. Stuttgart: Klett-Cotta 1996.

Stern D. Ein Modell der Säuglingsrepräsentationen. Forum Psychoanal 1996; 12:187-203.

Taylor G. Psychoanalysis and psychosomatics: a new synthesis. J Am Acad Psychoanal 1992; 20: 251-75.

Uexküll T von, Köhle K. Funktionelle Syndrome in der Inneren Medizin. In: Psychosomatische Medizin. Uexküll T von (Hrsg). 5. Aufl. München: Urban & Schwarzenberg 1996; 475-91.

IV. Klinische Modellbildung

▌ Einführung

Der klinische Umgang mit bestimmten Patientengruppen wird im Alltag nicht nur durch Klassifikationen, individuelle Therapieerfahrungen und empirische Forschungsergebnisse beeinflußt. Eine ebenso große, sowohl von Forschung als auch von individueller Erfahrung relativ unabhängige Rolle spielen die Modelle, die sich der Untersucher/Therapeut vom Patienten, von den Hintergründen seiner Störung und von den sich daraus ergebenden therapeutischen Prinzipien macht. Die klinischen Modellbildungen zu somatoformen Störungen sind – wie andere Modellbildungen dieser Art – traditionell an der störungsübergreifenden therapeutischen Tradition bestimmter psychotherapeutischer Schulen und den dort bevorzugten ätiologischen Annahmen orientiert.

Wenn man, wie im vorliegenden Band, versucht, die spezifischen klinischen Interaktionserfahrungen mit Patienten mit somatoformen Störungen stärker zu gewichten, ergibt sich – gerade in der psychodynamischen Tradition – zwangsläufig eine andere Akzentsetzung, auch in der dazugehörigen Modellbildung. Vereinfacht gesagt, geht es jetzt weniger um einen Nachweis der neuro-

tischen Psychogenese einer angenommenen körperlichen Funktionsstörung und um eine Erklärung der typischerweise geringen Motivation und Eignung für eine reguläre Psychotherapie, im Vordergrund soll ein besseres Verständnis für die Beziehungserfahrungen und das Klageverhalten der Patienten in der ärztlich-therapeutischen Beziehung stehen. Daraus folgt, wie schon in Teil III ausgeführt, daß die Überzeugung des Patienten, eine körperlichen Ursache sei der Grund seiner Beschwerden, als charakteristische Besonderheit dieser Störungen akzeptiert und damit therapeutisch umgegangen wird. In diesem Zusammenhang ist auch ein verändertes Verständnis der Zusammenhänge von *Affektregulation* und *Somatisierung* hilfreich, da die bisherigen, auf Alexander zurückgehenden Modellannahmen wenig Handhabe bieten, die teilweise heftigen negativen Affekte einzuordnen, die in der Beziehung zu somatisierenden Patienten auftreten können. Unsere beiden Beiträge versuchen, diese stärkere *Akzentsetzung auf interpersonelle Prozesse* der Symptomentstehung und Symptomerhaltung in der klinischen Modellbildung zu entwickeln und therapeutische Konsequenzen aufzuzeigen.

14 Der Prozeß der depressiven Somatisierung

G. Rudolf

14.1 Somatisierende Patienten als Problempatienten der Psychotherapie

Eine zentrale Aufgabe psychosomatischer Medizin stellte seit jeher der diagnostische und psychotherapeutische Umgang mit solchen Patienten dar, die zwar vielfältige körperliche Beschwerden, jedoch keine organischen Grundkrankheiten aufweisen. Während diese Patienten vergebens um die Anerkennung als »richtig krank« im Sinne der Organmedizin kämpfen, leiden sie aus psychosomatischer Sicht meist unter ungelösten Konfliktspannungen, die aber aus Gründen des Selbstverständnisses der Patienten als körperlich Kranke psychotherapeutisch nicht leicht zugänglich sind. Vielleicht war es jener Widerspruch zwischen den Patientenhypothesen von der organischen Krankheit und den psychosomatischen Hypothesen von ihrem psychologischen Konflikt, welcher das Thema für die gesamte Medizin schwer verständlich machte; die nomenklatorische Verwirrung spiegelt diese Unklarheit in ihren vieldeutigen Begriffen wieder:

- psychogen
- funktionell
- psychosomatisch
- vegetativ

Das Ergebnis war eine weitgehende Ratlosigkeit gegenüber einer Patientengruppe, die nicht nur in der Psychosomatik, sondern in allen Praxen und Kliniken eine zahlenmäßig große Rolle spielt. Wie durch ein Wunder scheint sich das mit der Einführung des Begriffes *somatoforme Störung* geändert zu haben. Plötzlich sind die Fachzeitschriften voll von Arbeiten zu dieser Thematik. Vielleicht ist die Zeit reif geworden für ein kritisches Überdenken der altvertrauten Konzepte und für den Versuch, neue Konzeptualisierungen zu wagen. Der vorliegende Beitrag beschreibt *Somatisierung als prozeßhafte Entwicklung im interpersonellen Raum*.

In diesem Sinne spielen das Krankheitsverhalten und Krankheitserleben der Patienten und die Einstellungen der untersuchenden Therapeuten eine zentrale Rolle. Zur Charakterisierung der Patienten mit somatoformen Störungen im allgemeinen (F45) und mit Somatisierungsstörungen (F45.0) im speziellen werden diese verglichen mit Patienten, welche keine somatoformen, sondern psychoneurotische Störungen (F40 bis F43) oder Störungen des Eßverhaltens (F50) aufweisen (Abb. 14.1).

Der Vergleich der vier Diagnosegruppen bei 1 185 Patienten der Psychosomatischen

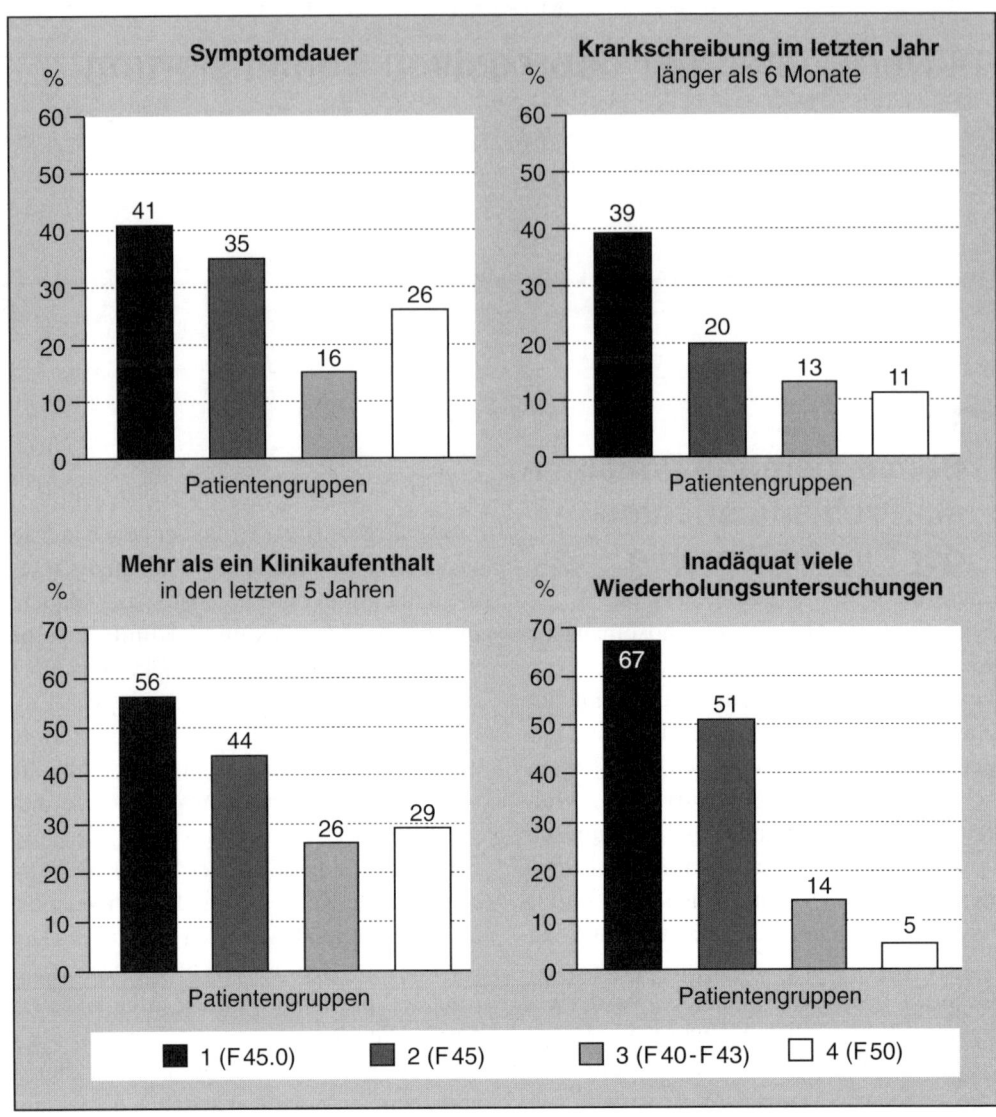

Abb. 14.1

Klinik Heidelberg läßt erkennen, daß die Patienten mit somatoformen Störungen – und innerhalb dieser Gruppe die Somatisierungsstörungen am ausgeprägtesten – eine längere Symptomdauer, längere Krankschreibungen, häufigere Klinikaufenthalte und häufigere ärztliche Wiederholungsuntersuchungen zeigen als die Patienten mit vorwiegend psychischen Störungen und Verhaltensstörungen. Offenbar nehmen sie das medizinische Versorgungssystem der Arztpraxen und Kliniken besonders intensiv in Anspruch. Wie sich diese *Arztaffinität* auf ihre Einstellung zur psychosomatischen Untersuchung auswirkt, geht aus Abbildung 14.2 hervor.

Aus der Therapieerwartungsskala wurden zwei Items ausgewählt, welche Schwierigkeiten im Aufbau einer therapeutischen Beziehung signalisieren:

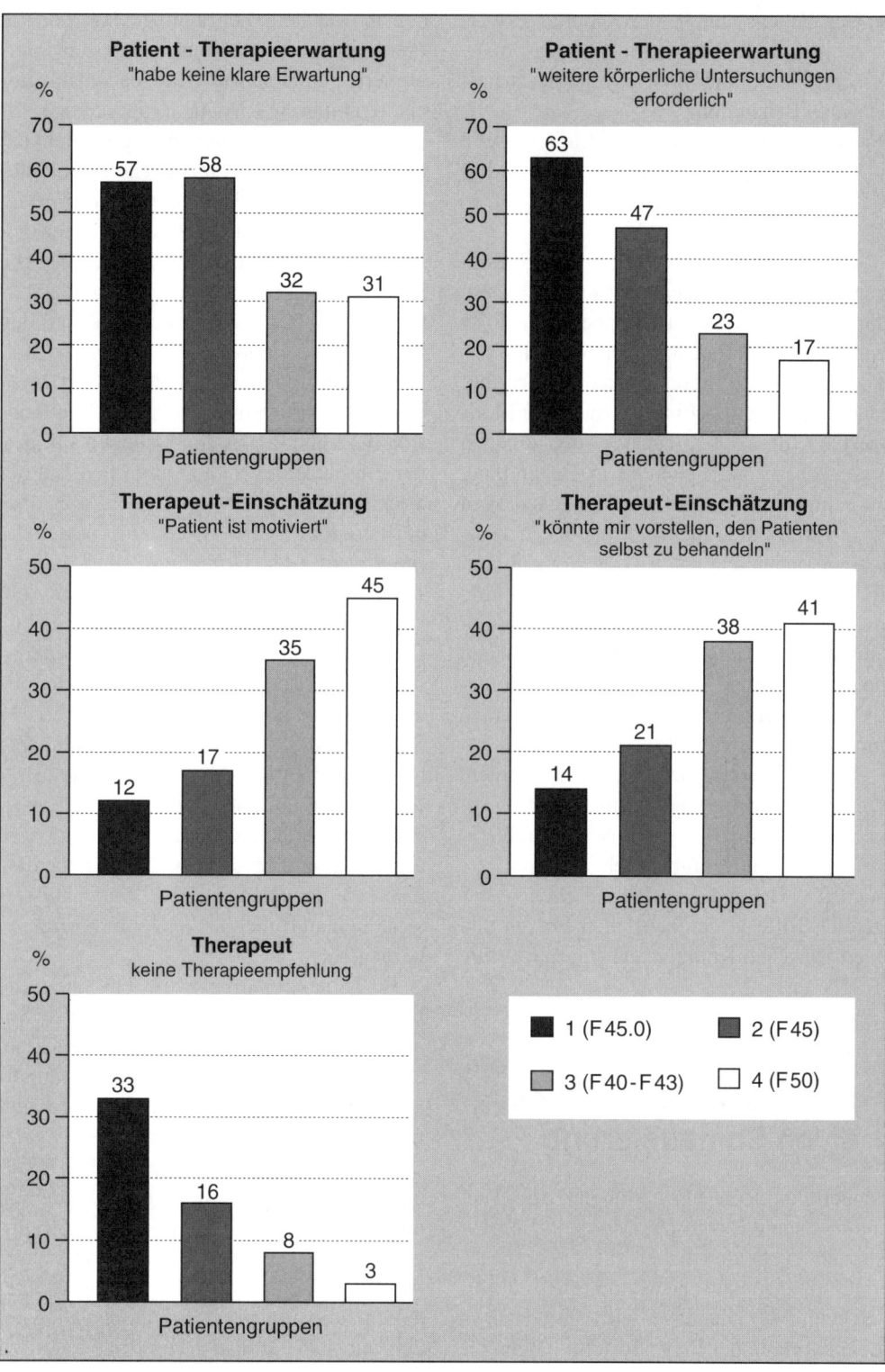

Abb.14.2

- Der Patient äußert keine klaren Erwartungen bezüglich einer psychosomatischen Beratung und psychotherapeutischen Behandlung.
- Der Patient hält in erster Linie weitere körperliche Untersuchungen für erforderlich.

Die Patienten mit somatoformen Störungen bzw. Somatisierungsstörungen äußern diese Überzeugung fast doppelt so häufig wie die übrigen Patienten. Die Reaktion des Therapeuten auf dieses Beziehungsangebot läßt sich aus einer Einschätzung der Motiviertheit des Patienten und der eigenen Bereitschaft, den Patienten in Behandlung zu nehmen, ablesen. Beide Einschätzungen liegen wesentlich niedriger als bei nichtsomatisierenden Patienten. Der Versuch, im Rahmen diagnostischer Gespräche eine psychotherapeutische Zusammenarbeit zu entwickeln, mißlingt bei diesen Patienten deutlich häufiger – bei Patienten mit Somatisierungsstörungen zu 33 %, bei Patienten mit Eßstörungen zu 3 %.

Damit ist das therapeutische Problem dieser Patientengruppe umrissen: Sie suchen nicht die Hilfe, die eine psychotherapeutische Einrichtung geben kann, sie suchen etwas anderes; daß sie ebenso vergeblich Hilfe in den ärztlichen Praxen und Medizinischen Kliniken suchen, macht ihre Tragik aus.

14.2
Der Prozeß der depressiven Somatisierung

Manche moderne Darstellungen zum Thema betonen das statische Moment: Somatisierende Patienten haben die Eigenschaft, vielfältige somatische Symptome zu entwickeln; die Diagnose wird geradezu in Beantwortung der Frage gestellt: »Wieviele organisch nicht abklärbare Symptome wurden in welchem Zeitraum geklagt und im Patientenselbstverständnis somatisch interpretiert?« In Ergänzung dessen scheint mir ein dynamisches Moment unerläßlich für das Verstehen der Patientenpersönlichkeit, es hat vor allem therapeutische Implikationen. Es geht dabei um die *Somatisierung als prozeßhafte Entwicklung* im lebensgeschichtlichen Kontext des Patienten, welche ich in aller Kürze und Verdichtung darstellen will. Ich beschränke mich dabei auf den Bereich der *depressiven Somatisierung,* also jene Entwicklungen, die sich auf einen deutlich sichtbaren depressiven Grundkonflikt beziehen lassen; dieser liegt nach meiner Einschätzung bei einem großen Teil der Somatisierungspatienten vor. Es gibt aber unbestreitbar auch *hysterische Somatisierungen* auf der Grundlage eines ödipalsexuellen Konflikts oder solche vor dem Hintergrund eines Autonomiekonflikts. (Das Konzept des depressiven Grundkonflikts und der depressiven Somatisierung ist ausführlicher beschrieben bei Rudolf, 1996 S. 125 f und S. 164 f.) Es handelt sich dabei nicht um manifest-depressive Störungsbilder, sondern um Patienten, die ein depressives Grundthema auf unterschiedliche Weise abgewehrt und bewältigt haben und die deshalb eine Beziehung zu der Störung aufweisen, die man früher als *larvierte Depression* bezeichnete.

Besonders eindrucksvoll läßt sich die Entwicklungsdynamik der depressiven Somatisierung bei jenen Patienten beobachten, die eigentlich gar nicht zum Psychosomatiker kämen, wenn sie nicht dazu gedrängt würden: Es sind solche, die auf Weisung der Sozialgerichte zur Begutachtung ihrer beruflichen Leistungsfähigkeit – fraglich eingeschränkt durch somatoforme Störungen – zu uns kommen. Sie zeigen in krasser Ausprägung eine Entwicklung, die weniger extrem, aber immer noch deutlich genug bei den meisten Somatisierungspatienten zu beobachten ist.

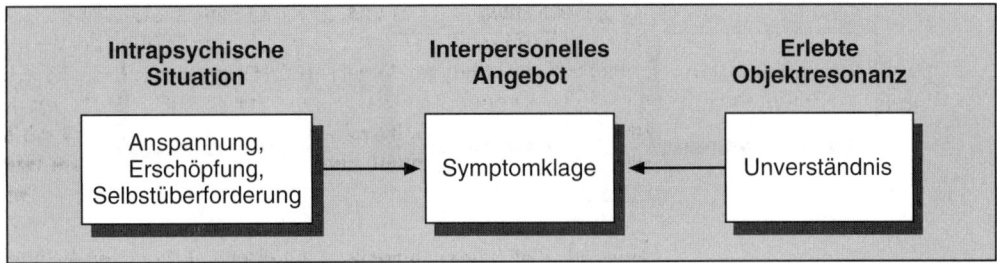

Abb. 14.3

Im folgenden werden zunächst einzelne Elemente beschrieben, die abschließend zu einem Gesamtschema integriert werden. Die Beschreibung erfolgt auf drei Ebenen:

1. der intrapsychischen Situation des Patienten,
2. seinem interpersonellen Angebot und
3. der von ihm erlebten Antwort der Objekte.

14.2.1
Die Symptomklage

Wir beginnen bei dem voll ausgebildeten klinischen Bild und verfolgen seine Entwicklung zurück. Das klinische Bild als *interpersonelles Muster* ist durch ein spezielles Symptomangebot, ein spezifisches Klageverhalten ausgezeichnet, mit dem der Patient sich an seine Angehörigen oder die Ärzte wendet.

Wenn wir das Bild nach außen *(Resonanz der Objekte)* und nach innen *(intrapsychisches Erleben)* ergänzen, sehen wir auf der intrapsychischen Seite der Persönlichkeit Züge der Anstrengung und der Erschöpfung. Der Patient gibt sich alle Mühe, seine Krankheit zu beherrschen und seine Leistungsfähigkeit wiederzugewinnen. Er ist bereit, alles mitzumachen, was der diagnostischen Abklärung und seiner Gesundung dienen könnte; er erlebt sich in einer Art Kampf gegen die Krankheit und für die Gesundheit, wobei sich die Patienten, die

wir in der Psychosomatischen Klinik sehen, meist schon ziemlich abgekämpft fühlen.

Auf seiten des *Objekterlebens* imponiert die fehlende Resonanz der anderen. Das ist aus Sicht der Patienten ein durchgängiges Thema: Womit auch immer sie sich an andere wenden, sie finden nicht die Resonanz, die sie suchen. Das heißt, bei den Angehörigen finden die Patienten kein Verständnis (»Meine Frau kann es schon nicht mehr hören«) und bei den Ärzten keine nachhaltige Hilfe. Bei genauerer Betrachtung erweist es sich, daß Patienten der jeweils neuen Untersuchung und Behandlung mit großen Erwartungen entgegengehen, dann aber irgendwann aufgeben und sich aufgegeben fühlen. Es zeigt sich eine Beziehungsfigur, die mit idealisierenden Hoffnungen beginnt und mit Resignation und unterschwelliger Enttäuschung endet, bis sie sich irgendwann mit neuen großen Erwartungen einem neuen möglichen Retter zuwendet. Dieses *Schaukelprinzip von Hoffnung und Enttäuschung* wurde an anderer Stelle ausführlicher beschrieben (Rudolf, 1992).

In diesem Zusammenhang läßt sich auch ein weiteres Prinzip verdeutlichen, es betrifft die *Wechselwirkung* zwischen *Objekterleben, interaktionellem Angebot und interpersonellem Erleben*. Je weniger eine als hilfreich und verständnisvoll erlebte Objektresonanz erfahren wird, desto eher verstärkt sich die an das Gegenüber gerichtete Symptomklage und das Gefühl der Anspan-

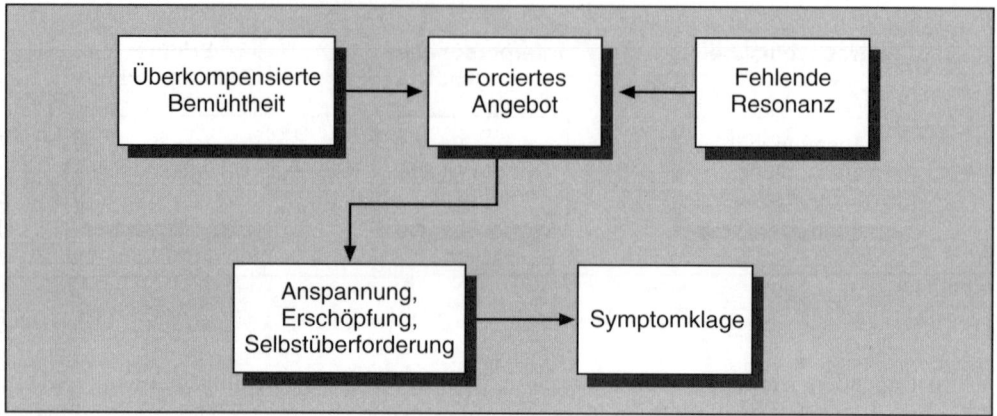

Abb. 14.4

nung und Erschöpfung im Intrapsychischen. Dieser Vorgang der *zirkulären Verstärkung* wird uns auf vielen Ebenen wieder begegnen.

14.2.2
Forciertes Angebot
und Burnout-Entwicklung

Was geht der Symptombildung voraus? Die Symptombildung stellt offensichtlich etwas Neues dar, einen qualitativen Sprung, eine deutliche Alternative zu dem, was vorausging. Im Vorfeld beobachten wir häufig als interpersonelles Angebot etwas ganz anderes, eine *forcierte Bereitschaft, zu geben und zu leisten.* Ihr entspricht intrapsychisch eine angestrengte Bemühtheit, alles um jeden Preis möglich und richtig zu machen, und darin liegt die Gefahr, sich zu verausgaben.

Ich habe kaum je einen Somatisierungspatienten gesehen, der, darauf angesprochen, nicht mit unterschwelligem Stolz berichtet hätte, wie er als Mann zwei Schichten arbeitete, als Frau die eigenen Kinder, die eigenen Eltern und womöglich auch noch die Schwiegereltern versorgte; wie er oder sie sich in ihrem Leben mit größtem Einsatz um ein lohnenswertes Ziel bemühten.

Auch diese *kompensatorische Anstrengung* des Patienten, sein bemühtes Angebot an die anderen, blieb in der Regel ohne Resonanz bei den wichtigen Objekten, welche diese Anstrengung nicht wahrnahmen und nicht anerkannten. Rückblickend hat der Patient zwar den Eindruck, daß er in seiner übergroßen Bereitschaft zu geben, zu leisten, es richtig zu machen, richtig zu sein, von den anderen ausgebeutet wurde. So verstärkt sich auch dieses System selbst bis zu einem Punkt, wo es, nicht selten überraschend, erschöpft zusammenbricht und in die Symptombildung einmündet.

Häufig sind es eher geringfügige Erkrankungen, leichte bis mittelschwere Unfälle oder unterschwellige Beziehungskrisen, welche den Umschwung einleiten. Dieser erscheint wie ein Aufgeben nach langer Anstrengung, es genügt zuletzt ein Tropfen, um das Faß überlaufen zu lassen, das sich über lange Zeit gefüllt hat.

Die Dimension des kompensatorischen Bemühens und des forcierten Angebots ist für einen großen Teil der Somatisierungspatienten nicht nur im erwachsenen Leben kennzeichnend, sie läßt sich auch bereits in der Adoleszenz und in der Kindheit auffinden, wenn z. B. berichtet wird, daß die Patienten bereits früh in der elterlichen Berufswelt mithelfen mußten, Verantwor-

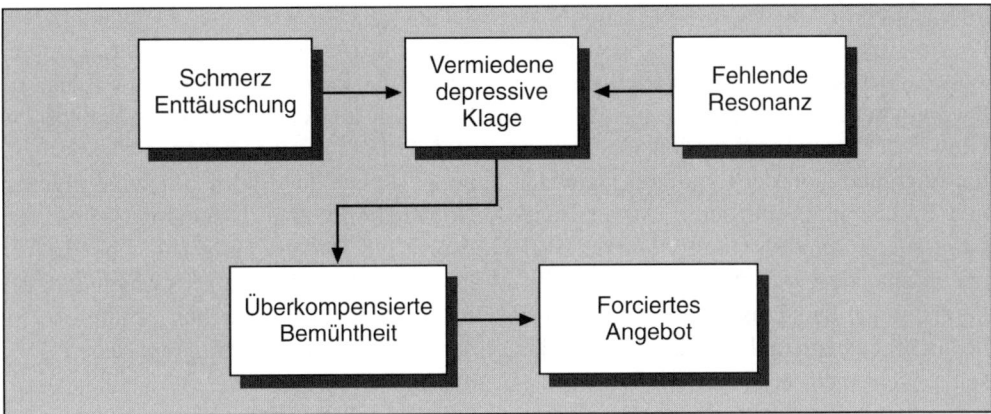

Abb. 14.5

tung für jüngere Geschwister übernommen haben oder auf andere Weise in die Bewältigung einer familiären Notlage ganz selbstverständlich eingespannt waren.

14.2.3
Forcierte Bemühtheit als Depressionsbewältigung

Wie sieht der biographische Kontext der kompensatorischen Bemühung aus? Dieser Schritt ist empirisch schwer zu belegen, seine Ableitung entspringt aus einer analytischen Wahrnehmung des Abgewehrten, welches hinter dem bewußten Erleben sichtbar wird. Aus dieser Perspektive, die zusätzlich durch biographische Mitteilungen fundiert wird, erscheint das kompensatorische Bemühen als Ausdruck der Depressionsbewältigung. Die Abwehr der Depression ist bewußtseinsnah. Der Patient setzte seit jeher seine Ehre daran, nicht depressiv zu erscheinen, d. h. nicht zu klagen, nicht einmal zu fordern, obgleich es vieles zu fordern und zu beklagen gäbe. Depressiv sein wäre gleichbedeutend mit abgewerteten Eigenschaften wie Jämmerlichkeit, Schwäche, Ohnmacht, Bedürftigkeit und damit Abhängigkeit von Objekten, welche die Macht besitzen, Bedürfnisse zu

befriedigen oder zu versagen. Das kompensatorische Bemühen als Interaktionsangebot betont, daß der Betreffende seinen Objekten etwas zu geben bereit und im Stande ist: Er vertritt die Position der Stärke und der Fülle, nicht die der Bedürftigkeit. Das kompensatorische Bemühen imponiert so als ein *Verarbeitungsmodus für eine dahinterliegende depressive Konfliktsituation.*

14.2.4
Verdrängung des depressiven Grundkonflikts

Das Vorliegen eines biographisch frühen depressiven Grundkonflikts wird, wie schon angedeutet, einerseits aus der aktuellen Beobachtung des Patienten und andererseits aus der Interpretation biographischer Fakten erschlossen – für Psychoanalytiker eine leichte Übung, für Empiriker ein kühner Sprung. Er bedeutet nichts weniger, als daß die unbewußte Beziehungsgestaltung des Patienten, also z. B. seine Bedürftigkeit, Einsamkeit, Verletzlichkeit, die hinter seinem forciert autonomen Verhalten anklingt, in Verbindung gesetzt wird mit biographisch frühen Beziehungserfahrungen. Diese können in der Regel nicht als emotionale Erfahrung verbalisiert werden. Die Beziehungsgeschichte erscheint eher leer, normativ unauffällig; aber das diagnostische Gespräch über soziale Fakten und Ereignisse der Familiensituation gibt häufig deutliche Hinweise. Oft sind es Situationen der sozialen Enge und Not, der familiären Schmach und Beschämung, mit deren aktiver Behebung oder zumindest Übertönung der Patient so engagiert war, daß sein eigenes Zukurzkommen und Einsamsein in der Familie nicht sichtbar und zuletzt auch für ihn selbst nicht mehr erlebbar war. Der Patient scheint von klein auf in ein Wiedergutmachungsprogramm für die Familie einge-

spannt zu sein. Wenn man Patienten darauf anspricht, welches Echo diese ihre Leistungen in der Primärfamilie gefunden hat, erklären sie diese für selbstverständlich, sie rechtfertigen keine besondere Anerkennung, zumal die Eltern mit ihrer eigenen Notsituation vollauf beschäftigt waren. Die depressive Enttäuschung (»Ich bin immer für andere da, ich habe selber niemand, der für mich da wäre«) leuchtet deutlich auf in der Übertragung des biographischen Themas auf die erwachsene Beziehungsgestaltung. (Vergleiche Abb. 14.6).

Ein LKW-Fahrer hat in seinem Selbstverständnis nur dafür gelebt, seiner Familie ein eigenes Haus zu bauen; als er anläßlich einer Unfallverletzung auf die Anteilnahme und Fürsorge seiner Frau hofft, teilt sie ihm mit, daß sie einen Freund hat und ihn verlassen wird. In seinem Selbstverständnis hatte er sich vorrangig der Aufgabe verschrieben, seiner Familie optimale Lebensbedingungen zu schaffen; ebenso hatte er versucht, seinen – in sehr bescheidenen Verhältnissen lebenden – Eltern zu demon-

strieren, was er zu schaffen fähig ist. Seine Angebote an beide wichtigen Objekte waren vergebens. In dieser Situation, welche zugleich die Enttäuschung an den Objekten und ihren Verlust bedeutet – was beides emotional nicht erlebt und zum Ausdruck gebracht werden kann und im Konzept des psychosomatischen Untersuchers am ehesten als Verleugnung beschrieben wird –, erfolgte der Zusammenbruch der kompensatorischen Bemühung und der Ausbruch der somatoformen Symptomatik.

14.2.5
Der Chronifizierungsprozeß

Eingangs wurde bereits erwähnt, daß das interpersonelle Angebot der Symptomklage nicht die erwartete Resonanz bei den Objekten findet. Jetzt, da nach Ausbruch der Erkrankung das Gefühl großer Hilfsbedürftigkeit an die mächtigen Helfer – z. B. die Ärzte – herangetragen wird, erweisen sich diese als nicht bereit oder nicht fähig, Hilfe zu geben. Ja, sie weisen häufig das Symptom als unglaubwürdig, simuliert, zumindest aber als aggraviert zurück und bestreiten so die Bedürftigkeit des Patienten. Nach mancherlei Behandlungsversu-

chen, die aus der Sicht des Patienten vergeblich waren, wird er aufgefordert, sich zusammenzureißen und die Arbeit wieder aufzunehmen.

In dieser Situation wird mancher Patient zum Michael Kohlhaas, der für seine gerechte Sache bis zum äußersten zu kämpfen bereit ist; manche werden zu Kämpfern, zu Märtyrern, die eher an der ungerechten Welt zugrunde gehen als ihren berechtigten Anspruch aufgeben wollen. Es ist der Anspruch auf Anerkennung ihrer Hilfsbedürftigkeit und auf die Stillung dieses Bedürfnisses; es ist ein Anspruch auf Heilung, in diesem Falle häufig ein *Anspruch auf Wiedergutmachung*. Da aber die Unversöhn-

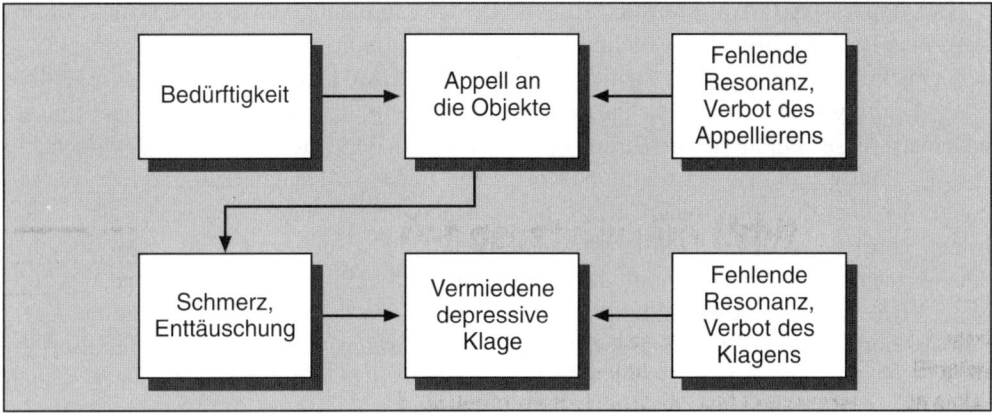

Abb. 14.6

lichkeit der Zeit keine Veränderung der Vergangenheit gestattet und somit nichts, was im Leben schlecht war, wieder gutgemacht werden kann, kämpfen die Patienten einen aussichtslosen, von außen gesehen masochistisch-selbstzerstörerischen Kampf. Dessen autodestruktive Seite wird angesichts chronifizierter Symptomatik und ärztlicher Ohnmacht auch in der Entwicklung zur *Selbstmedikation* sichtbar, welche häufig Suchtzüge erkennen läßt. Es gibt Patienten, die im Gefühl, von der Medizin aufgegeben zu sein, ein Zerrbild ärztlicher Verschreibungs- und Behandlungspraxis an sich selbst realisierten, sei es, daß sie große

Mengen von harmlosen bis hochpotenten Medikamenten, insbesondere Tranquilizer, Anxiolytika und Neuroleptika, einnahmen, oder sich gar selbst Injektionen in ein schmerzhaftes Organ verabreichten. (Abb. 14.7)

14.2.6
Die Stufen des Somatisierungsprozesses

Die prozeßhafte Abfolge der Somatisierungsentwicklung läßt sich in folgenden Stichworten zusammenfassen (s. Abb.14.8).

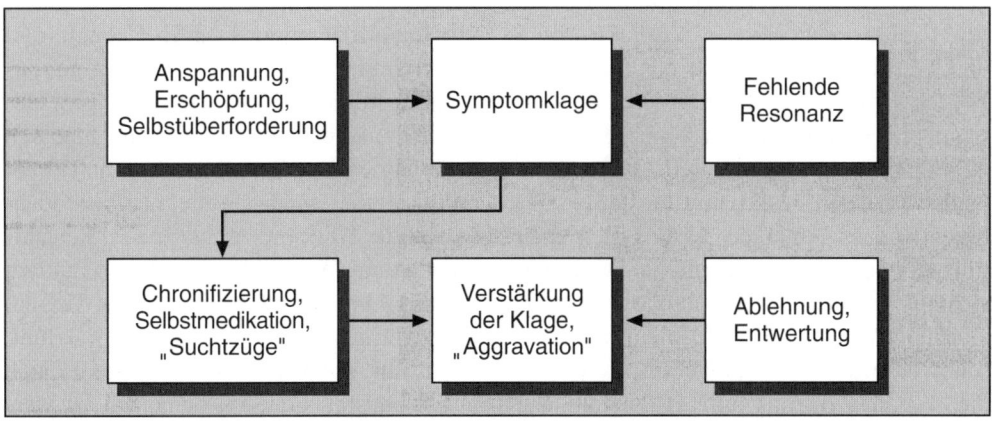

Abb. 14.7

Der depressive Grundkonflikt: Es existiert eine Basiserfahrung, in welcher der Objektverlust vor allem den Verlust von Versorgtwerden und Beachtetwerden bedeutet; diese kindliche Erfahrung entspringt häufig aus psychosozialen Notlagen, welche die emotionale Kraft der Eltern absorbieren. Die Familie gerät in eine psychosoziale Situation, in der dem Kind etwas für die Entwicklung seines Selbst und seiner Beziehungen sehr Wichtiges nicht zur Verfügung gestellt werden kann.

Die Abwehr des depressiven Grundkonflikts: Da die familiären Bedingungen es als aussichtslos erscheinen lassen, an die nicht verfügbaren Objekte zu appellieren und sie durch Signale von Trauer, Wut und Schmerz umzustimmen, müssen diese beziehungsregulierenden Affekte massiv abgewehrt werden, was zu einer Abdrosselung des affektiven Erlebens und der emotionalen Ausdrucksfähigkeit sowie zwangsläufig zu einer Bereitstellung autoaggressiver Potentiale führt. Die Abdrosselung der beziehungsregulierenden Affekte impliziert freilich auch einen Verzicht auf bestimmte Beziehungsmuster, vor allem solche der Bedürftigkeit und des Einklagens von unerfüllten Bedürfnissen.

Die Bewältigung des abgewehrten depressiven Grundkonflikts: Um angesichts der enttäuschenden Objekterfahrung und des Gefühls der eigenen Zurückweisung und Wertlosigkeit dennoch die Beziehung zu den Objekten und die eigene Binnenregulation stabilisieren zu können, werden Bewältigungsmuster etabliert. Ein häufig beobachtbares Bewältigungsmuster in der beschriebenen Situation ist das Bemühen um eine eigenverantwortliche Aktivität, welche in ihrer stillen, verbissenen Einsatzbereitschaft gleichzeitig ein altruistisches interaktionelles Angebot (»Ich helfe dir, statt daß du mir hilfst«) darstellt wie auch eine narzißtische Bestätigung bedeutet

(»Ich bin nicht bedürftig und schwach, sondern autonom und stark«).

Burnout-Entwicklung: Die repetitive Erfahrung, daß der eigene große Einsatz von den Objekten letzten Endes doch nie mit Interesse, Dankbarkeit und Bezogenheit beantwortet, sondern übersehen, ausgenutzt oder gar ausgebeutet wird, führt zu einer unterschwelligen Aushöhlung und Erschöpfung. So verharrt der Patient letztlich in seinen basalen negativen Beziehungserfahrungen, d. h., er bleibt auch seinen frühen enttäuschenden Liebesobjekten treu. Hinzu kommt, daß die überkompensatorischen, altruistisch getönten Bemühungen mit dem Verlust aggressiv durchsetzungswilliger Kompetenzen einhergehen. Der Versuch, alles gut und richtig zu machen – die oder der Gute zu sein –, geht einher mit einer spezifischen Wehrlosigkeit, welche sich bis zur masochistisch getönten Leidensbereitschaft steigern kann.

Der Symptomausbruch: Ein geringfügiges äußeres Belastungsereignis leitet eine Entwicklung ein, die wie ein Persönlichkeitswandel imponiert. Das oft geringfügige Trauma wird als Entmächtigungsereignis erlebt, das gleichzeitig wie eine Über-Ich-Entlastung wirkt. Nachdem dieses Ereignis eingetreten ist, scheint der Patient die Berechtigung zum Kranksein mit all seinen Konsequenzen des Klagens und Hilfesuchens erworben zu haben.

Chronifizierung: Der Hilfsappell und die Symptomklage sind offenbar so beschaffen, daß sie von den mächtigen Objekten (z. B. den Ärzten) nicht angemessen beantwortet werden können. Der Patient richtet immer wieder große, geradezu idealisierende Hoffnungen auf neue Behandlungen und Ärzte, die zu ebenso großen Enttäuschungen auf beiden Seiten führen. Es verstärkt sich beim Patienten das Gefühl, nicht nur nicht therapiert, sondern auch ungerecht und grausam behandelt zu werden, wodurch wiederum der Anspruch auf

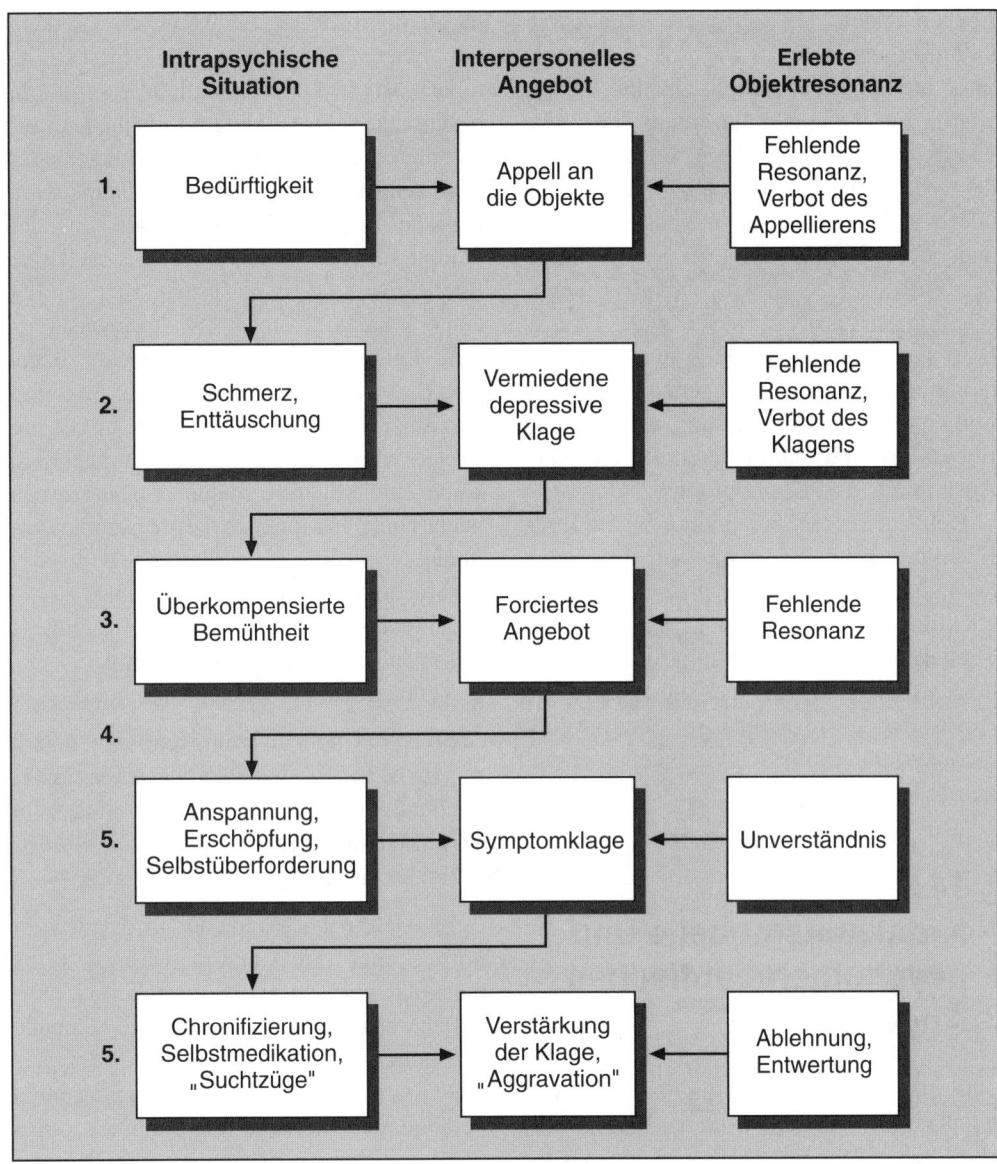

Abb. 14.8

Heilwerden und auf Wiedergutmachung intensiviert wird. Zugleich leisten die perpetuierten medizinischen Behandlungen einer fortschreitenden Beschädigung des Körpers Vorschub. Im Zusammenhang mit dieser destruktiv-masochistischen Dynamik steht nicht selten die der Suchtentwicklung. Sie kann z. B. im Gewande der Selbstme-

dikation erscheinen oder als die scheinbar besonders gewissenhafte Einnahme aller ärztlich verordneten Medikamente imponieren.

Der Ablauf in diesem Schema erfolgt nicht, wie das Bild nahelegen könnte, so wie ein Ball die Treppe hinunterläuft, von einer Stufe zur nächsten. Auf den meisten

Ebenen bilden sich selbstverstärkende zirkuläre Figuren aus, so wie z. B. die Erwartung an die idealisierten Objekte immer wieder zur Objektenttäuschung führt und aus der Objektenttäuschung immer wieder der Wunsch nach Idealobjekten entspringt; oder wie die Nichtakzeptanz des Symptomangebots zur Verstärkung der Symptomklage führt, welche damit nochmals wahrscheinlicher zurückgewiesen wird. Ebenso führt das von den Objekten nicht wahrgenommene forcierte Engagement zu einer immer weiteren Verstärkung des eigenen Bemühens und damit letztlich zu einer Aushöhlung und Erschöpfung.

Deutlicher als bei manchen anderen Krankheitsbildern sehen wir bei den Somatisierungsstörungen prozeßhafte Entwicklungen, die allesamt in Richtung der Verstärkung und Verfestigung des Geschehens wirken und die einer therapeutischen Auflösung, sei sie medizinisch oder psychotherapeutisch, große Schwierigkeiten entgegenstellen.

14.3
Krankheitsmodelle und psychotherapeutisches Angebot

Abschließend gilt es zu untersuchen, wie ein Krankheitsmodell aussehen kann, welches sich auf die beschriebenen Muster des Selbsterlebens und der Objektbeziehungen stützt. Von zentraler Bedeutung ist dabei die Hilfsbedürftigkeit der Patienten. Die manchmal mühsam unterdrückte, aber doch stets bereitliegende und bereitwillig ausgebreitete Klage über Körperbeschwerden imponiert nur auf den ersten Blick als Hilfsbedürftigkeit. Bei genauerem Hinsehen ist der starke Appell »Helfen Sie mir, indem Sie das Körpersymptom sofort beseitigen« ein verzweifelter Wunsch, der unmöglich erfüllt werden kann, es sei denn von einem Wundertäter. Die Hilfsbedürftigkeit ist strikt auf das Körpersymptom beschränkt, alles andere im Leben ist auszuhalten und gibt keinen Anlaß zu klagen oder sich bedürftig zu fühlen. Überhaupt wäre jegliche Bedürftigkeit das letzte, das der Patient für sich gelten ließe. Er hat keine Bedürfnisse, er ist nur krank bzw. er hat einen kranken Körper. Die kompensatorische Leistungsbereitschaft und der überhöhte Autonomieanspruch, die zugleich narzißtisch stabilisierend wirken, tragen ein weiteres dazu bei, daß der Patient eigentlich keine Unterstützung finden und annehmen kann. Diese Faktoren wirken zusammen im Sinne

● fehlender emotionaler Entlastung,
● fehlender kommunikativer Entlastung,
● fehlender regressiver Entlastung,
● Verharren in der Daueranspannung.

So ist der Somatisierungspatient jemand,
● der, ohne es sich einzugestehen, unter ständiger psychischer Anspannung steht (ein Gemisch von Angst, Ärger, Bedürftigkeit und Anspruch).

Er ist ferner jemand, der in dauerhafter körperlicher Anspannung verharrt (eine muskulär und sensorisch verankerte dauerhafte Leistungsbereitschaft und fehlende Entspannungsmöglichkeit), und der aus einer ständigen sozialen Anspannung nicht herausfindet (in der Notwendigkeit, alles richtig machen zu müssen).

Diese Faktoren zusammengenommen bedingen eine *chronische Selbstüberforderung,* aber auch eine chronische Selbstverleugnung in dem Sinne, daß wichtige Aspekte des eigenen Selbst nicht gelebt werden können. Das Krankwerden in der Ausbildung von Somatisierungssymptomen läßt sich somit aus mehreren Perspektiven sinnvoll interpretieren (vgl. dazu die kritische Diskussion der Erklärungsmodelle von P. Henningsen, Kap. 15 in diesem Band).

14.3.1
Psychophysiologisch-kausale Erklärung

In einem psychosomatisch-psychophysiologischen Sinne läßt sich z. B. die *Disposition für die Entstehung von Muskelschmerzen* innerhalb des Streßparadigmas kausal erklären. In der kausalen Logik der Streßreaktion bedeutet die Daueranspannung und fehlende emotionale Entlastung eine beständige Aktivierung des noradrenergen Systems.

1. Die *dauerhafte sympatikotone Erregung* geht einher mit eine muskulären, um Haltung und Leistung bemühten Dauerspannung, die gleichzeitig angstgetönt ist.

2. Die *erhöhte Kortisonproduktion* bedeutet eine Immunsuppression und dadurch eine erhöhte Entzündungsbereitschaft in der Muskulatur.

3. Zugleich kommt es unter diesen Voraussetzungen zu einer *Einschränkung der reparativen Funktion* für kleinere Muskelschäden.

Aus dem Zusammenwirken dieser Faktoren resultiert die Disposition für muskuläre Schmerzsymptomatik.

14.3.2
Psychodynamisch-intentionale Erklärung

In einem psychosomatisch-psychodynamischen Rahmen kann das Krankheitsgeschehen als Versuch der subjektiven Entlastung und Selbstverwirklichung mittels Symptombildung verstanden werden.

Diese intentionale (zielgerichtete) Logik bedeutet: Krankwerden erscheint als eine Befreiung aus den oben beschriebenen Fesseln und stellt den Versuch einer regressiven Befriedigung von Beziehungswünschen dar, die wir als lebensgeschichtlich früh und hoch ambivalent verstehen können. Die Ambivalenz setzt sich zusammen zum einen aus Wünschen nach Erlösung, umfassender Versorgung, Rettung und Heilung durch Objekte, die unübersehbar idealisiert sind; zum anderen bildet die Realisierung ebenso negative Beziehungsmuster, wie Enttäuschtwerden, Zurückgewiesenwerden, Abgelehntwerden, Zerstörtwerden und Gequältwerden durch Objekte, die sich nicht in der richtigen Art und Weise um das Subjekt kümmern und ihm nicht gerecht werden. Die Psychodynamik des Enttäuschungsgeschehens wurde an anderer Stelle ausführlich dargestellt (Rudolf, 1997).

In der Logik der *Operationalisierten Psychodynamischen Diagnostik* (OPD) läßt sich das Geschehen als Autarkie-Versorgungs-Konflikt bei mäßig integriertem Strukturniveau kennzeichnen.

14.3.3
Existentielle Erklärung

Eine dritte Form der Sinnzuschreibung versucht die existentielle Situation von Menschen der Gegenwart zu erfassen. Hier sehen wir Individuen, die angesichts der schmerzlichen Erfahrungen ihres Lebens, angesichts von Fremdheit und Ungeborgenheit in der Welt, beunruhigt zurückbleiben und die Zuwendung und den Trost, die Beruhigung, welche Menschen geben können, nicht finden. Sie hoffen statt dessen auf Erlösung, wie sie nur ein Gott gewähren könnte, aber auch der schweigt in der Regel, so wie die vergötterten, idealisierten Ärzte tatenlos zusehen und die Erlösungssehnsucht nicht stillen können. Der bedrohte, schmerzende, in seinen Funktionen versagende Körper erscheint als Bild des existentiell ausgelieferten Individuums, das weder in der Welt der Menschen noch im Gehäuse des eigenen Leibes noch in einer transzendenten religiösen Welt Geborgenheit finden kann und in seinem Schmerzerleben in einem zeitlosen Martyrium eines irdischen Fegefeuers lebt. Alle drei genannten Erklärungen bzw. Sinnzuschreibungen sind geeignet, das quälerisch belastende Beziehungsangebot des Patienten – er drängt auf Hilfe, ohne sie annehmen zu können – als sinnhaft zu akzeptieren. Daraus erwächst eine therapeutische Haltung, die nicht die Zurückweisung des ärztlichen Hilfsangebots in den Mittelpunkt stellt (»Patient mit schlechter Compliance«), sondern akzeptiert, daß der Patient – um jeden Preis – die Mitteilung des gequälten, hilflosen Ausgeliefertseins auf seine Körperlichkeit zentriert.

14.4 Fazit

Ein *Prozeßmodell der depressiven Somatisierung* hat in erster Linie psychotherapeutische Implikationen. Die langjährige Erfahrung im diagnostischen und therapeutischen Umgang mit somatisierenden Patienten, die in der Psychosomatik Hilfe suchten oder zur Begutachtung kamen, ließ folgendes sichtbar werden: Es ist sehr schwer möglich, diese Patienten, in Analogie zum üblichen psychotherapeutischen Vorgehen, auf latente Konfliktinhalte hin anzusprechen. Solche Interventionen werden von den Patienten meist als Vorwurf und Angriff gewertet und mit verstärkter somatischer Symptomklage beantwortet. Das Interesse und die Anteilnahme eines Therapeuten an den Themen, die das Prozeßmodell beschreibt, erlaubt einen

wesentlich besseren therapeutischen Zugang. Der Therapeut wird in die Lage versetzt, die wegen ihrer *aggravierenden Symptomklage* und *Arzttentäuschung* eher schwierigen Patienten angesichts einer nunmehr verstehbaren Lebensentwicklung besser zu akzeptieren. Der Patient fühlt sich im Gespräch über seine bewußtseinsnahen und ichsyntonen Bewältigungsbemühungen (welche der Depressionsabwehr gelten) eher verstanden und angenommen. Wie in allen Prozessen, die deutliche selbstverstärkende Anteile aufweisen, eröffnet sich auch im Prozeß der depressiven Somatisierung eine Veränderungschance am ehesten dort, wo ein Circulus vitiosus als solcher verstanden und dadurch unterbrochen werden kann.

Literatur

Egle UT, Hoffmann SO (Hrsg). Der Schmerzkranke. Grundlagen, Pathogene, Klinik und Therapie chronischer Schmerzsyndrome aus biopsychosozialer Sicht. Stuttgart: Schattauer 1993.

Rief W, Hiller W. Somatoforme Störungen. Körperliche Symptome ohne organische Ursache. Bern: Huber 1992.

Rudolf G. Die unfallreaktive Somatisierungsstörung und ihre gutachterliche Beurteilung – Fragen der Psychodynamik und Begutachtung. Aktuelle Neurologie 1991; 18:28.

Rudolf G. Körpersymptomatik als Schwierigkeit der Psychotherapie. Prax Psychother Psychosom 1992; 37:11-2.

Rudolf G. Psychotherapeutische Medizin. Ein einführendes Lehrbuch auf psychodynamischer Grundlage. 3. Aufl. Stuttgart: Enke 1996.

Rudolf G. Enttäuschung – ein affektives Muster und seine klinische Bedeutung. Z Psychosom Med 1997; 43: 101-18.

15 Somatisierung und Affektregulation: Elemente eines interpersonellen Modells

P. Henningsen

Körperbeschwerden und Gefühle haben offenkundig viel miteinander zu tun. Jeder merkt das selbst, wenn bei einem Grimmen im Bauch zunächst nicht klar ist, ob es sich dabei um Angst handelt oder ob eine Magenverstimmung vorliegt, oder wenn der Rücken schmerzt und man sich an den Ärger erinnert, der gestern nicht richtig abreagiert werden konnte. Wir alle kennen Patienten, bei denen Schwindel und Schmerz Zeichen von Angst oder Depression sind und nicht von Durchblutungsstörungen oder Bandscheibenvorfall. Nicht zu verwechseln mit dieser *Ebene der Beschreibung* ist die *Ebene der Erklärung:* Die meisten der unterschiedlichen Erklärungsmodelle für das Phänomen Somatisierung nehmen an ursächlich zentraler Stelle eine Störung der Affektregulation an (Simon, 1991). Das Thema »Somatisierung und Affektregulation« ist insofern eng verwandt mit dem allgemeineren Thema »Erklärungsmodelle der Somatisierung«.

Im folgenden Beitrag soll eine *Analyse der Affektregulation* benutzt werden, um einige Aspekte eines *dynamisch-interpersonellen Modells von Somatisierung* zu entwickeln. Ziel ist, den schwierigen therapeutischen Umgang mit anhaltend somatisierenden Patienten mittels einer angemessenen klinisch-theoretischen Modellierung zu erleichtern. Dafür soll von einer prototypischen Schilderung der klinischen Interaktion zwischen somatisierendem Patient und seinen Behandlern ausgegangen werden. Damit aus dieser Schilderung im nächsten Schritt verallgemeinerungsfähige Erkenntnisse erwachsen können, muß auch auf die Bedeutung einiger bereits etablierter Begriffe und Erklärungsmodelle hingewiesen werden. Einschränkend soll schon an dieser Stelle betont werden, daß die Vielschichtigkeit des Verhältnisses von Affekt und Somatisierung mit diesem hypothesengenerierenden Verfahren natürlich nur ausschnittsweise erfaßt werden kann.

15.1 Somatisierung und Affekt: die Begriffe

Der Begriff Somatisierung wird nicht einheitlich gebraucht. Es lassen sich drei Fassungen abgrenzen, die in der Interpretation von beobachtetem Verhalten unterschiedlich weitreichend sind (Kirmayer, 1984):

1. Auf der theoretisch am wenigsten festgelegten Ebene sind somatisierende Patienten all solche, die über *Körperbeschwerden ohne ausreichende organische Erklärung* klagen.

2. Einen Schritt weitergehend ist das Verständnis von Somatisierung *die Klage über Körperbeschwerden statt über persönliche oder soziale Probleme.*

3. Weiter noch gehen jene (meist psychoanalytisch geschulten) Autoren, die unter Somatisierung nicht ein Verhaltensmuster, sondern *einen Mechanismus verstehen, durch den Emotionen bzw. Affekte zu Körperbeschwerden und körperlichen Krankheitszeichen führen* (Breuer und Freud: »ein eingeklemmter Affekt«). In dieser Fassung – und nur in dieser – impliziert der Begriff, daß sich im Körper selbst (also nicht nur im Akt des Klagens über Körperbeschwerden) etwas Psychisches in relativ unspezifischer Form, z. B. über vegetative Stimulation, ausdrückt – im Gegensatz zur spezifisch symbolischen Ausdrucksform, die für die Konversion typisch ist.

Welche Fassung auch bevorzugt wird, Somatisierung ist ein im Kern *interaktionelles Phänomen:* Erst relativ zur Einschätzung eines (ärztlichen) Gegenübers, der die Beschwerden nicht als ausreichend organisch erklärt ansieht, kann aus Körperbeschwerden Somatisierung werden. Der gemeinsame Erfahrungshintergrund dieser drei recht unterschiedlichen Begriffsfassungen ist also die Diskrepanz in den Überzeugungen zur Beschwerdeursache zwischen Betroffenem und Untersucher: Wo der eine auf einen Körperteil deutet, sieht der andere interpersonelle Konflikte und Belastungen als Ursache (Kirmayer et al., 1994).

Für das Thema »Somatisierung und Affektregulation« würde es wenig Sinn machen, sich auf die dritte, der psychoanalytischen Tradition entstammende Begriffsfassung zu stützen, denn diese schreibt schon in der Definition den Affekten eine bestimmte theoriegeleitete Rolle bei der Entstehung von Somatisierung vor. Es gäbe also gar keine offene Frage mehr dazu. Im folgenden wird daher auf die erste Fassung des Begriffs Bezug genommen, in der Somatisierung eine Störung im Krankheitsverhalten darstellt.

Somatisierung tritt häufig im Rahmen depressiver Störungen und Angststörungen auf; um diese Krankheiten mit ganz offenkundig gestörter Affektregulation soll es hier nicht gehen, sondern um Patienten, die primär der diagnostischen Gruppe der somatoformen Störungen zuzuordnen sind. Die Definition von Affekten ist bis heute stark von der theoretischen Orientierung abhängig (Davidson und Ekman, 1994). In dieser Arbeit sollen Affekte synonym zu Emotionen als *Anpassungsleistungen einer Person in der Interaktion mit ihrer Umwelt* verstanden werden, die – nichtreduktionistisch – mindestens auf der Ebene des Erlebens, der Kommunikation (sprachlich wie gestisch-mimisch) und der Physiologie beschrieben werden müssen (Scherer, 1990).

15.2 Körperbeschwerden, Interaktion und Affekt: eine Beschreibung

Patienten mit somatoformen Störungen klagen über Körperbeschwerden unterschiedlicher Art, Lokalisation, Dauer und Schwere – aber damit allein sind sie, wie gesagt, noch nicht hinreichend charakterisiert. Die Diagnose einer somatoformen Störung ist darüber hinaus auch eine Beziehungsdiagnose, die Diagnose einer mehr oder weniger *gestörten Arzt-Patient-Beziehung.* Die für die Diagnosestellung in den Klassifikationssystemen meist geforderte Beschwerdenzählung ist ja auch eine Zählung einer bestimmten Form von Beziehungsepisoden, nämlich von Arztkontakten mit unbefriedigendem Ausgang: Der Arzt hat keine organische Erklärung gefunden, der Patient geht aber weiter von einer organischen Ursache aus.

Wo tauchen im Umgang mit Patienten, die in dieser Weise somatisieren, affektbezogene Phänomene auf? Definitionsgemäß findet man bei ihnen ja primär weder im Signal- noch im Erlebensanteil des Affektsystems ein offensichtliches »Zuviel« beispielsweise an ängstlichem oder depressivem Affekt (sonst hätten sie ja eine Depression bzw. eine Angststörung). Trotzdem entsteht klinisch regelhaft der Eindruck, daß Affektphänomene bei somatisierenden Patienten von Bedeutung sind. Dieser Eindruck ergibt sich für den Untersucher aus der Einbeziehung der kommunikativen Funktion von Affekten, d. h. des Beziehungskontexts ihres Auftretens. In dieser Perspektive fällt nicht selten statt eines Übermaßes ein Fehlen von Affekten auf: Bezogen auf Situationen, in denen eine spezielle oder überhaupt eine affektive Reaktion zu erwarten wäre, bleibt diese aus; die Affekte stehen, mit anderen Worten, zur Beziehungsregulierung an dieser Stelle oder allgemein nicht zur Verfügung. Dabei geht es dann nicht nur um Angst oder Depression, sondern um das ganze Spektrum von Affekten, insbesondere um unlustvolle Affekte wie Ärger oder Verachtung.

Bei Patienten mit somatoformen Störungen ist das *Fehlen von Affekten im Erleben und in der Expression* vor allem während der Schilderung der Lebenssituation häufig. Zum Beispiel berichtet die an Kopfschmerzen leidende Frau emotionslos über chronisch ungelöste Auseinandersetzungen mit Chef und älterem Bruder, oder der über Bauchschmerzen klagende junge Mann spricht ganz gelassen über die akute Krebserkrankung seiner Mutter – oder es fällt, viel umfassender, das Normalisieren, Entemotionalisieren aller Lebenszusammenhänge auf. Die theoretischen Stichworte dazu sind *emotional inhibition und Alexithymie.*

Doch die Beschreibung affektbezogener Phänomene in der klinischen Interaktion mit diesen Patienten ist bis jetzt noch unvollständig. Die bisherige Schilderung hat ja die konkrete Rolle des Untersuchers abstrahiert. Die Erwartungen, letztlich das Beziehungsangebot des Patienten an den Hausarzt, sind andere als an den Körperspezialisten oder den Spezialisten mit »Psycho-« oder »Nerven« im Titel. Unsere Perspektive ist in der Regel die letztere; auf sie soll hier näher eingegangen werden.

Kommt ein Erstkontakt beim Psychosomatiker, psychotherapeutischen Mediziner oder Psychotherapeuten zustande, lassen sich in dessen Verlauf häufig charakteristische Veränderungen in den affektiven Reaktionen sowohl des Patienten als auch des Untersuchers feststellen. Solange sich der Untersucher die Körperbeschwerden und die Erfahrungen mit den vielen Ärzten schildern läßt, sind – bei kooperativer Grundstimmung – sowohl die Affektäußerungen des Patienten als auch die affektiven Reaktionen des Untersuchers eher blande. Als Untersucher fühlt man sich mehr oder weniger empathisch, die Beobachtungen über ausbleibende Affekte oder über Ängstlichkeiten des Patienten etc. bleiben eher kognitiv, aus der Beobachterposition heraus. Mit zunehmender Dauer der Beschwerdeschilderung oder Klagen fühlt man sich als Untersucher schon in dieser Phase möglicherweise auch gequält – das hängt u. a. davon ab, wie sehr man dann das Gefühl hat, daß der Bericht über Körperbeschwerden Zeit wegnimmt, vom »Eigentlichen«, dem Dahinterliegenden, den Affekten und Konflikten zum Beispiel, ablenkt.

Wenn der Untersucher dem Gespräch nach einiger Zeit mehr oder weniger vehement eine Wende gibt und dann nach

- Lebensumständen,
- Auslösesituationen,
- Beziehungen und
- Biographie

fragt, ändert sich das affektive Klima meist schlagartig. Der Patient insistiert auf den körperlichen Ursachen der Beschwerden und betont die Normalität der Lebensumstände – damit erzeugt er beim Untersucher ein ganzes Spektrum negativ getönter Affekte, das von zunehmender Langeweile über Gereiztheit bis hin zu offenem Ärger des Arztes über den Patienten gehen kann (Küchenhoff, 1992). Durch das Unterstellen übersehener körperlicher Ursachen depotenziert der Patient den Untersucher (erst recht, wenn der Patient dem Untersucher von vornherein keine Kompetenz auf somatischem Gebiet zutraut) und macht ihn ohnmächtig. In diesen Momenten kann man nach unserem Eindruck auch bei zuvor affektiv eher blande wirkenden Patienten nicht selten beobachten, daß mimisch, dissoziiert vom Erleben, kurze Signale der Verachtung, des Ärgers und der Wut sichtbar werden – also nicht beim Bericht über Dritte, sondern sehr direkt auf das Gegenüber bezogen. Das Fragen nach den psychosozialen Umständen ist für den Patienten gleichbedeutend mit einer In-Frage-Stellung seiner Ursachenattribution (»Ich leide an einer körperlichen Krankheit«) und bedeutet damit, noch weitergehend und mit spürbaren Affekten, eine In-Frage-Stellung seines Leidens (»Der denkt auch, ich bin ein Spinner, ein Simulant«). Darauf antwortet er mit einer In-Frage-Stellung des Rahmens und der Kompetenz des Untersuchers (»Was kann der denn, der hat ja noch nicht mal meine Schmerzen untersucht«), ein auch für diesen in der Regel affektiv sehr spürbarer Vorgang.

Mit der Diskrepanz in der Ursachenzuschreibung zwischen Patient und Untersucher (was der eine als Ausdruck einer körperlichen Krankheit ansieht, betrachtet der andere als Ausdruck eines psychosozialen Problems) eng verflochten ist beim Patienten also ein aus

- Hoffnung,
- Angst,
- Enttäuschung und
- Kränkung

kompliziert gemischtes Affekterleben, eine regelhaft gestörte Beziehung und ein zumeist unangenehmes Körpererleben.

15.3
Somatisierung und Affektregulation: die Suche nach einem geeigneten Erklärungsmodell

Gehen wir von dieser sehr vorläufigen Beschreibung affektbezogener Phänomene im Kontakt mit Patienten mit somatoformen Störungen aus, stellt sich die Frage, welches Modell zur Krankheitsentstehung dazu am ehesten paßt. Eine halbwegs gute Passung von Modell und interaktionell beobachteten Phänomenen ist nicht nur für Forschung und Entwicklung therapeutischer Strategien wichtig, sie hilft auch ganz basal: Wenn ich besser verstehe, warum es mit diesem Patienten so schwierig ist, halte ich es meist auch besser aus.

15.3.1
Funktionelle Störungen: die Affektabfuhr in den Körper

Das in Psychosomatik und Medizin insgesamt am weitesten verbreitete Modell zur Somatisierung geht auf Alexander zurück (Alexander, 1951). Er versteht *Somatisierung als Mechanismus,* als Abfuhr pathogener, dem Erleben nicht zugänglicher affektiver Spannungen statt in Handlungen (vor Wut auf den Tisch hauen) in den Körper, wo sie über eine Reizung des vegetativen Nervensystems zu funktionellen Störungen einzelner Körperorgane führen. Diese stellen dann ein sog. *Affektäquivalent* dar. Das

Abfuhrmodell ist zwar durchaus plausibel zur Erklärung des erwähnten Ausbleibens von Affekten bei Patienten in Kontexten, in denen sie eigentlich zu erwarten wären. Für die Erklärung der meist beidseitig negativen Affekte, die zentral etwas mit der Interaktion und der Diskrepanz in der Ursachenzuschreibung der Beschwerden zwischen Patient und Untersucher zu tun haben, ist das Abfuhrmodell aber nicht sehr ergiebig. Das liegt zunächst vor allem daran, daß in diesem Modell die kommunikative Funktion der Affekte im Rahmen der Somatisierung nicht als gleichwertig neben dem Erlebensanteil und dem physiologischen Anteil berücksichtigt wird. Wenn man einen Ausfall des Signalanteils berücksichtigt, heißt das, daß es nicht nur die Handlungsblockierung ist, die zur Abfuhr affektiver Spannungen in den Körper führt, sondern auch die durch das Fehlen des affektiven Signals an ein Gegenüber (das z. B. keine Wut beim Betroffenen wahrnimmt) ausbleibende Veränderung in den Objektbeziehungen (Schwab und Krause, 1994).

Doch auch nach dieser Modifikation paßt das Affekt-Abfuhrmodell noch nicht gut auf die vorhin beschriebene prototypische klinische Situation, denn es erklärt·nach wie vor nicht die für die Interaktion mit somatisierenden Patienten sehr bedeutsamen negativen Affekte, die ja zumindest im Signalanteil durchaus vorhanden sind. Diese fehlende Passung von Modell und Beschreibung heißt noch nicht, daß das Modell

falsch ist. Als ein Modell, das als Grundlage der Beschwerden und des Inanspruchnahmeverhaltens letztlich objektivierbare, wenn auch nur funktionelle Veränderungen innerhalb des Körpers annimmt, erfaßt die Abfuhrtheorie einen intrapersonalen, also primär interaktionsunabhängigen, psychophysischen Prozeß. Es könnte ja sein, daß dieses Einpersonenmodell einfach inkomplett ist und nur durch eine Erklärung der interaktionellen Faktoren ergänzt werden muß, die z. B. als gestörte Mutter-Kind-Beziehung oder – später – Arzt-Patient-Beziehung, diesen intrapersonalen Prozeß in Gang setzen oder (chronifizierend) beeinflussen.[1] Als Voraussetzung dafür wäre natürlich zu fordern, daß die empirischen Evidenzen für das Abfuhrmodell selbst stichhaltig und eindeutig sind – was allerdings nicht der Fall ist.

Natürlich gibt es keinen Zweifel daran, daß es experimentell nachweisbare psychophysiologische Zusammenhänge gibt zwischen affektiven Spannungszuständen und veränderten Körperfunktionen aller möglicher Organe, das macht ja auch einen gut Teil der Plausibilität des Modells funktioneller Störungen aus – die Zweifel beziehen sich nur darauf, ob diese objektivierbaren, aber eher für kurze Zeiträume konzipierten Zusammenhänge tatsächlich die Erklärungsgrundlage für die chronifizierenden, multiplen und vielfach wechselnden Beschwerden von Patienten mit somatoformen Störungen bilden können.[2]

---

[1] Diesen Weg beschreitet z. B. Ermann in seinem Konzept der psychovegetativen Grundstörung (Ermann, 1987). Daß es in bestimmten Situationen zu funktionellen Körperstörungen kommt, wird hier mit Rückgriff auf die Objektbeziehungs- und Ichpsychologie als Folge frühkindlicher Interaktionsdefizite verstanden. Ermann faßt dabei als »körperliche Signale« dieser Patienten die verstärkte Klage über Körperbeschwerden (ein interaktionelles Phänomen) ebenso wie die körperliche Funktionsstörung (vgl. Ermann, 1987 S. 61).

[2] Die Beliebtheit des Modells ist vermutlich auch darin zu sehen, daß es dem üblichen physiologisch orientierten medizinischen Denken nahekommt und daher auch zur Legitimation psychodynamischer Konzepte in der (Inneren) Medizin beigetragen hat – der Titel früherer Auflagen des Klassikers »Psychosomatische Medizin«, in dem Alexander diese Theorie funktioneller Störungen erstmals entwickelte, lautete dementsprechend auch »The Medical Value of Psychoanalysis«.

Gegenargumente gibt es auf unterschiedlichen Ebenen. Zunächst einmal hat die *psychophysiologische Experimentalforschung* – hier ist insbesondere die Gruppe um Fahrenberg aus Freiburg zu nennen – in jahrzehntelangen Bemühungen einen Zusammenhang weder global sichern können – in dem Sinne, daß Menschen mit vielfältigen Körperbeschwerden mehr physiologische Normabweichungen zeigen als andere – noch zeigte sich ein solcher Zusammenhang z. B. in spezifischerer Form zwischen sog. funktionellen Herzbeschwerden und physiologischen Parametern der Herzfunktion (Fahrenberg, 1992; Myrtek, 1993). Diese Aussagen beziehen sich zumeist auf nichtklinische Populationen und wurden auf metaanalytischem Wege in der Aggregation vieler Studien gewonnen; sie stehen schon deshalb im Widerspruch zu vielen klinischen Einzelbefunden, z. B. bei Veränderungen der Darmmotilität bei Patienten mit funktionellen Unterbauchbeschwerden. Ohne auf die durchaus diskussionswürdigen Details dieser psychophysiologischen Forschung näher einzugehen, bleibt doch festzuhalten, daß sich auf dieser empirischen Linie keine klare Unterstützung des Affektabfuhrmodells der Somatisierung ergibt.[3]

Zunehmend wird auch deutlich, daß scheinbar isolierte funktionelle Syndrome bei genauerem Hinsehen untereinander stark überlappen: 87% der Patienten mit funktionellen Unterbauchbeschwerden erfüllten auch die Kriterien für funktionelle Oberbauchbeschwerden (Agréus et al., 1995); wer eine Fibromyalgie hat, erfüllte in anderen Studien in bis zu 73% ebenfalls die Kriterien funktioneller Oberbauchbeschwerden (Loew, 1996). Die Unschärfe in der Abgrenzung, die Breite des Symptomspektrums und der in epidemiologischen Studien, wie der Mannheimer Studie, sehr häufig nachgewiesene Symptomwechsel im Zeitverlauf – das alles paßt ebenfalls nicht gut zur Idee, daß der Beschwerdeverteilung über Körper und Zeit ein abgrenzbarer biologischer bzw. psychophysiologischer Zusammenhang zugrunde liegt (Franz, 1996).

Der *Kulturvergleich* liefert weitere Argumente dagegen, daß die Beschwerden wesentlich physiologisch-funktionell determiniert sind. In anderen Kulturen wird bekanntlich im Rahmen somatoformer Störungen teilweise über ganz andere Körperbeschwerden geklagt als bei uns. So wurde kürzlich in einer WHO-Umfrage zu den ICD-10-Kriterien über die häufige Klage indischer Männer über Samenverlust mit dem Urin, die häufige Klage von Japanern über Körpergeruch oder die Klage chinesischer Patienten über Nierenschwäche berichtet (Janca et al., 1995). Aus der kulturellen Distanz wirken die Beschwerden viel

---

[3] Der im Abfuhrmodell traditionell unscharfe Übergang zwischen Somatisierung und psychosomatischen Krankheiten im eigentlichen Sinne (d. h. mit organisch-struktureller Läsion) zeigt sich in der aktuellen Forschung daran, daß als psychophysiologische Moderatorvariablen neben einer Aktivierung des autonomen Nervensystems innerhalb des Streßparadigmas auch die Hormone der Hypothalamus-Hypophysen-Nebennieren-Achse und auch immunologische Parameter untersucht werden – diesen wird ja primär ein Einfluß nicht auf funktionelle, sondern auf strukturell-organische Körperstörungen zugeschrieben (vgl. Ehlert et al. und Wittling, in diesem Band).

deutlicher als verkörperte Metaphern, auch die Erklärungsmodelle erscheinen als ethnophysiologische Erklärungsmodelle kulturell determiniert (Kirmayer, 1992; vgl. Borchert et al., in diesem Band). Interessant ist in diesem Zusammenhang auch die Beobachtung, daß Patienten mit sog. funktionellen Herzbeschwerden ihre Schmerzen dort lokalisieren, wo sie das Herz vermuten: seitlich an der Brust, und nicht dort, wo die Patienten mit organischen Herzbeschwerden ihre Schmerzen hauptsächlich wahrnehmen: in der Mitte, parasternal (Margraf et al., 1991).

Die *Gesundheitspsychologie* liefert einen weiteren Argumentationsstrang in die gleiche Richtung. Es gibt dort inzwischen gut gesicherte Erkenntnisse darüber, daß sowohl die Wahrnehmungsfähigkeit körpereigener Reize als auch das Berichten über Körperbeschwerden mit einer ganzen Reihe von situativen, affektiven und persönlichkeitsbezogenen Einflußfaktoren zusammenhängt, jedoch relativ wenig bis gar nicht mit physiologisch meßbaren Faktoren (Watson und Pennebaker, 1991).

Warum ist es nicht nur wissenschaftlich, sondern auch klinisch bedeutsam, das Affektabfuhrmodell als zentrale Erklärung der chronifizierten Somatisierung zu relativieren? Das Modell kann den Umgang mit somatisierenden Patienten zusätzlich erschweren, weil es einerseits die Beschwerdeursachen zunächst genauso in den Körper verlegt, wie es die Patienten tun, andererseits unterstellt es mittelbar gewissermaßen das Gegenteil: eine im weiteren Sinne psychosoziale Ursache. Die halbe Bestätigung seiner Überzeugung durch den Untersucher (»Ja, es ist eine Körperfunktion gestört«) verschärft aus Sicht des Patienten gewissermaßen den Kontrast zur folgenden mehr oder weniger expliziten Aussage: »Aber es ist etwas Psychisches«. Ist die Hoffnung auf Bestätigung erst geweckt, ist die Enttäuschung danach eventuell um so größer, die

Beziehung um so schwieriger. Aus Therapeutensicht fördert das Modell eine Sicht von anhaltenden Körperbeschwerden als einem Widerstandsphänomen des Patienten, das den gemeinsamen Blick auf die eigentlichen psychosozialen Konflikte verhindert – erfahrungsgemäß wird damit die Frustration und Ungeduld in der Gegenübertragung noch erhöht.

15.3.2
Andere Modelle

Seit Alexanders Arbeiten wurde das Affektabfuhrmodell im psychodynamischen Kontext vielfach variiert; einen Überblick dazu gibt Ermann (1987). Allen Varianten gemeinsam ist die zentrale Stelle, die dem intrapersonalen, psychophysiologischen Prozeß der Affektabfuhr im Sinne einer vegetativen Stimulation von Organfunktionen als Basis der Körperbeschwerden eingeräumt wird.

Ganz anders setzt das unter dem Stichwort *somatosensorische Verstärkung* vor allem von kognitiven Verhaltenstherapeuten genutzte Modell an, das mit dem allgemeineren Konstrukt der Persönlichkeitspsychologie zur sog. negativen Affektivität verwandt ist (Barsky, 1992; Watson und Pennebaker, 1989; Rief, 1996). Danach neigen Patienten mit somatoformen Störungen dazu, normale physiologische Körpersensationen verstärkt wahrzunehmen – die (negativen) Affekte beeinflussen nicht die physiologischen Prozesse, sondern sie tragen statt dessen zur somatosensorischen Verstärkung bei. Nicht erklärt wird mit diesem Modell allerdings die – klinisch bei diesen Patienten sehr bedeutsame – Nichtwahrnehmung bzw. Verleugnung (statt Verstärkung) psychosozialer Beschwerden und

Konflikte (Kirmayer et al., 1994). Wie das Affektabfuhrmodell ist dies primär intrapersonal angelegt.

Noch eines haben Affektabfuhrmodell und das Konzept der somatosensorischen Verstärkung/negativen Affektivität gemeinsam: man merkt den Modellen an, daß sie sich nicht leicht tun mit dem in unserem Denken eingegrabenen Geist-Körper-Dualismus, der so viele Folgeprobleme für die Psychosomatik mit sich bringt. Die Aufteilung, in den Modellen die Affekte primär in der Psyche zu lokalisieren, im Körper dagegen maximal das physiologische Äquivalent eines Affekts zu lokalisieren, führt automatisch zur Annahme, daß somatoforme Störungen psychogen seien – eine wissenschaftlich wenig befriedigende Annahme von Kausalität, da es zunächst nur um Korrelationen von Beschreibungsebenen einer insgesamt mit ihrer Umwelt interagierenden Person gehen kann.

15.4
Somatisierung
und Körperbild

Wie könnte ein zu den Interaktionserfahrungen mit den Patienten kongruenteres Modell von Körperbeschwerden bei somatoformen Störungen wenigstens skizzenhaft aussehen?

Eine Ansatzmöglichkeit ergibt sich aus der Unterscheidung von Körperbeschwerden als *Normalfall* und *Körperbeschwerden im Rahmen von Somatisierung*. Es geht dabei darum, ob ein Betroffener das Erleben von Lebensbelastungen oder -beschwerungen im Normalfall als zu sich selbst gehörig ansehen kann, d. h. als etwas, das im Kontext des eigenen Lebens erklärbar und beeinflußbar ist (sei es als Ausdruck von Angst, eines Katers, von beruflichen Anspannungen o. ä.) – oder ob er sie so weit wie möglich außerhalb des Selbst lokalisiert – und die diesseits der Psychose weiteste Entfernung ist es, die Beschwerden im Körper, so wie er als Objekt der Organmedizin erscheint, »unterzubringen« (vgl. Jackson, 1994). Auffällig wird diese Lokalisierung der Beschwerden im *Körper-Objekt* statt im *Körper-Selbst* allerdings erst dann, wenn sie als unkorrigierbar bzw. als ichsynton erscheint. Mit der Unterscheidung Körper-Objekt und Körper-Selbst ist eine Differenzierung im Körperbild angesprochen: Erlebe ich meinen Körper auch dann, wenn er schmerzt oder anderweitig beschwerlich ist, als Teil meines Selbst – oder habe ich das Gefühl, meinen Körper bzw. wichtige Teile von ihm nicht beeinflussen zu können? Fühle ich mich meinem Körper gegenüber letztlich ohnmächtig ausgeliefert, enteignet, angewiesen auf die Unterstützung mächtiger Dritter, die mir diese Unterstützung aber verweigern, ja sogar in Frage stellen, so daß ich unter meinem Körper leide?[4] Diese In-Frage-Stellung beginnt schon dann, wenn ein Gegenüber die Körperbeschwerden im vorhin erwähnten Sinn als zu meinem Selbst

---

[4] Hier ergibt sich ein Bezug zum verhaltenstheoretischen Konzept des Locus of control bzw. der Kontrollüberzeugungen (Krampen, 1989). Lokalisierung der Beschwerden im Körper-Objekt käme demnach einer externalen Kontrollüberzeugung gleich, Lokalisierung im Körper-Selbst einer internalen. Daß nach Nilges Schmerzpatienten ihre Kontrollüberzeugungen nicht external-sozial (z. B. beim Arzt), sondern external-zufällig (es hängt vom Glück ab) lokalisieren, könnte mit den enttäuschenden Interaktionserfahrungen bei früheren Arztbesuchen zusammenhängen (Nilges, 1992).

gehörig ansieht, als Zeichen für etwas Psychisches in mir oder einen Konflikt mit mir – er unterstellt mir damit, daß mein Erleben des Körpers als von mir unkontrollierbarem Objekt im obigen Sinne nicht stimmt. Solange für mich die Körperbeschwerden zum Körper-Objekt gehören, kann darin gar kein Zeichen enthalten sein für etwas, das zu mir gehört.

Mit der Bezeichnung *Körperbild* ist mehr gemeint als das äußere Bild des Körpers und seiner Grenzen, dessen Störung wir bei anorektischen Patienten kennen. Gemeint sind auch nicht nur Phantasien und Vorstellungen über den Körper oder emotionale Einstellungen zu Körperwahrnehmungen. Das Körperbild in diesem Sinne ist gesättigt mit Wahrnehmungen ebenso wie mit Gefühlen und Gedanken, es ist, auf den Körper bzw. seine Teile bezogen, erlebter Schmerz, Ursachenzuschreibung und kommunikative Funktion zugleich (Jackson, 1994). Jede Körperwahrnehmung ist von vornherein, insofern sie bewußt wird, ein mit Bedeutungen versehenes, kognitiv-affektives Phänomen. Es gibt keine objektiven Körperwahrnehmungen vor allen subjektiven Gedanken und Gefühlen dazu (Gallagher, 1995).

Nach dem hier skizzierten Modell spielen physiologische Reize von Muskulatur und Körperorganen bei der Beschwerdeentstehung nach wie vor eine Rolle, wenn auch eine untergeordnete.[5] Anhaltende Körperbeschwerden ohne ausreichende organische Erklärungen sind – in Anlehnung an die Arbeit von Engel über den Pain prone patient – als Ausdruck einer Störung des Körperbilds eher zentral als in der Körperperipherie determinierte Phänomene

(Engel, 1959). Als solche lassen sie sich psychologisch-intentional und auch neuronal-physiologisch beschreiben.

15.4.1 Neurophysiologische Beschreibungsebene

Über neuronale Netzwerke in den kortikalen somatosensorischen Repräsentationsfeldern, die in einer Verselbständigung von ursprünglich vorhandenen Reizen aus den peripheren Körperorganen die neuronale Grundlage der in den Körper projizierten Beschwerden bilden, kann hier allerdings noch nicht einmal begründet spekuliert werden. Anzunehmen ist, daß die ursprüngliche *Körperschleife von Empfindungen,* d. h. der Weg neuraler Stimuli über das autonome Nervensystem, das Endokrinium, das Immunsystem in den Körper und zurück, ersetzt wird durch eine *Als-ob-Schleife,* die ausschließlich im Gehirn, z. B. zwischen Arousalsystemen im Hirnstamm, im limbischen System und im sekundären somatosensorischen Repräsentationsareal im Bereich der Insula abläuft und den Eindruck vermittelt, als ob der Körper aktiviert und modifiziert würde (Miller, 1984; Derryberry und Tucker, 1992; vgl. Damasio 1995, 213 ff.). Eine empirische Stütze dafür, daß die Als-ob-Schleife gewissermaßen von Prozessen abgekoppelt ist, die die Körperperipherie involvieren, ergibt sich z. B. bei Patienten mit funktionellen Herzbeschwerden, die ihren tatsächlichen Herzschlag sogar weniger genau wahrnehmen können als Gesunde (Schonecke, 1993). Dieses

---

[5] In einer vielleicht gar nicht so weit hergeholten Analogie ließe sich ihre Rolle in diesem Modell vergleichen mit dem der somatischen Reizquellen für die von Freud sog. Traumarbeit: sie liefern Material für die Arbeit: nicht am Traum-, sondern am Körperbild (Starobinski, 1990).

Phänomen läßt sich vermutlich auch mit dem sog. *Schmerzgedächtnis* vergleichen (Engel, 1959).[6]

15.4.2 Psychologische Beschreibungsebene

Was sich, nach diesen neurophysiologischen Spekulationen, über die traditionell bedeutsamere, psychologisch-intentionale Beschreibungsebene von somatoformen Störungen sagen läßt – wenn man sie als Störung im Körperbild auffaßt –, ist im Grunde eine Wiederholung. Die Betroffenen erleben Schmerzen und andere unlustvolle Körperwahrnehmungen in untrennbarer Verbindung mit einer bestimmten Ursachenzuschreibung. Dieses Erleben konstituiert zugleich eine komplizierte Beziehung zwischen Selbst und Objekten: In der Somatisierung, dem Klagen über Körperbeschwerden als Appell und Qual, wird die Handlungsmacht zunächst dem Objekt zugeschrieben, also aktuell dem Gegenüber Arzt – und zwar als Macht über Teile des Körpers, die früher dem Selbst zugehörten. Doch gerade diese Selbstaufgabe und Zuschreibung der Handlungsmacht an das Gegenüber restituiert im Grunde gleichzeitig die eigene Handlungsmacht: Erst damit erhalte ich die Macht, den anderen scheitern zu lassen (Rudolf, 1992). Es bleibt die Frage, in welchem Verhältnis dieses interaktionelle psychologisch-physiologische Gesamtphänomen Somatisierung zu den Affekten stehen soll. Die traditionelle Annahme ist, daß sich in der Somatisierung ein (z. B. unbewußter, nicht kommunikativ ausgedrückter) gestörter Affekt irgendwie ausdrückt. Mein Vorschlag wäre statt dessen, das Gesamtphänomen Somatisierung selbst als eine im erweiterten Sinne affektive Störung anzusehen. Sowohl im Ausbleiben von typischen Affekten an Stellen, an denen sie erwartet werden, als auch im Auftreten der negativen Affekte im Zusammenhang mit der diskrepanten Ursachenzuschreibung und den Hoffnungs-/ Enttäuschungszirkeln zwischen somatisierendem Patient und Helfer drückt sich ein davon im Prinzip abgrenzbarer pathogener Affekt nicht aus. Das Ganze ist eine (komplexe) affektive Störung mit den dafür notwendigen Beschreibungsebenen des Erlebens, der Kommunikation und der Physiologie. Zur *Ebene des Erlebens* gehören dabei die Körperwahrnehmungen ebenso wie die Kognitionen und primären Emotionen (Ängste) bezüglich der Ursachenattribution. Zur *kommunikativen Ebene* gehört der mit einer Somatisierung verbundene

---

[6] Eine Veranschaulichung dieser spekulativen Zusammenhänge zu den neuronalen Grundlagen ergibt sich aus zwei Überlegungen:

a) Anhaltende Körperbeschwerden ohne organische Erklärung können auch als Phantomwahrnehmungen ohne vorherige periphere Läsion angesehen werden – insofern lassen sich auf sie die Konzepte zu den neuronalen Grundlagen und zum Verhältnis peripherer Reize und zentraler Verarbeitung bei Phantomen übertragen, deren Wahrnehmung ebenso von Belastungen und Angst wie von Körperreizen abhängt (Katz, 1993; dort auch Bezüge zu Engel, 1959).

b) Somatoforme Störungen lassen sich als das Gegenteil einer Anosognosie beschreiben: Während dort der Betroffene, zumeist nach Läsionen des rechten Parietallappens, die ernste körperliche Erkrankung unkorrigierbar leugnet, ist der Patient mit somatoformen Störungen unkorrigierbar von einer ernsthaften körperlichen Erkrankung überzeugt (Ramachandran, 1994; dort auch eine spekulative Diskussion neuronaler Grundlagen psychodynamischer Abwehrmechanismen).

intentionale Vektor oder die propositionale Struktur (Krause, 1996). Diese ist, wie gesehen, komplex und nicht so eindeutig wie z. B. bei der Wut: »Du weg von mir« (Handlungsmacht wird dem Selbst zugeschrieben) oder bei der Angst: »Ich weg von Dir« (Handlungsmacht beim Objekt).

Diese Umdeutung, die von sozialkonstruktivistischen Affekttheorien beeinflußt ist, sollte über die Verständnisbrücke, Somatisierung primär als Störung im Körperbild anzusehen, leichter einsehbar werden (Averill, 1988 und 1994). Damit ist sie aber natürlich noch nicht ausreichend abgeleitet – z. B. durch Verweis auf entwicklungsgeschichtliche Bedingungen, die zu dieser Störung führen – geschweige denn empirisch geprüft. Dennoch sei es gestattet, schon von diesem unsicheren Grund aus einen Blick auf die Frage zu werfen, welche Erleichterungen das so skizzierte Modell für den praktisch-klinischen Umgang mit somatisierenden Patienten bringen kann.

Aus dem Modell ergibt sich, daß es nicht darum geht, hinter der Somatisierung den pathogenen Affekt zu suchen, sondern die Somatisierung des Patienten als das für ihn charakteristische Affekt- und damit auch Beziehungsangebot anzunehmen. Der Bauchschmerz ist im Kontakt mit dem Patienten eben Bauchschmerz und nicht Zeichen für eine unbewußte Wut – auch wenn das Modell des Untersuchers dies nahelegen mag. Dieses »den Patienten dort abholen, wo er steht« hat sich in der therapeutischen Praxis mittlerweile ja schulübergreifend als relativ gute Möglichkeit eta-

bliert, überhaupt in einen therapeutischen Kontakt zu kommen. Ich meine aber, daß diese interaktionell erprobte Erfahrung bislang in einer Spannung steht zu den intrapsychisch oder besser intrapersonal angelegten Ätiologiemodellen, die es nahelegen, das »Eigentliche« einer Psychotherapie auch mit diesen Patienten sei die Bearbeitung der »dahinter« liegenden affektiven Probleme und der damit verbundenen neurotischen Konflikte bzw. Defizite. Der Weg bis dahin dagegen sei so etwas wie ein, krass gesagt, notwendiges Übel der Motivierung, manchmal der Überlistung oder, bestenfalls, Widerstandsbearbeitung.[7] Wenn man alternativ ausgeht vom Affektcharakter und der Störung im Körperbild, wäre das therapeutische Ziel, gerade in der ersten Phase einer Therapie, zunächst eine Wiederaneignung der Beschwerden durch den Patienten, eine Relokalisierung im Körper-Selbst gewissermaßen. Erst wenn er sie wieder als zum eigenen Selbst zugehörig erleben kann, kann er sie auch als Zeichen sehen für etwas anderes, z. B. einen psychischen Konflikt. Das erfordert vom Therapeuten ein Sicheinlassen auf die komplizierte Beziehungsstruktur und die begleitend negativen Affekte. Damit verbunden erfordert es die Anerkennung, daß Körperbeschwerden im Rahmen des affektiven Syndroms Somatisierung per se schon etwas psychologisch-intentional zu beschreibendes sind, daß sie gleichzeitig mit dem Körper als Gegenstand der peripheren Physiologie ziemlich wenig zu tun haben. Man könnte hier von einer *Desomatisierung*

---

[7] Kirmayer (im Druck) beschreibt anhand eines Interviewtranskripts eines erfahrenen psychodynamischen Psychiaters, der eine somatisierende Patientin behandelte, den Widerstand auch auf seiten des Interviewers, sich auf die Patientensicht der Bauchschmerzen einzulassen. Der Autor ordnet diese als Zeichen für ein psychisches Phänomen, unbewußte Wut, ein – obwohl auch die Patientin die Relevanz dieses Gefühls im Kontext einer gescheiterten Beziehung anerkennt, stellt sie nicht den Zusammenhang zu ihren Beschwerden her; der Empfehlung zu einer Psychotherapie folgt sie nicht.

oder partiellen *Repsychologisierung* des Somatisierungskonzepts sprechen. Der Therapeut hat es also von vornherein mit psychologisch-intentional relevantem, affektivem Material zu tun, auch wenn es thematisch immer nur um den Körper geht. Der Therapeut muß die Beziehung zum somatisierenden Patienten also gar nicht durch Suche nach psychischen Hintergründen frühzeitig zusätzlich belasten – diese Suche ist es ja, die der Patient als In-Frage-Stellung seines Leidens erleben wird. Statt dessen geht es zentral um das Arbeiten mit den Körperbeschwerden und dem damit begründeten Krankheitsverhalten (vgl. dazu Rudolf, 1996; sowie Rudolf, in diesem Band).

Das Verständnis von Somatisierung als Störung im Körperbild ähnelt in manchem dem Verständnis, das sich körpertherapeutisch arbeitende Therapeuten von ihren Patienten machen – auch dort tauchen ja Begriffe auf wie Körper-Selbst oder Körper-Erleben, und auch dort werden Bezüge hergestellt zwischen diesen Kategorien des Körperbilds und den Beziehungserfahrungen des Betroffenen. Aus dieser Konvergenz folgt aber eben nicht zwangsläufig, daß es in jedem Fall darum gehen muß, mit dem Patienten therapeutisch direkt sein Körperbild zu bearbeiten – was, wenn überhaupt, tatsächlich nur in Körperpsychotherapien, wie z.B. der *Funktoniellen Entspannung,* möglich wäre. Das Verständnis von Somatisierung als Störung im Körperbild ist primär als Hilfe für den Therapeuten gedacht, um im Interaktionsangebot der Körperbeschwerden die relevanten Informationen über Beziehungserfahrungen wiederzufinden. Allerdings kann es für den Aufbau einer therapeutischen Arbeitsbeziehung zu einem somatisierenden Patienten natürlich hilfreich sein, initial seine Körperbeschwerden im Rahmen einer körperlichen Untersuchung entgegenzunehmen. Das kann, je nachdem, wie die

Untersuchung durchgeführt wird, ein erster kleiner Schritt sein, den in den Beschwerden zum Körper-Objekt entfremdeten Körper wieder innerhalb einer Beziehung als zu sich selbst gehörig zu erleben (Adler, 1996).

15.5
Fazit

- Achtet man auf die kommunikative Funktion von Affekten, fallen im klinischen Umgang mit somatisierenden Patienten nicht nur ausbleibende Affekte im Bericht über Lebenssituationen auf, sondern ebenso vielfältige, insbesondere negativ getönte Affekte im *Kontext wechselseitiger In-Frage-Stellung von Leiden* bzw. Kompetenz zwischen Patient und Untersucher.

- Traditionelle intrapersonale Erklärungsmodelle des Zusammenhangs von Affekt und Somatisierung erfassen diese interpersonell-affektive Komponente nur unzureichend. Die Annahme, daß die anhaltenden Körperbeschwerden wesentlich peripher-physiologisch determiniert sind, ist zudem empirisch nicht gesichert bzw. eher unwahrscheinlich.

- Das hier nur grob skizzierte Alternativmodell, das die genannten affektbezogenen Phänomene im Kontext der diskrepanten Ursachenzuschreibung fokussiert, hat zwei wesentliche Elemente:
  1. Die Annahme einer *spezifischen Störung im Körperbild* – wobei dies eben auch die Körperwahrnehmung umfaßt.
  2. Die Annahme, daß es sich bei der Somatisierung um eine *spezifische, kulturell mitgeprägte affektive Störung* mit typischem körperzentriertem Erleben, komplexer propositionaler Struktur und eventuellen physiologischen Normabweichungen handelt. Damit

einher geht eine Beziehungsstörung insbesondere in der Beziehung des Patienten zu den Heil- und Hilfsberufen.

- Nosologisch würde dieses Modell die Stellung der somatoformen Störungen als *eigenständiger Gruppe der neurotischen Störungen* zwischen den affektiven und den Beziehungs-, also Persönlichkeitsstörungen stützen.
- Die wichtigste therapeutische Konsequenz ist der *Verzicht auf die frühzeitige Suche von Affekten und Konflikten* hin-

ter der Somatisierung zugunsten einer Arbeit an und mit den Körperbeschwerden als affektiver Indikator für die Störung im Körperbild und für das komplexe Beziehungsangebot mitsamt seiner biographischen Hintergründe. Eine Wiederaneignung der Körperbeschwerden als zu sich selbst gehörig soll im Wege der Therapie parallel gehen mit einer Entflechtung/Klärung der durch die Grundpersönlichkeit des Patienten akzentuierten Beziehungskonflikte.

▌ Literatur

Adler R. Anamnese und körperliche Untersuchung. In: Psychosomatische Medizin. 5. Aufl. Uexküll T von, Adler R, Herrmann JM, Köhle K, et al. (Hrsg). München: Urban & Schwarzenberg 1996.

Agréus L, Svärdsudd K, Nyrén O, Tibblin G. Irritable bowel syndrome and dyspepsia in the general population: Overlap and lack of stability over time. Gastroenterol 1995; 109: 671-80.

Alexander F. Psychosomatische Medizin. Grundlagen und Anwendungsgebiete. 4. Aufl. Berlin: de Gruyter 1985.

Averill JR. Disorders of emotion. J Soc Clin Psychol 1988; 6:247-68.

Averill JR. I feel, therefore I am – I think. In: The Nature of Emotion. Ekman P. Davidson RJ (eds). New York: Oxford University Press 1994; 379-85.

Barsky AJ, Goodson JD, Lane RS, Cleary PD. The amplification of somatic symptoms. Psychosom Med 1988; 50:510-9.

Damasio AR. Descartes' Irrtum. Fühlen, Denken und das menschliche Gehirn. München: List 1995.

Derryberry D, Tucker DM. Neural mechanisms of emotion. J Consult Clin Psychol 1992; 60:329-38.

Engel GL. »Psychogenic« pain and the pain-prone patient. Am J Med 1959; 26:899-918.

Ermann M. Die Persönlichkeit bei psychovegetativen Störungen. Berlin: Springer 1987.

Ermann M. Diagnostik und Behandlung psychovegetativer Störungen aus psychotherapeutischer Sicht. Internist 1994; 35:842-8.

Fahrenberg J. Psychophysiology of neuroticism and anxiety. In: Handbook of Individual Differences: Biological Perspectives. Gale A, Eysenck MW (eds). Chichester: John Wiley 1992.

Franz M, Schepank H. Epidemiologie funktioneller Erkrankungen. In: Funktionelle Erkrankungen. Herrmann JM, Lisker H, Dietze GJ (Hrsg). München, Wien, Baltimore: Urban & Schwarzenberg 1996.

Gallagher S. Body schema and intentionality. In: The Body and the Self. Bermúdez JL, Marcel A, Eilan N (eds). Cambridge (Mass.): MIT Press, 1995.

Jackson J. Chronic pain and the tension between the body as subject and object. In: Embodiment and Experience. Csordas TJ (ed). Cambridge: Cambridge University Press 1994.

Janca A, Isaac M, Bennett LA, Tacchini G. Somatoform disorders in different cultures – a mail questionnaire survey. Soc Psychiat Epidem 1995; 30:44-8.

Katz JL. The reality of phantom limbs. Motiv Emot 1993; 17:147-79.

Kirmayer LJ. Culture, affect and somatization. Transcult Psychiat Res Rev 1984; 21:159-88.

Kirmayer LJ. The body's insistence on meaning: Metaphor as presentation and representation in illness experience. Med Anthrop Quart 1992; 6:323-46.

Kirmayer LJ. Broken narratives: Clinical encounters and the poetics of illness experience. In: Narratives of Illness and Healing. Mattingly C, Garro L (eds). Berkeley: University of California Press (im Druck).

Kirmayer LJ, Robbins JM (eds). Current Concepts of Somatization: Research and Clinical Perspectives. Washington: American Psychiatric Press 1991.

Kirmayer LJ, Robbins JM, Paris J. Somatoform disorders: personality and the social matrix of somatic distress. J Abnorm Psychol 1994; 103:125-36.

Krampen G. Differentialpsychologie der Kontrollüberzeugungen. Göttingen: Hogrefe 1982.

Krause R. Emotion als Mittler zwischen Individuum und Umwelt. In: Psychosomatische Medizin. 5. Aufl. Uexküll T von, et al. (Hrsg). München: Urban & Schwarzenberg 1996.

Küchenhoff J. Körper und Sprache. Heidelberg: Asanger 1992.

Loew TH. Funktionelle Abdominalbeschwerden. In: Funktionelle Erkrankungen. Herrmann JM, Lisker H, Dietze GJ (Hrsg). München: Urban & Schwarzenberg 1996.

Margraf J, DeVries-Wehrhahn E, Sonnentag S. Myokardinfarkt, funktionelle Herzbeschwerden, Paniksyndrom. PPmP 1991; 41:31-4.

Miller L. Neuropsychological concepts of somatoform disorders. Int J Psychiat Med 1991; 14:31-46.

Myrtek M. Psychophysiologische Persönlichkeitsforschung. Ergebnisse einer Metaanalyse. Forschungsbericht des Psychologischen Instituts der Universität Freiburg. Freiburg im Breisgau 1993; 93.

Nilges P. Schmerz und Kontrollüberzeugungen. In: Psychologie des Schmerzes. Geissner E, Jungnitsch G (Hrsg). Weinheim: Psychologie Verlags Union 1992.

Ramachandran VS. Phantom limbs, neglect syndromes, repressed memories, and Freudian psychology. Int Rev Neurobiol 1994; 37:291-333.

Rief W. Die somatoformen Störungen – großes unbekanntes Land zwischen Psychologie und Medizin. Zschr Klin Psychol 1996; 25:173-89.

Rudolf G. Körpersymptomatik als Schwierigkeit der Psychotherapie. Prax Psychother Psychosom 1992; 37:11-23.

Rudolf G, et al. Psychotherapeutische Medizin. Ein einführendes Lehrbuch auf psychodynamischer Grundlage. 3. Aufl. Stuttgart: Enke 1996.

Scherer KR. Theorien und aktuelle Probleme der Emotionspsychologie. In: Psychologie der Emotion. Scherer KR (Hrsg). Göttingen: Hogrefe 1990.

Schonecke OW. Heart beat detection and cardiovascular reactivity of patients with »functional cardiac disorder«. J Psychophys 1993; 7:46-57.

Schwab F, Krause R. Über das Verhältnis von körperlichen und mentalen emotionalen Abläufen bei verschiedenen psychosomatischen Erkrankungen. PPmP 1994; 44:308-15.

Simon GE. Somatization and psychiatric disorders. In: Current Concepts of Somatization. Kirmayer LJ, Robbins JM (eds). Washington: American Psychiatric Press 1991.

Starobinski J. A short history of bodily sensation. Psychol Med 1990; 20:23-33.

Watson D, Pennebaker JW. Health complaints, stress and distress: exploring the central role of negative affectivity. Psychol Rev 1989; 96:234-54.

Watson D, Pennebaker JW. Situational, dispositional and genetic bases of symptom reporting. In: Mental Representation in Health and Disease: Skelton JA, Croyle RT (eds). New York: Springer 1991.

V. Forschungsperspektiven

▌ Einführung

Die Erforschung der Epidemiologie, Ätiologie, Klinik und Therapie somatoformer Störungen hat sich in den letzten Jahren beträchtlich intensiviert. Das vermehrte Interesse ist zum einen auf die Notwendigkeit zurückzuführen, die neuen Klassifikationen in ihrer Reliabilität und Validität zu überprüfen, zum anderen dürfte hier auch die in Teil III und IV umrissene Erkenntnis eine Rolle spielen, daß für diese Patientengruppe spezielle therapeutische Zugänge entwickelt und empirisch überprüft werden müssen. Im deutschen Sprachraum hat sich, wohl wegen der gut verankerten Tradition, von funktionellen und psychovegetativen Störungen zu sprechen, bislang noch eher wenig Forschungsarbeit explizit mit somatoformen Störungen auseinandergesetzt. Gerade für die Psychotherapeutische Medizin dürfte ein intensiveres Bearbeiten dieses international wachsenden Forschungsfeldes aber identitätsstiftend und erstrebenswert sein. Der Überblick von Hartkamp über den Stand der empirischen *Forschung zu einzelnen Krankheitsbildern im Feld der somatoformen Störungen* kann dabei, ungeachtet spezifischer Forschungsinteressen, auch für den Kliniker das Verständnis der mit der neuen Begrifflichkeit erschlossenen Welt erleichtern.

Auch wenn die klinische Modellbildung stärker als früher auf psychologisch-inter-aktionelle Prozesse in der Entstehung und Aufrechterhaltung somatoformer Störungen abhebt, bleibt es wichtig, auch andere Erklärungsdimensionen im Blick zu behalten. So ist die Einbeziehung psychophysiologischer Zusammenhänge nach wie vor bedeutsam, um z. B. der Tatsache gerecht zu werden, daß das körperliche Erleben von Beschwerden natürlich selbst wiederum über vielfältige neuroendokrine, neuronale und immunologische Mediatoren zu meßbaren Funktions- oder Strukturveränderungen im Körper führen kann (und damit zu einer Chronifizierung/Verstärkung der körperlichen Beschwerden). In den Beiträgen von Wittling und Ehlert et al. werden im Vergleich zur traditionellen psychophysiologischen Korrelationsforschung zwischen Stressor und Reaktion des peripheren autonomen Nervensystems zwei wichtige zusätzliche Dimensionen erschlossen: die *Bedeutung der zentralen Verarbeitung emotionaler Reize im Gehirn und der Einfluß historischer, biographischer Faktoren auf die physiologische Reagibilität* bei Patienten mit somatoformen Störungen. Der Beitrag von Wittling bietet zusätzlich Gelegenheit, sich mit einer explizit neurobiologischen Konzeptualisierung somatoformer oder, wie Wittling sie nennt, somatischer Störungen auseinanderzusetzen.

Erst im *interkulturellen Vergleich* erschließt sich eine weitere wichtige Dimension des Klagens über organisch nicht erklärte Körperbeschwerden: die Kultur- und Sprachabhängigkeit dieses Phänomens. Deren Beachtung lehrt Vorsicht vor allzu engen, intrapsychisch-physiologischen Erklärungsansätzen. Der Vergleich mit nichtwestlichen Kulturen hilft zudem bei der Erkenntnis, daß Somatisierung eher als die primäre Form der Beschwerdeäußerung gelten kann, Psychisierung dagegen als relativ späte Errungenschaft der westlichen Neuzeit. Im Beitrag von Borchert et al. werden diese medizinanthropologischen Beobachtungen in Kontrast gesetzt zur eher *traditionellen Entwicklungshilfeperspektive* auf die erheblichen Versorgungsprobleme für somatisierende Patienten in der Dritten Welt.

16 Somatoforme Störungen – ein kurzgefaßter Überblick über die Forschung zu Krankheitsbildern und Syndromen

N. Hartkamp

Der Begriff der somatoformen Störung, geprägt von den Autoren des DSM-III, findet sich seit weniger als 20 Jahren in der wissenschaftlichen medizinischen Literatur, und er beginnt sehr zögerlich Einzug in den klinischen Sprachgebrauch zu halten. Gleichwohl ist inzwischen ein recht umfangreicher Korpus von Veröffentlichungen zu diesem Thema erwachsen; wesentliche Literatur ist in jüngerer Zeit bereits auch in ausgezeichneten Zusammenfassungen dargestellt worden (vgl. etwa Rief und Hiller, 1992).

Ziel der hier vorgelegten Übersicht ist, in sehr knapper Form über wesentliche Befunde und Fragestellungen in Zusammenhang mit den somatoformen Störungen zu informieren; dabei wurde im wesentlichen auf die Literatur zurückgegriffen, die in den CD-ROM- bzw. Online-Datenbanken MEDLINE, PSYNDEX und PsycLit zugänglich ist.

Da der hier zur Verfügung stehende Rahmen nicht ausreicht, die vielfältigen Fragestellungen im Zusammenhang mit den somatoformen Störungen in ihrer ganzen Breite zu behandeln, sollen im folgenden einige ausgewählte Störungsbilder und Syndrome behandelt werden, die im Zusammenhang mit der geplanten Formulierung von Leitlinien zur Behandlung somatoformer Stöungen relevant und besonders interessant erscheinen.[1] Hier war es insbesondere im Bereich der somatoformen autonomen Funktionstörungen notwendig, sich auf ein Symptombild das Reizdarmsyndrom, zu beschränken, so daß Fragen bezüglich psychogener Faktoren bei

- gastroösophagealem Reflux (Baker et al., 1995),
- Hyperventilation (Burton, 1993),
- psychogenem Husten (Butler und Turkat, 1995),
- Dysurie (Baldoni, 1995)

und anderen somatoformen autonomen Funktionsstörungen hier nicht berücksichtigt werden können.

---

[1] Da die somatoforme Schmerzstörung in den Beiträgen von Egle und Grande in diesem Band umfassend abgehandelt werden, wird dieser Bereich im vorliegenden Beitrag ausgenommen. Bezüglich der in diesem Beitrag aus Platzgründen nicht abgehandelten Krankheitsbilder sei auf die PC-Version der Datenbank hingewiesen (Hartkamp, 1997).

16.1
Methodik

Die MEDLINE-Datenbank wird durch das *National Institute of Health* (NIH) erstellt, die Datenbank PsycLit durch die *American Psychological Association* (APA) und die PSYNDEX-Datei durch die *Zentralstelle für Psychologische Information und Dokumentation* (ZPID) in Trier. Diese Datenbanken erfassen alle wesentlichen wissenschaftlichen Zeitschriften im jeweiligen Fachgebiet, in die Datenbanken PsycLit und PSYNDEX werden darüber hinaus auch Buchkapitel aufgenommen. Die Verschlagwortung der erfaßten Literatur – dies ist für die hier vorgestellte Übersicht methodisch relevant – erfolgt durch die die Datenbank herausgebende Stelle nach Durchsicht der jeweiligen Arbeiten anhand eigener Thesauri und eigener Verschlagwortungsregeln.

Die hier gewählte Vorgehensweise hat den Vorzug, daß die Literaturauswahl nicht den gleichen Zufälligkeiten oder auch den Vorlieben des Reviewers unterworfen ist wie bei herkömmlichen Übersichten, die auf die Nutzung elektronischer Datenbanken verzichten. Gleichzeitig ist dieses Vorgehen aber auch mit Nachteilen behaftet: Zum einen besteht bei elektronischen Großdatenbanken ein zum Teil recht deutlicher Berichtsverzug, so daß die aktuellste Literatur in der Regel nicht erfaßt ist (insbesondere gilt dies für nicht englischsprachige Arbeiten), zum anderen werden immer wieder relevant erscheinende Arbeiten von den Herausgebern der Datenbanken so verschlagwortet, daß sie mit der gewählten Suchstrategie nicht erfaßt werden, obwohl sie dies aus fachlicher Sicht sein sollten.

Die Datenbankrecherche, die der vorliegenden Übersicht zugrunde liegt, umfaßte zunächst mit einer MEDLINE-Recherche alle Arbeiten, die von 1980 bis Januar 1997 in der MEDLINE-Datenbank mit dem MESH-Begriff SOMATOFORM-DISORDERS und den dazugehörigen Controlled terms erfaßt waren.[2] Ergänzt wurde diese Suche um eine entsprechende Suche in PSYNDEX und PsycLit. Anschließend wurden die Datenbestände dieser drei Recherchen, deren Ergebnisse zunächst als Textdateien vorlagen, in ein gängiges Datenbankformat konvertiert und dahingehend miteinander abgeglichen, daß Doppelnennungen von Literaturstellen entfernt wurden. Es resultierte hieraus eine Datenbank mit 3 026 Literaturstellen, von denen 2 469 mit einem Abstract versehen waren; insbesondere bei älteren Arbeiten lagen oftmals die Abstracts nicht vor. Eine Bearbeitung des Literaturdatenbestandes mit dem Programm RCTFILT ergab, daß von diesen Literaturstellen 562 den Suchkriterien der internationalen *Cochrane Collaboration* entsprachen (Moustgaard, 1996). Diese Zahl ist insofern eher eine Unterschätzung, als daß das offizielle Suchprofil der Cochrane Collaboration auf Daten aus dem PSYNDEX- und dem Psyclit-Datenbestand nicht ohne Bearbeitung anwendbar ist. Der Datenbestand wurde abschließend mit einer speziell erstellten Benutzeroberfläche versehen, welche eine leichte Handhabung des insgesamt doch recht umfangreichen Datenbestandes ermöglichte (Hartkamp, 1997).

---

[2] Nachfolgend die Suchstrategie: 1: »SOMATOFORM-DISORDERS« Classification, Diagnosis, Drug-therapy, Economics, Epidemiology, Etiology, Genetics, History, Immunology, Mortality, Prevention-and-control, Physiopathology, Rehabilitation, Surgery, Therapy, Virology
2: SOMATOFORM-DISORD* in MESH 3: #2 or #1.

16.2 Konversionsstörungen, Neurasthenie

Als somatoforme Störungen werden in den aktuellen diagnostischen Klassifikationssystemen unter anderem Störungen bezeichnet, die in einer älteren Tradition der *Neurasthenie* zugeordnet bzw. die als Folge einer Konversion angesehen wurden. Dementsprechend finden auch Fragen der klassifikatorischen und diagnostischen Abgrenzung somatoformer Störungen, etwa in Abgrenzung zu der Neurasthenie, in der Literatur Aufmerksamkeit (Beard, 1869), wobei sich von diesen Arbeiten eine Reihe mit der Geschichte des Neurastheniebegriffs (z. B. Pichot, 1994; Kleinman, 1982) oder mit kulturellen und regionalen Beeinflussungen des Neurasthheniebegriffs (Lee, 1994; Xu ,1987) beschäftigt. Einige Autoren verstehen unter Neurasthenie ein *atypisches, von Somatisierung geprägtes, depressives Zustandbild* (de la Fuente, 1993; Xu, 1987; Kleinman, 1982; Priest et al., 1994). Beim speziellen Fall der *postpartalen Depression* betonen Lanczik et al., daß das hier zu beobachtende pseudoneurasthenische Zustandsbild sich in nichts von dem, was in der Folge anderer körperlicher Erkrankungen (z. B. endokriner Art) auftrete, unterscheide (Lanczik et al., 1992). Andere Autoren (Hausotter, 1996; Radvila, 1991; Greenberg, 1990) vertreten die Ansicht, Neurasthenie sei im wesentlichen deckungsgleich mit dem, was seit Holmes et al. als *Chronic Fatigue Syndrome* bezeichnet werde (Holmes et al., 1988). Pelicier beispielsweise ist der Auffassung Neurasthenie sei eben nichts anderes als Müdigkeit ohne vorhergegangene adäquate Anstrengung (Pelicier, 1994). Als erstes Zwischenergebnis läßt sich somit festhalten, daß der Begriff der Neurasthenie in der gegenwärtigen Diskussion um Klassifika-

tion und Diagnostik der somatoformen Störungen keine nennenswerte Rolle spielt.

Anders sieht es bei der Betrachtung der Konversion aus; diese wurde in ihren diagnostischen und klassifikatorischen Implikationen, insbesondere in älteren Arbeiten, recht häufig diskutiert. So zogen Coryell und House generell die Nützlichkeit des Terminus Konversionsstörung in Zweifel; in ihrer Auffassung ist diese Benennung nichts anderes als eine Umschreibung von »nicht diagnostiziert« (Coryell und House, 1984). Ford und Folks vertraten die Ansicht, daß es aufgrund der Uneinheitlichkeit der klinischen Erscheinungen sinnvoll sei, Konversionsstörungen als Symptome, nicht aber als eigenständige Krankheitseinheiten zu betrachten (Ford und Folks, 1985). Jonas und Pope sprachen sich dafür aus, Konversions- und Somatisierungsstörungen, Selbstverletzung und »Simulation« zusammenzufassen, da diesen Erscheinungen gemeinsam sei, daß ihnen eine zugrundeliegende biologische Störung fehle (Jonas und Pope, 1985). Pilowsky machte klar, daß die Konversion und die hypochondrischen und funktionell überlagerten Störungen als Ausdruck eines gestörten *Krankheitsverhaltens* angesehen werden könnten (Pilowsky, 1990).

Die Diskussion klassifikatorischer Aspekte von Konversion und Neurasthenie im Zusammenhang mit somatoformen Störungen erscheint in jüngerer Zeit weitgehend abgeschlossen, wozu auch beigetragen haben mag, daß es kaum mehr Zweifel an der klinischen Relevanz und der Versorgungsrelevanz der Konversionsstörungen geben kann. So berichtet Barsky von einer Lebenszeit-Prävalenzrate für Konversionssymptome von 25 bis 33 % (Barsky, 1988). Folks et al. berichten, daß von 1 000 Patienten eines psychiatrischen Konsildienstes ca. 5 % aller Patienten an Konversionsstörungen leiden (Folks et al., 1984). Kapfhammer et al. berichten auf der Basis eines

Kollektivs von 103 Patienten eine vergleichbare Zahl von 4% (Kapfhammer et al., 1992).

16.3
Somatisierungsstörung

Mit der *DSM-III-Klassifikation* wurde die Somatisierungsstörung als neue diagnostische Kategorie eingeführt. Die zu ihrer Diagnose angewandten Kriterien gehen zurück auf Briquet, Perley und Guze, Feighner und andere Autoren, die versuchten, das traditionelle Konzept der Hysterie zu objektivieren und zu operationalisieren (Briquet, 1859; Perley und Guze, 1962; Feighner, 1972). Um diesen operationalen Kriterien zu entsprechen, müssen unter anderem 14 Symptome aus einer Liste von 37 Symptomen bei Frauen und 12 Symptome bei Männern vorhanden sein und zu einer Inanspruchnahme medizinischer Versorgung oder zu Funktionsbeeinträchtigungen geführt haben.[3] Diese strikten Kriterien bedingen es, daß die Rate von Somatisierungsstörungen in epidemiologischen Untersuchungen in der Regel sehr niedrig ist. So fanden Escobar et al. bei 3 132 Befragten des *Los Angeles Epidemiologic Catchment Area Program* nur 0,03%, die den DSM-III-Kriterien in vollem Umfang entsprachen (Escobar et al., 1987). Swartz et al. berichten mit 0,38% zwar eine deutliche höhere

Prävalenzrate, die aber immer noch unter 1,0% bleibt (Swartz et al., 1986 a). Entgegen anfänglicher Hypothesen konnten die Unterschiede nicht auf die überwiegend ländliche Herkunft der von Swartz et al. untersuchten Probanden zurückgeführt werden (Swartz et al., 1989). In ärztlichen Praxen liegt die Häufigkeit von Somatisierungsstörungen erwartungsgemäß höher: So fanden Katon und Russo bei einer Untersuchung von 197 hausärztlichen Patienten mit dem *Diagnostic Interview Schedule* (DIS) 7,1% Patienten, die die Kriterien einer Somatisierungsstörung erfüllten (Katon und Russo, 1989). Eine vergleichbare Quote von 5% berichten de Gruy et al. (de Gruy et al., 1987 b). Obwohl die Prävalenzrate von Somatisierungsstörungen in hausärztlichen Praxen damit in der Größenordnung derjenigen von Diabetes mellitus oder Harnwegsinfekten liegt, wird dieses Störungsbild nur selten diagnostiziert (Smith, 1995). De Gruy et al. fanden eine Prävalenzrate von 9% bezüglich Somatisierungsstörungen bei Krankenhauspatienten; in keinem dieser Fälle wurde jedoch die Diagnose Somatisierungsstörung gestellt (de Gruy et al., 1987 a).

Somatisierungsstörungen treten deutlich häufiger bei Frauen als bei Männern auf: Bei einer Untersuchung von 33 Krankenhauspatienten, welche Kriterien einer Somatisierungsstörung erfüllten, ergab sich ein Geschlechterverhältnis von 31 Patientinnen zu 2 Patienten (Bass und Murphy,

---

[3] Das DSM-IV hat hinsichtlich einer handhabbaren Operationalisierung der Somatisierungsstörung gegenüber DSM-III und DSM-III-R eine deutliche Verbesserung eingeführt: So ist nun nicht mehr eine bestimmte Mindestzahl von Symptomen aus einer Liste von 37 möglichen Symptome nachzuweisen, sondern es sind nun vier Schmerzsymptome von unterschiedlicher Lokalisation, zwei gastrointestinale Symptome und ein Symptom aus dem Bereich der Sexualorgane bzw. der Sexualfunktionen sowie ein pseudoneurologisches Symptom gefordert. Yutzi et al. (1995) fanden eine hohe Übereinstimmung der DSM-IV-Kriterien mit den DSM-III- und den DSM-III-R-Kriterien, jedoch nur eine geringe Übereinstimmung mit den Kriterien des ICD-10 (F45.0).

1991). Fink fand bei einer Untersuchung von Daten des *Dänischen Nationalen Patientenregisters* eine Häufigkeit von persistierender Somatisierung von 0,6 pro 1000 Personen bei Männern und 3,2 pro 1000 Personen bei Frauen (Fink, 1992). Insgesamt ergeben sich in verschiedenen Studien Hinweise auf eine Geschlechterverhältnis von 10:1 bis 5:1 (Frauen : Männer). Gleichzeitig gibt es jedoch auch Hinweise darauf, daß eine solche extreme Geschlechterverteilung aufgrund unterschiedlicher Überweisungswege oder aufgrund unterschiedlicher Symptomwahrnehmung bei Männern und Frauen durch die behandelnden Ärzte zustande kommt (Golding et al., 1991).

Es zeigte sich, daß nicht nur diejenigen Patienten, die den strikten Kriterien einer Somatisierungsstörung entsprechen, eine erhöhte Inanspruchnahme medizinischer Leistungen und signifikante krankheitsbedingte Einschränkungen ihrer Aktivitäten aufweisen. So fanden Katon et al. unter 767 Patienten mit hoher Inanspruchnahme medizinischer Leistungen zwar 20,2 % mit einer DSM-III-Somatisierungsstörung, aber auch erhebliche Raten anderer Diagnosen (Major depression 23,5 %; dysthyme Störung 16,8 %; generalisierte Angststörung 21,8 %) (Katon et al., 1990). Eine weitere Untersuchung aus der gleichen Arbeitsgruppe zeigte, daß es keineswegs erst oberhalb einer Schwelle von 13 Symptomen zu dramatischen Veränderungen von psychischer Belastung, Arbeitsunfähigkeit und Inanspruchnahme ärztlicher Leistungen kommt. Bereits im Bereich von vier bis 12 Symptomen bei Männern und sechs bis 12 Symptomen bei Frauen besteht ein Zusammenhang mit der Zahl geklagter Symptome, so daß die Somatisierungsstörung als auf einem Kontinuum zunehmender Schwere der Ausprägung lokalisiert zu denken ist (Katon et al., 1991). Smith zeigte ebenso, daß auch Patienten, die nicht den vollen Kriterien einer Somatisierungsstörung entsprechen, sowie Patienten, die über die Somatisierungsstörung hinaus Kriterien anderer Störungen erfüllen (Komorbidität), eine bis zu neunfach höhere Inanspruchnahme von Gesundheitsleistungen aufweisen (Smith, 1994).

Befunde wie diese veranlaßten eine Reihe von Autoren, Kriterien für eine weniger strikt definierte Form der Somatisierungsstörung zu formulieren. So schlugen Othmer und DeSouza auf der Basis diskriminanzanalytischer Studien eine Reduktion der 37 Symptome umfassenden Liste des DSM-III auf nur sieben Symptome vor, von denen mindestens drei vorhanden sein müssen, um im Rahmen eines initialen Screening mit 80- bis 90 %iger Sicherheit die Diagnose einer Somatisierungsstörung zu ermöglichen (Othmer und DeSouza, 1985). Swartz et al. entwarfen ein Screening-Instrument, bestehend aus einer Liste von 11 Symptomen, von denen mindestens fünf vorhanden sein mußten, um die Diagnose einer Somatisierungsstörung zu ermöglichen (Swartz et al., 1986 b). Mit diesem Screening-Instrument gelang die korrekte Identifikation von Fällen und von Nichtfällen mit über 97 %iger Sicherheit.

Escobar et al. entwickelten einen *Somatic Symptom Index* (SSI), der bei einem Vorliegen von vier Symptomen bei Männern und sechs Symptomen bei Frauen auf das Vorliegen einer – diesem breiteren und abgekürzten Konzept entsprechenden – Somatisierungsstörung schließen läßt (Katon et al., 1990). Entsprechend der weniger strikten Kriterien fanden sich mit dem SSI 4/6 höhere Prävalenzraten als bei der Somatisierungsstörung nach DSM-III. In epidemiologischen Felduntersuchungen fanden Escobar et al. Prävalenzraten von 4,4 bis 20,0 % gegenüber 0,03 bis 0,7 % nach den DSM-III-Kriterien. Kirmayer und Robbins fanden unter 685 Patienten zweier hausärztlicher Einrichtungen eine Prävalenz der DSM-III-Somatisierungsstörung von 1%, hingegen eine Rate von 16,6 % entsprechend dem SSI-4/6-Kriterium (Kirmayer und Robbins, 1991). Hiller et al. kamen aufgrund der Untersuchung von 64 weiblichen und 38 männlichen stationären Patienten zu dem Ergebnis, daß unter Verwendung der SSI-4/6-Kriterien substantiell mehr Komorbiditätsvarianz aufklärbar war als bei Anwendung der DSM-III-Kriterien (Hiller et al., 1995). Portegijs et al. berichten über positive Erfahrungen mit einem SSI 5/5 bei niederländischen allgemeinärztlichen Patienten (Portegijs et al., 1996). Weniger strikt definierte Formen einer Somatisierungsstörung haben unter der Bezeichnung *Undifferenzierte somatoforme Störung* inzwischen Eingang in das DSM-IV und als *Undifferenzierte Somatisierungsstörung* Eingang in die ICD-10 (F45.1) gefunden (vgl. dazu den Beitrag von M. Franz, in diesem Band).

16.4
Hypochondrie

Hypochondrische Befürchtungen, also inadäquat begründete Besorgnisse über mögliche Erkrankungen, sind auch bei Gesunden nicht selten. Kellner berichtet, daß 60 bis 80 % der Gesunden im Verlaufe einer Woche störende körperliche Symptome erleben (Kellner, 1987). 10 bis 20 % der Probanden aus einer zufällig gewählten Population sind zeitweilig über mögliche Krankheiten besorgt. Kirmayer und Robbins fanden unter 685 Patienten zweier hausärztlicher Einrichtungen 7,7 % Patienten mit hypochondrischen Befürchtungen (Kirmayer und Robbins, 1991). Funktionelle Körpersymptome sind damit als ausgesprochen häufig anzusehen, sie sind zum großen Teil auf normale physiologische Aktivität zurückzuführen, deren Bedeutung

bei hypochondrischen Patienten aus emotionalen Gründen verändert und verstärkt erscheint (Kellner, 1985). Tatsächlich fanden Barsky et al. bei einer vergleichenden Untersuchung von 60 DSM-III-R-Hypochondrie-Patienten mit 60 nichthypochondrischen Kontroll-Patienten, daß die hypochondrischen Patienten signifikant mehr Symptome als Anzeichen einer Erkrankung bewerteten (Barsky et al., 1993 b). Offensichtlich erscheint diesen Patienten lediglich ein weitgehend von körperlichen Symptomen freier Zustand als Ausweis von guter Gesundheit.

Hypochondrische Symptombildungen werden in der ärztlichen Praxis häufig nicht erkannt: Baker und Merskey fanden bei der Untersuchung der Krankenunterlagen von 109 ambulanten Patienten, die mit einem Hypochondrie-Fragebogen befragt worden waren, daß keiner der Patienten mit erhöhten Hypochondrie-Scores von den untersuchenden Ärzten identifiziert worden war; gleichzeitig waren bei diesen Patienten gehäuft Screening-Laboruntersuchungen angeordnet worden, und diese Patienten waren auch durch gehäuftes Nichtwahrnehmen von Terminen auffällig (Baker und Merskey, 1983).

Hinsichtlich des gleichzeitigen Auftretens anderer Symptome bei hypochondrischen Patienten fanden Noyes et al. bei einer vergleichbaren Untersuchung von 50 DSM-III-R-Hypochondrie-Patienten mit 50 Kontrollen, daß 62,0 % versus 30,0 % die Kriterien für zumindest eine weitere DSM-III-R-Diagnose erfüllten (Noyes et al., 1994). Am häufigsten waren hier die *Major depression,* die typischerweise nach der hypochondrischen Symptomatik klinisch in Erscheinung trat, und die *Panikstörung mit Agoraphobie,* die der Hypochondrie oftmals vorausging. Zwar genügten nur wenige Untersuchte den DSM-III-R-Kriterien einer Somatisierungsstörung, ein Drittel jedoch entsprach einem subsyndromalen Bild dieser Störung. Barsky et al. fanden in ihrer Untersuchung zu dieser Frage bei 42 DSM-III-R-Hypochondrie-Patienten, verglichen mit 76 zufällig ausgewählten ambulanten Patienten, sogar eine Rate von 88 % der Patienten, die Kriterien für zumindest eine weitere DSM-III-R-Diagnose erfüllten, wobei sie allerdings bei einem Fünftel der Untersuchten die Diagnose einer Somatisierungsstörung stellten (Barsky et al., 1992).

Hinsichtlich der Entstehung hypochondrischer Beschwerden scheinen alexithyme Persönlichkeitseigenschaften ebenso eine Rolle zu spielen (Wise et al., 1990) wie eine Amplifikation somatosensorischer Wahrnehmung und eine Kindheitsvorgeschichte familiärer Krankheiten (Barsky und Wyshak, 1990). Neuere Befunde von Barsky et al. unterstreichen allerdings, daß zwischen der Amplifikation somatosensorischer Wahrnehmung und ihrer Genauigkeit zu differenzieren ist (Barsky et al., 1995). Bei einer vergleichenden Untersuchung von 60 Patienten mit DSM-III-R-Hypochondrie und 60 internistischen Krankenhauspatienten fand sich zwischen beiden Gruppen kein Unterschied hinsichtlich der Fähigkeit zur genauen Wahrnehmung des eigenen Herzschlags. Die hypochondrischen Patienten schätzten allerdings, im Vergleich zu den internistischen Patienten, ihre Wahrnehmungsfähigkeit als empfindlicher ein (Barsky et al., 1995). Gegen die Annahme der pathogenetischen Bedeutung einer einfach nur verstärkten, dabei aber zutreffenden Körperwahrnehmung spricht der Befund, daß in beiden untersuchten Gruppen eine signifikante *negative Korrelation* zwischen der Genauigkeit der Wahrnehmung des eigenen Herzschlags und dem Ausmaß hypochondrischer Beschwerden gefunden wurde. Diesen Befunden zufolge könnte eine mangelnde Fähigkeit zu akkurater körperlicher Binnenwahrneh-mung geradezu eine der Voraussetzungen für die Herausbildung hypochondrischer Symptome sein. Diese Sicht wird schließlich auch durch eine Studie unterstützt, in welcher die in einem Symptomtagebuch berichtete Beeinträchtigung von über Palpitationen klagenden Patienten mit den Daten von Langzeit-EKG-Aufzeichnungen verglichen wurden (Barsky et al., 1994 c). Hierbei zeigte sich, daß die berichteten körperlichen Beschwerden nicht einer zutreffenden Wahrnehmung der kardialen Aktivität entsprachen, sondern daß sich in ihnen eher eine allgemeine Antworttendenz in Richtung einer Angabe eines körperlichen oder seelischen Belastetseins zeigte. Im Vergleich zu 75 asymptomatischen Freiwilligen fand sich bei Patienten, die über Palpitationen klagten, keineswegs eine höhere Anzahl kardialer Arrhythmien, allerdings wurde von den Patienten die Herzschlagempfindung häufiger als »rasend« oder »klopfend« qualifiziert (Barsky et al., 1994 a).

Der Verlauf unbehandelter hypochondrischer Beschwerdebilder kann als nicht günstig gelten. So fanden Barsky et al. bei einer Nachuntersuchung von 22 Patienten mit vorübergehender hypochondrischer Symptombildung und 24 nichthypochondrischen ambulanten Patienten nach durchschnittlich 22 Monaten, daß die hypochondrischen Patienten weiterhin mehr hypochondrische Symptome, mehr Somatisierung und mehr psychopathologische Auffälligkeiten zeigten sowie medizinische Leistungen in größerem Umfang in Anspruch nahmen als die Kontrollpersonen. Gleichzeitig erfüllte aber nur einer der nachuntersuchten Patienten die DSM-III-R-Kriterien für Hypochondrie (Barsky et al., 1993 a). Hypochondrische Symptombildung scheint mithin eine gewisse zeitliche Stabilität, nicht jedoch eine Neigung zur Progredienz aufzuweisen.

16.5
Tinnitussyndrom

Tinnitusbeschwerden werden in der hier betrachteten Literatur auffällig selten erörtert; nur eine sehr geringe Zahl von Arbeiten ist nach 1990 veröffentlicht worden. In älteren Arbeiten (z. B. Minnigerode und Harbrecht, 1988; Harrop et al., 1987) wird aufgrund klinischer Beobachtung und auf der Basis psychometrischer Befunderhebung die Ansicht vertreten, das Tinnitussymptom sei nosologisch der *endogenen Depression* bzw. der *Major depression* zuzuordnen. Andere Autoren stellten demgegenüber die Beziehung zwischen Tinnitus, den Tinnitus begleitende Benommenheitsgefühle und Angst in den Vordergrund (Hallam und Stephens, 1985) oder betonen Nähe zu chronischen Schmerzsyndromen (Goebel et al., 1991). Katon et al. gehen von einer gehäuften *Komorbidität von Tinnitus und Major depression* aus (Katon et al., 1990). Russo et al. fanden bei einer Untersuchung von 75 CFS-Patienten, 61 Patienten mit Benommenheit und 88 Patienten mit zur Arbeitsunfähigkeit führendem Tinnitus, daß die Zahl somatisch-medizinisch nicht erklärter Lebenszeitdiagnosen eine signifikante positive Beziehung zu der Zahl vergangener Episoden ängstlicher und depressiver Symptomatik aufwies (Russo et al., 1994). Die auf die Ohrgeräusche bezogene Selbstaufmerksamkeit scheint Bedeutung für die subjektiv erlebte Belastung durch die Tinnitussymptomatik zu haben: Perrig-Chiello und Gusset fanden, daß bei gleichen objektiven Tinnitusvariablen subjektiv stärker belastete Probanden die Ohrgeräusche häufiger wahrnahmen (Perrig-Chiello und Gusset, 1996). In einer Arbeit aus jüngerer Zeit fanden Schneider et al. (1994) bei Tinnitus-Patienten eine

- geringere soziale Unterstützung,
- erhöhte Neigung zu psychosomatischer Symptombildung,
- weniger gut ausgeprägte Streßbewältigung und
- gehäufte Überlastungen im Arbeits- oder familiärem Umfeld

(Schneider et al., 1994).

Bezüglich des Tinnitussyndroms in seiner Relation zu somatoformen Störungen ist zusammenfassend festzuhalten, daß hier der Erkenntnisstand noch lückenhaft ist. Dem entspricht auch, daß nur wenige Therapiestudien vorliegen, welche eine nur teilweise befriedigende Wirkung psychotherapeutischer Interventionen beim Tinnitus belegen (Goebel et al., 1991; Winter et al., 1996).

16.6
Reizdarmsyndrom

Funktionelle Darmerkrankungen im Sinne eines Reizdarmsyndroms (Irritable bowle syndrome, IBS) finden seit längerem Beachtung in der Literatur. Es besteht ein weitestgehender Konsens, daß psychologische Faktoren bei der Entstehung und Aufrechterhaltung dieser Symptomatik eine Rolle spielen. So wiesen Walker et al. (1990) bei Patienten mit Reizdarmsyndrom eine Häufung von Lebenszeitdiagnosen nach, wie

- Major depression,
- generalisierte Angststörung,
- Panikstörung oder
- Phobien.

Eine Mehrzahl der Patienten hatte vor Auftreten der Darmsymptomatik unter psychischen Störungen, insbesondere *Angststörungen,* gelitten. Im Vergleich zu Patienten mit chronisch entzündlichen Darmerkrankungen findet sich bei Reizdarm-Patienten häufiger eine Vorgeschichte von *Sexual-mißbrauch,* welche wiederum mit einer größeren Häufigkeit von Depression, Angst, Sucht und funktionellen Sexualstörungen verbunden ist (Walker et al. 1993 b). Eine deutliche Überlappung scheint insbesondere zwischen psychogener *Angstsymptomatik* einerseits und Reizdarmsyndromen andererseits vorzuliegen. So berichten Lydiard et al. (1994) anhand von Daten aus dem *NIMH Epidemiological Catchment Area Project,* daß Probanden mit Panikstörungen ebenfalls eine signifikant erhöhte Rate von gastrointestinalen Beschwerden aufweisen, was zu einer besonders hohen Inanspruchnahme medizinischer Leistungen führt (Katon et al. 1992, Bell 1994). Smith et al. konnten ebenfalls zeigen, daß *psychosoziale Variablen* wie Depression, Angst oder mangelnde soziale Unterstützung als Determinanten der Inanspruchnahme medizinischer Leistungen fungieren, ohne jedoch zwischen IBS und organischen Darmerkrankungen zu unterscheiden (Smith et al., 1990).

Weiterhin werden Beziehungen des Reizdarmsyndroms zur *Hyperventilation* und zu *alexithymen Persönlichkeitszügen* berichtet (Nyhlin et al. 1993). Nicht klar ist hingegen eine mögliche Relation dieses Syndroms zur Menstruation bzw. die Frage der *Zyklusabhängigkeit* von funktionellen Darmsymptomen: Whitehead et al. fanden bei 233 von 369 Klientinnen eines Familienberatungszentrums funktionelle Störungen der Darmtätigkeit, insbesondere Meteorismus, während der Menses (Whitehead et al., 1990). In einer Übersichtsarbeit berichtet Longstreth über einen Zusammenhang von Reizdarmsymptomatik und *chronischem Beckenschmerz* (Longstreth, 1994).

Eine Untersuchung an 262 freiwilligen Probanden ergab eine IBS-Häufigkeit von 23 %, von den Probanden mit IBS berichtete wiederum knapp ein Viertel über saisonale Schwankungen in der Symptomauspprä-

gung, was es möglich erscheinen läßt, daß bei einer Teilgruppe von Reizdarm-Patienten solche saisonalen Faktoren ätiopathogenetisch von Bedeutung sind (Talley et al., 1995).

In therapeutischer Hinsicht ist zum einen die konstante Beziehung zu einer ärztlichen Bezugsperson von Bedeutung (van Dulmen et al., 1995), zum anderen kann die Wirksamkeit spezifischer psychotherapeutischer Interventionen als nachgewiesen gelten (Guthrie et al., 1993; Payne und Blanchard, 1995).

Zusammenfassend bleibt festzuhalten, daß zwar auch beim Reizdarmsyndrom noch offene Fragen etwa bezüglich der Ätiopathogenese dieses Beschwerdebilds bestehen, daß aber gleichzeitig wesentliche Fragen bezüglich der Überlappungen mit anderen psychogenen Krankheitsbildern oder hinsichtlich der gegebenen Behandlungsmöglichkeiten schon eine Beantwortung erfahren haben.

16.7 Panikstörung

Obleich somatoforme Störungen und Angststörungen in den operationalisierten Klassifikations- und Diagnoseschemata als voneinander klar zu trennende Diagnosen aufgeführt werden, ist die Diskussion von Abgrenzungsfragen – etwa von somatoformen Störungen einerseits und Panikerkrankungen oder Herzneurosen andererseits, und auch die Abgrenzung von Panikstörungen und hypochondrischen Symptombildungen – und von Aspekten der sogenannten *Komorbidität* nicht abgeschlossen.

So berichten Brown et al. (1990), daß bei 119 Patienten mit DSM-III-R-Somatisierungsstörungen 33,6 % generalisierte Angststörungen und 31,1 % phobische Störungen zu beobachten gewesen seien. Aus umgekehrter Perspektive berichten Battaglia et al. bei 159 Patienten mit einer DSM-III-R-Panikstörung über ein gleichzeitiges Vorliegen einer Somatisierungsstörung bei 23 % der weiblichen und 5 % der männlichen Untersuchten (Battaglia et al., 1995). In vergleichbarer Weise berichten Barsky et al. (1994 a) über eine erhöhte Somatisierungsneigung von über Palpitationen klagenden Patienten, bei denen die gegenwärtige oder die Lebenszeitdiagnose einer DSM-III-R-Panikstörung gestellt werden konnte. Andererseits berichten Barsky et al. bezüglich der Abgrenzung von Panikstörung und Hypochondrie über eine vergleichende Untersuchung von 75 Patienten mit Hypochondrie ohne begleitende Panikstörung und 51 mit Panikstörung ohne begleitende hypochondrische Störung, wobei die Patienten mit Panikstörung sich als weniger somatisierend, weniger beeinträchtigt, zufriedener mit der ärztlichen Behandlung und im Kontakt weniger fordernd darstellten. Dies bringt die Autoren hier zu dem Schluß, daß Patienten mit Panikstörungen und mit hypochondrischen Störungen funktional differenzierbare und distinkte Kategorien von Patienten darstellen (Barsky et al., 1994 b).

Rief et al. fanden bei 40 % von 30 stationär behandelten Patienten mit somatoformer Störung eine Vorgeschichte von Angsterkrankungen (Rief et al., 1992). Kuch et al. berichten aufgrund einer Befragung von 141 konsekutiven Panik-Patienten, daß nahezu 40 % der Patienten ebenfalls unter chronischen Schmerzen litten und 7,8 % der Patienten täglich Analgetika einnahmen (Kuch et al., 1991). King et al. fanden heraus, daß von 44 Patientinnen mit der DSM-III-Diagnose eines Paniksyndroms 27 % gleichzeitig die Kriterien für eine Soma-

tisierungsstörung erfüllten (King et al., 1986).

Insgesamt verdeutlichen Befunde wie diese die weiterhin bestehende, erhebliche Schwierigkeit bei der diagnostischen Einordnung von Panikstörungen, insbesondere dann, wenn symptomatisch die körperlichen Beschwerden im Vordergrund stehen (Katon 1984; Kushner, Beitman 1990).

16.8 Forschungsergebnisse zu weiteren Krankheitsbildern

16.8.1 Chronisches Müdigkeitssyndrom*

Das *Chronische Müdigkeitssyndrom* (CFS) hat in jüngerer Zeit eine beträchtliche Aufmerksamkeit gefunden, wobei sich ein Hauptaugenmerk auf die mit diesem Syndrom verbundenen somatischen Symptome richtete (Lemke, 1996). Dabei ist allerdings die Frage, ob es sich beim CFS um

- ein eigenständiges Krankheitsbild (Matthews et al., 1991),
- ein eigenständiges Krankheitsbild mit möglicherweise spezifischer Genese (Demitrack et al., 1992),
- eine Erscheinungsform eines psychischen Störungsbilds – etwa im Sinne einer *Affective spectrum disorder* – (Pope et al. 1991),
- eine affektiven Erkrankung im engeren Sinne (Wessely und Powell, 1989) oder um

---

* Vgl. dazu den Beitrag von M. Sack in diesem Band

• ein der alten *Neurasthenie* nahestehendes Störungsbild (Deniker und Ganry, 1992) handelt, bislang nicht abschließend geklärt (Manu et al., 1992).

Insgesamt scheint Müdigkeit als Symptom recht häufig zu sein. So fanden Hagnell et al. in einer prospektiven epidemiologischen Studie (Lundby-Studie), daß Müdigkeit nach der Depression das am häufigsten geklagte psychische Beschwerdebild war (Hagnell et al., 1993). Walker et al. berichten auf der Basis von 18 571 Befragten aus der *NIMH-Epidemiologic Catchment Area Study* über eine gegenwärtige bzw. Lebenszeit-Prävalenzrate eines Müdigkeitssyndroms von 6,7 bzw. 24,4 % (Walker et al., 1993 b). Medizinisch nicht erklärbare Müdigkeit konnte dabei in einer Häufigkeit von 6,0 bzw. 15,5 % beobachtet werden.

Die Rate somatoformer Störungen bei CFS-Patienten hängt wesentlich davon ab, ob die Diagnostik der somatoformen Störung sich eher auf psychopathologische oder auf körperliche Befunde stützt (Johnson et al., 1996). Die Diagnostik eines CFS ist weiterhin in deutlichem Maße von gruppenspezifischen Konventionen abhängig: So fanden Creminiter et al., daß französische Allgemeinärzte, im Unterschied zu Psychiatern, depressive Patienten in erster Linie durch die Symptome Schlafstörung und Müdigkeit charakterisierten. In einer prospektiven Untersuchung des Risikos, nach einer Viruserkrankung ein CFS zu entwickeln, fanden Cope et al., daß dieses Risiko mehr mit dem Arztverhalten und einer somatischer Ursachenattribution zusammenhängt als mit spezifischen Eigenheiten der Viruserkrankung (Cope et al., 1994); dieser Befund wird auch durch Wessely und Powell bestätigt (Wessely und Powell, 1989). Bezüglich der Unterschiede zwischen CFS-Patienten und anderen Gruppen fanden Schweitzer et al. im Vergleich zu allgemeinärztlichen Patienten

eine *erhöhte Hypochondrieneigung,* die sich nicht von der psychiatrischer Patienten unterschied (Schweitzer et al., 1994). Manu et al. untersuchten in einer prospektiven Studie 100 internistische Patienten mit einer mittleren Dauer der Müdigkeitssymptomatik von 13 Jahren (Manu et al., 1988). Bei einer Nachuntersuchung nach durchschnittlich 8,4 Monaten konnte bei der Mehrzahl der Patienten eine psychiatrische Erkrankung gefunden werden, welche die Müdigkeitssymptomatik erklärte, lediglich bei 31 Patienten ergab sich kein die Symptomatik erklärender Befund. In einer weiteren Studie an 405 Patienten mit chronischer Müdigkeit von durchschnittlich 6,9 Jahren Dauer fand die gleiche Autorengruppe bei 74 % der Patienten eine die Müdigkeit hinreichend erklärende psychische Symptomatik (Manu et al., 1993); mehrheitlich handelte es sich um depressive Störungen und Panikstörungen. 30 % der Patienten mit chronischer Müdigkeit erfüllten Kriterien für das CFS; diese unterschieden sich von den Patienten, welche den Kriterien nicht entsprachen insbesondere dadurch, daß sie ihre Müdigkeit als Folge einer Viruserkrankung attribuierten (70 % versus 33 %).

In der Zusammenfassung der hier dargestellten Literatur ergibt sich, daß die *Ätiologie* und damit auch die *nosologische Einordnung* des chronischen Müdigkeitssyndroms weiterhin kontrovers erscheinen müssen. Eine Festlegung dahingehend, es handele sich bei dem CFS um ein postvirales immunologisches Zustandsbild, ist nicht gerechtfertigt. Ebenso ist eine Festlegung auf ein durch spezifische biochemische Funktionsstörungen gekennzeichnetes Zustandsbild des CFS oder auf ein durch nichtspezifizierte endogene Verursachung herbeigeführtes Zustandbild nicht gerechtfertigt. Vielmehr muß man annehmen, daß der Begriff des chronischen Müdigkeitssyndroms im wesentlichen heterogene

Symptombilder unter einer einheitlichen Benennung zusammenfaßt.

16.8.2
Fibromyalgie*

Höchst kontrovers stellt sich die Diskussion um den Stellenwert fibromyalgischer Beschwerden dar. Während Autoren wie Dunne und Dunne auch angesichts einer nach ihrem Bekunden ungeklärten Ätiologie dieses Syndroms dafür plädieren, das *Fibromyalgiesyndrom* (FMS) als distinkte Erkrankung des rheumatischen Formenkreises und nicht als somatische Folgeerscheinung einer psychischen Störung anzusehen, hält Bohr den Befürwortern einer solchen Sicht entgegen, trotz einer ganzen Tradition kümmerlicher Forschung stets weitere kleine, methodisch mangelhafte Studien heranzuziehen, um die Wirkung biologischer Variablen zu belegen (Dunne und Dunne; 1995; Bohr, 1995).

Eine solch hitzige Diskussion kann ohne Zweifel nur auf dem Boden eines noch unbefriedigenden Diskussionsstandes erwachsen, und in der Tat liegen zu sehr basalen Fragen widersprüchliche Ergebnisse vor. So berichten Hudson et al. anhand der Untersuchung von 33 Patientinnen, welche die Kriterien des *American College of Rheumatology* für Fibromyalgie erfüllten, über eine erhöhte Rate an Lebenszeitdiagnosen bei folgenden Erkrankungen:

- Migräne,
- Irritable bowel syndrome,
- Chronisches Müdigkeitssyndrom,
- Major depression und
- Panikerkrankung.

Auch habe eine erhöhte familiäre Belastung mit affektiven Störungen bestanden (Hudson et al., 1992). Demgegenüber berichten Ahles et al. aus einer Untersuchung von Fibromyalgie-Patienten, Patienten mit rheumatoider Arthritis und Kontrollpersonen, daß eine psychiatrische Befunderhebung durch Untersucher, welche gegenüber der Zuordnung der Untersuchten zu den einzenen Gruppen blind waren, nicht zwischen den drei Gruppen zu unterscheiden vermochte (Ahles et al., 1991).

Einige Autoren bieten hochspezifische neuroendokrine und neuropsychologische Hypothesen an, um die Entstehung fibromyalgischer Beschwerden zu erklären (Bennett, 1993). Demgegenüber verweisen andere Autoren auf die

- Bedeutung spezifischen Krankheitsverhaltens (Kirmayer et al., 1988),
- Häufung von Depression, Angst und Persönlichkeitsstörungen im Vergleich zu beschwerdefreien Kontrollpersonen (Martinez et al., 1995) oder auf die
- Wirksamkeit psychologischer Interventionen, etwa im Sinne einer Streßreduktion (Kaplan et al., 1993).

Angesichts der hier angedeuteten kontroversen Befundlage erscheint eine Zusammenfassung des Forschungsstandes, so wie er sich in der Literatur darstellt, hier noch nicht möglich; ohne Zweifel besteht hier auch aus der Perpektive der psychosomatischen und psychotherapeutischen Medizin noch weiterer Klärungsbedarf.

16.8.3
Umweltbezogene
Körperbeschwerden**

Umweltbezogene Körperbeschwerden (Multiple chemical sensitivities, MCS als Extremform) im Sinne eines medizinisch

---

* Vgl. dazu den Beitrag von W. Eich in diesem Band
** Vgl. dazu den Beitrag von P. Joraschky in diesem Band

zunächst nicht erklärbaren allergisch erscheinenden Beschwerdebildes gegen in der Umwelt regelmäßig vorhandene Stoffe (Simon et al., 1990) werden vielfach als eine Form somatoformer Störungen angesehen (Apfel und Csef, 1995). Gothe et al. sprechen dezidiert von einem *Umweltsomatisierungssyndrom* (Environmental somatization syndrome, ESS) (Gothe et al., 1995). Es gibt Hinweise darauf, daß bei diesem Beschwerdebild Faktoren der sozialen Konstruktion eines Krankheitsbildes, etwa Einflüsse der Massenmedien, von wesentlicher Bedeutung sind (Stewart, 1990). Stewart und Raskin sprechen in einer sehr pointierten Weise vom *Total Allergy Syndrome* bzw. einer *20th-Century Disease* (Stewart und Raskin, 1985). Petri sprach in diesem Zusammenhang emphatisch von der »vergifteten Kindheit« (Petri, 1991).

Es kann nun allerdings kein Zweifel daran bestehen, daß allergische und immunologische Reaktionen in erheblichem Umfang psychischen Einflüssen unterliegen. So konnten Laidlaw et al. in einer experimentellen Untersuchung 31 % der Varianz der Ausprägung einer durch Allergen- bzw. Histamininjektion erzeugten allergischen Soforttypreaktion auf psychologische bzw. Persönlichkeitsfaktoren zurückführen (Laidlaw et al., 1994). Shea et al. konnten den Einfluß negativer Affektivität auf zellvermittelte Immunreaktionen belegen (Shea et al., 1993).

Dennoch sind Veränderungen allergischer und immunologischer Parameter – gleich wie sie zustande kommen mögen – für das Auftreten von ESS bzw. MCS nicht ausschlaggebend. In einer Untersuchung von 41 MCS-Patienten und 34 Kontrollpersonen unterschieden immunologische Parameter nicht zwischen Patienten und Kontrollen, wohingegen die MCS-Patienten eine größere Prävalenz von depressiven Symptomen und Angstsymptomen aufwiesen (44 % versus 15 %, p < 0,05) (Simon et al., 1993). In einer vergleichenden Untersuchung von MCS-Patienten, Patienten mit einfacher Chemical sensitivity (CS), CFS-Patienten und normalen Kontrollpersonen fanden sich bei 44 % der MCS-Patienten, bei 42 % der CS-Patienten, bei 53 % der CFS-Patienten und bei keiner der Kontrollpersonen im MMPI-2 signifikant erhöhte Skalenwerte mit einem für somatoforme Störungen charakeristischen Muster (Fiedler et al., 1996). In die gleiche Richtung weisen Befunde von Simon et al., die bei der vergleichenden Untersuchung von 13 Kunstoffarbeitern mit CS und 24 Kunstoffarbeitern ohne CS erhebliche Prävalenzunterschiede von Angst und depressiver Verstimmung (54 % versus 4 %) und Prävalenzunterschiede hinsichtlich der vor Beginn der Chemikalienexposition vorhandenen, medizinisch nicht erklärten Symptome (6,2 versus 2,9) fanden (Simon et al., 1990).

Andererseits bestehen Unterschiede im selbstberichteten Gesundheitszustand auch dann fort, wenn der Einfluß psychologischer Variablen statistisch kontrolliert wird, was als Hinweis auf einen möglichen Einfluß organischer Faktoren gewertet werden kann (Bell et al., 1995). Ebenfalls als Hinweis auf einen ätiologischen Beitrag externer oder organischer Faktoren muß das bei MCS-Patienten – im Vergleich zur Patienten mit somatoformen Störungen – erhöhte Alter bei der Erstmanifestation der Symptomatik gelten. Miller und Mitzel berichten, daß von 112 MCS-Patienten bei 83 % der Patienten das erste Auftreten der Beschwerden nach dem 30. Lebensjahr er-folgte (Miller und Mitzel, 1995; ebenso: Bell et al., 1995). Ein weiterer Hinweis auf solche Faktoren mag das gelegentlich berichtete vermehrte Auftreten neuropsychologischer Symptome bei MCS-Patienten sein (Miller und Mitzel, 1995; anders jedoch Simon et al., 1993).

Zusammenfassend kann man zu der Auffassung gelangen, daß bei Entstehung und Aufrechterhaltung umweltbezogener Körperbeschwerden psychische Faktoren eine wesentliche Rolle spielen, die denen bei somatoformen Störungen entsprechen; darüber hinaus können auch noch unbekannte physiologische und/oder toxische Faktoren bedeutsam sein.

▌ Literatur

Ahles TA, Khan SA, Yunus MB, Spiegel DA, Masi AT. Psychiatric status of patients with primary fibromyalgia, patients with rheumatoid arthritis, and subjects without pain: a blind comparison of DSM-III diagnoses. Am J Psychiatry 1991; 148 (12): 1721-6.

Apfel B, Csef H. Angst vor Umweltgiften – berechtigte Realangst oder psychische Störung? Psychother Psychosom Med Psychol 1995; 45 (3-4): 90-6.

Baker B, Merskey H. Classification and associations of hypochondriasis in patients from a psychiatric hospital. Can J Psychiatry 1983; 28 (8): 629-34.

Baker LH, Lieberman D, Oehlke M. Psychological distress in patients with gastroesophageal reflux disease. Am J Gastroenterol 1995; 90 (10): 1797-803.

Baldoni F, Ercolani M, Baldaro B, Trombini G. Stressful events and psychological symptoms in patients with functional urinary disorders. Percept Mot Skills 1995; 80 (2): 605-6.

Barsky AJ. Somatoform Disorders. In: Comprehensive Textbook of Psychiatry. 5th ed. Kaplan HI, Sadock BJ (eds). Baltimore: Williams & Wilkins 1988.

Barsky AJ, Wyshak G. Hypochondriasis and somatosensory amplification. Br J Psychiatry 1990; 157: 404-9.

Barsky AJ, Wyshak G, Klerman GL. Psychiatric comorbidity in DSM-III-R hypochondriasis. Arch Gen Psychiatry 1992; 49 (2): 101-8.

Barsky AJ, Cleary PD, Sarnie MK, Klerman GL. The course of transient hypochondriasis. Am J Psychiatry 1993 a; 150 (3): 484-8.

Barsky AJ, Coeytaux RR, Sarnie MK, Cleary PD. Hypochondriacal patients' beliefs about good health. Am J Psychiatry 1993 b; 150 (7): 1085-9.

Barsky AJ, Cleary PD, Sarnie MK, Ruskin JN. Panic disorder, palpitations, and the awareness of cardiac activity. J Nerv Ment Dis 1994 a; 182 (2): 63-71.

Barsky AJ, Barnett MC, Cleary PD. Hypochondriasis and panic disorder. Boundary and overlap. Arch Gen Psychiatry 1994 b; 51 (11): 918-25.

Barsky AJ, Cleary PD, Barnett MC, Christiansen CL, Ruskin JN. The accuracy of symptom reporting by patients complaining of palpitations. Am J Med 1994 c; 97(3): 214-21.

Barsky AJ, Brener J, Coeytaux RR, Cleary PD (1995) Accurate awareness of heartbeat in hypochondriacal and non-hypochondriacal patients. J Psychosom Res 1995; 39 (4): 489-97.

Battaglia M, Bernardeschi L, Politi E, Bertella S, Bellodi L. Comorbidity of panic and somatization disorder: a genetic-epidemiological approach. Compr Psychiatry 1995; 36 (6): 411-20.

Beard GM. Neurasthenia, or nervous exhaustion. Boston Med Surgical 1869; 3: 217-21.

Bell IR. Somatization disorder: Health care costs in the decade of the brain. Biol Psychiatry 1994; 35 (2): 81-3.

Bell IR, Peterson JM, Schwartz GE. Medical histories and psychological profiles of middle-aged women with and without self-reported illness from environmental chemicals. J Clin Psychiatry 1995; 56 (4): 151-60.

Bennett RM. Fibromyalgia and the facts. Sense or nonsense. Rheum Dis Clin North Am 1993; 19 (1): 45-59.

Bohr TW. Fibromyalgia syndrome and myofascial pain syndrome. Do they exist? Neurol Clin 1995; 13 (2): 365-84.

Briquet PL. Traité de L'Hysterie. Paris: JB Bailliere & Fils 1859.

Brown FW, Golding JM, Smith GR Jr. Psychiatryric comorbidity in primary care somatization disorder. Psychosom Med 1990; 52 (4): 445-51.

Burton CD. Hyperventilation in patients with recurrent functional symptoms. Br J Gen Pract 1993; 43 (375): 422-5.

Butler DJ, Turkat NW. Great expectorations. A case of psychogenic throat clearing and expectoration. Arch Fam Med 1995; 4 (7): 647-9.

Cope H, David A, Pelosi A, Mann A. Predictors of chronic »postviral« fatigue. Lancet 1994; 344: 864-8.

Coryell W, House D. The validity of broadly defined hysteria and DSM-III conversion disorder: Outcome, family history, and mortality. J Clin Psychiatry 1984; 45 (6): 252-6.

Cremniter D, Guelfi JD, Fourestie V, Fermanian J. Analysis of the terms used by general practitioners to characterize patients considered by them as depressed. A prospective study on 682 patients. J Affect Disord 1995; 34 (4): 311-8.

De la Fuente JR. Atypical depression: Diagnosis and therapeutic issues. 9th World Congress of Psychiatry: Worldwide therapeutic strategies in atypical depressive syndromes. Eur Psychiatry 1993; 8 (5): 235-40.

Demitrack MA, Gold PW, Dale JK, Krahn DD, Kling MA; Straus SE. Plasma and cerebrospinal fluid monoamine metabolism in patients with chronic fatigue syndrome: preliminary findings. Biol Psychiatry 1992; 32 (12): 1065-77.

Deniker P, Ganry H. Une echelle pour evaluer la psychasthenie. Encephale 1992; 18 (3): 247-50.

Dunne FJ, Dunne CA. Fibromyalgia syndrome and psychiatric disorder. Br J Hosp Med 1995; 54 (5): 194-7.

Escobar JI, Burnam MA, Karno M, Forsythe A, Golding JM Somatization in the community. Arch Gen Psychiatry 1987; 44 (8): 713-8.

Escobar JI, Rubio Stipec M, Canino G, Karno M. Somatic symptom index (SSI): a new and abridged somatization construct. Prevalence and epidemiological correlates in two large community samples. J Nerv Ment Dis 1989; 177 (3): 140-6.

Feighner JP, Robins E Guze SB. Diagnostic criteria for use in psychiatric research. Arch Gen Psychiatry 1972; 26: 57-63.

Fiedler N, Kipen HM, DeLuca J, Kelly McNeil K, Natelson B. A controlled comparison of multiple chemical sensitivities and chronic fatigue syndrome. Psychosom Med 1996; 58 (1): 38-49.

Fink P. The use of hospitalizations by persistent somatizing patients. Psychol Med 1992; 22 (1): 173-80.

Folks DG, Ford CV, Regan WM. Conversion symptoms in a general hospital. Psychosomatics 1984; 25 (4): 285-95.

Ford CV, Folks DG. Conversion disorders: An overview. Psychosomatics 1985; 26 (5): 371-83.

Goebel G, Keeser W, Fichter M, Rief W. Neue Aspekte des komplexen chronischen Tinnitus – Teil II: Die verlorene Stille: Auswirkungen und psychotherapeutische Möglichkeiten beim komplexen chronischen Tinnitus.

Psychother Psychosom Med Psychol 1991; 41 (3-4): 123-33.

Golding JM, Smith GR Jr, Kashner TM. Does somatization disorder occur in men? Clinical characteristics of women and men with multiple unexplained somatic symptoms. Arch Gen Psychiatry 1991; 48 (3): 231-5.

Gothe CJ, Molin C, Nilsson CG. The environmental somatization syndrome. Psychosomatics 1995; 36 (1): 1-11.

Greenberg DB. Neurasthenia in the 1980s: chronic mononucleosis, chronic fatigue syndrome, and anxiety and depressive disorders. Psychosomatics 1990; 31: 129-37.

Gruy F de, Crider J, Hashimi DK, Dickinson P, Mullins HC, Troncale J (1987 a) Somatization disorder in a university hospital. J Fam Pract 1987 a; 25 (6): 579-84.

Gruy F de, Columbia L, Dickinson P. Somatization disorder in a family practice. J Fam Pract 1987 b; 25 (1): 45-51.

Guthrie E, Creed F, Dawson D, Tomenson B. A randomised controlled trial of psychotherapy in patients with refractory irritable bowel syndrome. Br J Psychiatry 1994; 163: 315-21.

Hagnell O, Grasbeck A, Ojesjo L, Otterbeck L. Mental tiredness in the Lundby study: incidence and course over 25 years. Acta Psychiatr Scand 1993; 88 (5): 316-21.

Hallam RS, Stephens SD. Vestibular disorder and emotional distress. J Psychosom Res 1985; 29 (4): 407-13.

Harrop GJ, Katon W, Dobie R, Sakai C, Russo J. Chronic tinnitus: association with psychiatric diagnoses. J Psychosom Res 1987; 31 (5): 613-21.

Hartkamp N. Datenbank: Somatisierungsstörungen. [Online] Available: FTP: ftp.psychotherapie.org Directory: /pub/psychoth/norbert/somatisi/ Files: SOMAPROG.ZIP, SOMADATA.ZIP 1997.

Hausotter W. Begutachtung des Chronic-Fatigue-Syndroms. Versicherungsmedizin 1996; 48 (2): 57-9.

Hiller W, Rief W, Fichter MM. Further evidence for a broader concept of somatization disorder using the Somatic Symptom Index. Psychosomatics 1995; 36 (3): 285-94.

Holmes GP, Kaplan JE, Gantz NM, Komaroff AL et al. Chronic fatigue syndrome: a working case definition. Ann Intern Med 1988; 108: 387-89.

Hudson JI, Goldenberg DL, Pope HG Jr, Keck PE Jr, Schlesinger L. Comorbidity of fibromyalgia with medical and psychiatric disorders. Am J Med 1992; 92 (4): 363-67.

Johnson SK, De Luca J, Natelson BH. Assessing somatization disorder in the chronic fatigue syndrome. Psychosom Med 1996; 58 (1): 50-7.

Jonas JM, Pope HG. The dissimulating disorders: A single diagnostic entity? Compr Psychiatry 1985; 26 (1): 58-62.

Kapfhammer HP, Buchheim P, Bove D, Wagner A. Konversionssymptome bei Patienten im psychiatrischen Konsiliardienst. Nervenarzt 1992; 63 (9): 527-38.

Kaplan KH, Goldenberg DL, Galvin-Nadeau M. The impact of a meditation-based stress reduction program on fibromyalgia. Gen Hosp Psychiatry 1993; 15 (5): 284-9.

Katon W. Panic disorder and somatization. Review of 55 cases. Am J Med 1984; 77 (1): 101-6.

Katon W, Russo J. Somatic symptoms and depression. J Fam Pract 1989; 29 (1): 65-9.

Katon W, Sullivan MD. Depression and chronic medical illness. J Clin Psychiatry 1990; 51 (Suppl): 3-11.

Katon W, Korff M von, Lin E, Lipscomb P, Russo J, Wagner E, Polk E. Distressed high utilizers of medical care. DSM-III-R diagnoses and treatment needs. Gen Hosp Psychiatry 1990; 12 (6): 355-62.

Katon W, Lin E, Korff M von, Russo J. Somatization: A spectrum of severity. Am J Psychiatry 1991; 148 (1): 34-40.

Katon W, Korff M von, Lin E. Panic disorder: relationship to high medical utilization. Am J Med 1992; 92 (1A): 7S-11S.

Kellner R. Hypochondriasis and somatization. JAMA 1987; 258 (19): 2718-22.

Kellner R. Functional somatic symptoms and hypochondriasis. A survey of empirical studies. Arch Gen Psychiatry 1985; 42 (8): 821-33.

Kirmayer LJ, Robbins JM, Kapusta MA. Somatization and depression in fibromyalgia syndrome. Am J Psychiatry 1988; 145 (8): 950-4.

Kirmayer LJ, Robbins JM. Three forms of somatization in primary care: prevalence, cooccurrence, and sociodemographic characteristics. J Nerv Ment Dis 1991; 179 (11): 647-55.

Kleinman A. Neurasthenia and depression: A study of somatization and culture in China. Cult Med Psychiatry 1982; 6 (2): 117-90.

Kuch K, Cox BJ, Woszczyna CB, Swinson RP, Shulman I. Chronic pain in panic disorder. J Behav Ther Exp Psychiatry 1991; 22 (4): 255-9.

Kushner MG, Beitman BD. Panic attacks without fear: an overview. Behav Res Ther 1990; 28 (6): 469-79.

Laidlaw TM, Booth RJ, Large RG. The variability of type I hypersensitivity reactions: the importance of mood. J Psychosom Res 1994; 38 (1): 51-61.

Lanczik M, Spingler H, Heidrich A, Becker T, Kretzer B; Albert P; Fritze J. Post partum blues: depressive disease or pseudoneurasthenic syndrome. J Affect Disord 1992; 25 (1): 47-52.

Lee S. Neurasthenia and Chinese Psychiatry in the 1990s. J Psychosom Res 1994; 38 (6): 487-91.

Lemke MR. Das chronische Erschöpfungssyndrom – psychiatrische Aspekte. Fortschr Neurol Psychiatrie 1996; 64 (4): 132-41.

Longstreth GF. Irritable bowel syndrome and chronic pelvic pain. Obstet Gynecol Surv 1994; 49 (7): 505-7.

Lydiard RB, Greenwald S, Weissman MM, Johnson J. Panic disorder and gastrointestinal symptoms: Findings from the NIMH Epidemiologic Catchment Area Project. Am J Psychiatry 1994; 151 (1): 64-70.

Manu P, Matthews DA, Lane TJ. The mental health of patients with a chief complaint of chronic fatigue. A prospective evaluation and follow-up. Arch Intern Med 1988; 148 (10): 2213-7.

Manu P, Lane TJ, Matthews DA. The pathophysiology of chronic fatigue syndrome: Confirmations, contradictions, and conjectures. Int J Psychiat Med 1992; 22 (4): 397-408.

Manu P, Lane TJ, Matthews DA. Chronic fatigue and chronic fatigue syndrome: clinical epidemiology and aetiological classification. Ciba Found Symp 1993; 173: 23-31.

Martinez JE, Ferraz MB, Fontana AM, Atra E. Psychological aspects of Brazilian women with fibromyalgia. J Psychosom Res 1995; 39 (2): 167-74.

Matthews DA, Manu P, Lane TJ. Evaluation and management of patients with chronic fatigue. Am J Med Sci 1991; 302 (5): 269-77.

Miller CS, Mitzel HC. Chemical sensitivity attributed to pesticide exposure versus remodeling. Arch Environ Health 1995; 50 (2): 119-29.

Minnigerode B, Harbrecht M. Oto-rhino-laryngologische Manifestationen larvierter mono- oder oligosymptomatischer Depressionen. HNO 1988; 36 (9): 383-5.

Moustgaard R. RCT filter for MEDLINE SilverPlatter. [Online] Available: FTP: ftp.cochrane.co.uk. Directory: /pub/tools/rctfilt/ File: RCTFILTD.ZIP 1996.

Noyes R Jr, Kathol RG, Fisher MM, Phillips BM et al. Psychiatric comorbidity among patients with hypochon-driasis. Gen Hosp Psychiatry 1994; 16 (2): 78-87.

Nyhlin H, Ford MJ, Eastwood J, Smith JH, Nicol EF, Elton RA, Eastwood MA. Non-alimentary aspects of the irritable bowel syndrome. J Psychosom Res 1993; 37 (2): 155-62.

Othmer E, DeSouza C. A screening test for somatization disorder (hysteria). Am J Psychiatry 1985; 142 (10): 1146-9.

Payne A, Blanchard EB. A controlled comparison of cognitive therapy and self-help support groups in the treatment of irritable bowel syndrome. J Consult Clin Psychol 1995; 63 (5): 779-86.

Pelicier Y. Les concepts d'asthenie et de fatigue. Encephale 1994; 20 (3): 541-4.

Perrig-Chiello, Pasqualina, Gusset, Sinikka. Differentielle Aspekte der subjektiven Belastung durch Tinnitus aurium. Psychother Psychosom Med Psychol 1996; 46 (3-4): 139-46.

Perley M, Guze S. Hysteria: the stability and usefulness of clinical criteria. N Engl J Med 1962; 266: 421-6.

Petri H. Zur Psychoanalyse der vergifteten Kindheit. Psychother Psychosom Med Psychol 1991; 41: 155-65.

Pichot P. La neurasthenie, hier et aujourd'hui. Encephale 1994; 20 (3): 545-9.

Pilowsky I. The concept of abnormal illness behavior. Psychosomatics 1990; 31 (2): 207-13.

Pope HG Jr, Hudson JI. A supplemental interview for forms of »affective spectrum disorder«. Int J Psychiat Med 1991; 21 (3): 205-32.

Portegijs PJ, van der Horst FG, Proot IM, Kraan HF, Gunther NC, Knottnerus JA. Somatization in frequent attenders of general practice. Soc Psychiatry Psychiatr Epidemiol 1996; 31 (1):29-37.

Priest RG, Bullock T, Lynch SP, Roberts M, Steinert J, Vize C. Les etats depressifs et les syndromes d'asthenie chronique en medecine praticienne. Encephale 1994; 20 (3): 571-4.

Radvila A. Die große Müdigkeit des Menschen. Psychosoziale und kulturelle Aspekte. Ther Umsch 1991; 48 (11): 756-61.

Ray C. Chronic fatigue syndrome and depression: conceptual and methodological ambiguities. Editorial. Psychol Med 1991; 21 (1): 1-9.

Rief W, Schaefer S, Hiller W, Fichter MM. Lifetime diagnoses in patients with somatoform disorders: which came first? Eur Arch Psychiatry Clin Neurosci 1992; 241 (4): 236-40.

Russo J, Katon W, Sullivan M, Clark M, Buchwald D. Severity of somatization and its relationship to psychiatric disorders and personality. Psychosomatics 1994; 35 (6): 546-56.

Sartorius N, Ustun B, Costa e Silva JA, Goldberg D et al. An international study of psychological problems in primary care: Preliminary report from the World Health Organization Collaborative Project on »Psychological problems in general health care«. Arch Gen Psychiatry 1993; 50 (10): 819-24.

Schneider WR, Hilk A, Franzen U. Soziale Unterstützung, Beschwerdedruck, Streßverarbeitung und Persönlichkeitsmerkmale bei Patienten mit subjektivem chronischem Tinnitus aurium und einer klinischen Kontrollgruppe. HNO 1994; 42 (1): 22-7.

Schweitzer R, Robertson DL, Kelly B, Whiting J. Illness behaviour of patients with chronic fatigue syndrome. J Psychosom Res 1994; 38 (1): 41-9.

Shea JD, Burton R, Girgis A. Negative affect, absorption, and immunity. Physiol Behav 1993; 53 (3): 449-57.

Simon GE, Katon WJ, Sparks PJ. Allergic to life: psychological factors in environmental illness. Am J Psychiatry 1990; 147 (7): 901-6.

Simon GE, Daniell W, Stockbridge H, Claypoole K, Rosenstock L. Immunologic, psychological, and neuropsychological factors in multiple chemical sensitivity. A controlled study. Ann Intern Med 1993; 119 (2): 97-103.

Singerman B, Stoltzman RK, Robins LN, Helzer JE, Croughan JL. Diagnostic concordance between DSM-III, Feighner, and RDC. J Clin Psychiatry 1981; 1981 Nov; 42 (11): 422-6.

Smith GR Jr. The course of somatization and its effects on utilization of health care resources. Psychosomatics 1994; 35 (3): 263-7.

Smith GR Jr. Somatization disorder and undifferentiated somatoform disorder. In: Treatment of Psychiatric Disorders. Gabbard GO (ed). Washington: Am Psychiatry Press 1995.

Smith RC, Greenbaum DS, Vancouver JB, Henry RC, Reinhart MA, Greenbaum RB, Dean HA, Mayle JE. Psychosocial factors are associated with health care seeking rather than diagnosis in irritable bowel syndrome. Gastroenterol 1990; 98 (2): 293-301.

Spitzer C, Freyberger HJ, Kessler C. Hysterie, Dissoziation und Konversion. Eine Übersicht zu Konzepten, Klassifikation und diagnostischen Erhebungsinstrumenten. Psychiat Prax 1996; 23 (2): 63-8.

Stephens SD, Hallam RS. The Crown-Crisp Experiential Index in patients complaining of tinnitus. Br J Audiol 1985; 19 (2): 151-8.

Stewart DE. The changing faces of somatization. Psychosomatics 1990; 31 (2): 153-8.

Stewart DE, Raskin J. Psychiatric assessment of patients with »20th-century disease« (»Total allergy syndrome«). Can Med Assoc J 1985; 133 (10): 1001-6.

Swartz M, Blazer D, George L, Landerman R. Somatization disorder in a community population. Am J Psychiatry 1986 a; 143 (11): 1403-8.

Swartz M, Hughes D, George L, Blazer D, Landerman R, Bucholz K. Developing a screening index for community studies of somatization disorder. J Psychiatry Res 1986 b; 20 (4): 335-43.

Swartz M, Landerman R, Blazer D, George L. Somatization symptoms in the community: a rural/urban comparison. Psychosomatics 1989; 30 (1): 44-53.

Talley NJ, Boyce P, Owen BK. Psychological distress and seasonal symptom changes in irritable bowel syndrome. Am J Gastroenterol 1995; 90 (12): 2115-9.

Van Dulmen AM, Fennis JF, Mokkink HG, Van der Velden HG, Bleijenberg G. Doctordependent changes in complaint-related cognitions and anxiety during medical consultations in functional abdominal complaints. Psychol Med 1995; 25 (5): 1011-8.

Walker EA, Roy Byrne PP, Katon WJ, Li L, Amos D, Jiranek G. Psychiatric illness and irritable bowel syndrome: a comparison with inflammatory bowel disease. Am J Psychiatry 1990; 147 (12): 1656-61.

Walker EA, Katon WJ, Roy Byrne PP, Jemelka RP, Russo J. Histories of sexual victimization in patients with irritable bowel syndrome or inflammatory bowel disease. Am J Psychiatry 1993 a; 150 (10): 1502-6.

Walker EA, Katon WJ, Jemelka RP. Psychiatric disorders and medical care utilization among people in the general population who report fatigue. J Gen Intern Med 1993 b; 8 (8): 436-40.

Wessely S, Powell R. Fatigue syndromes: a comparison of chronic »postviral« fatigue with neuromuscular and affective disorders. J Neurol Neurosurg Psychiatry 1989; 52 (8): 940-8.

Whitehead WE, Cheskin LJ, Heller BR, Robinson JC, Crowell MD; Benjamin C, Schuster MM. Evidence for exacerbation of irritable bowel syndrome during menses. Gastroenterology 1990; 98 (6): 1485-9.

Winter P, Philipp M, Buller R, Delmo CD, Schwarze H; Benkert O. Identification of minor affective disorders and implications for psychopharmacotherapy. J Affect Disord 1991; 22 (3): 125-33.

Winter B, Nieschalk M, Stoll W. Die Auswirkungen der Entspannungstherapie als Gruppen- und Einzelbehandlung bei chronischem Tinnitus. Psychother Psychosom Med Psychol 1996; 46 (3, 4):147-52.

Wise TN, Mann LS, Hryvniak M, Mitchell JD, Hill B. The relationship between alexithymia and abnormal illness behavior. Psychother Psychosom 1990; 54 (1): 18-25.

Xu JM. Some issues in the diagnosis of depression in China. Can J Psychiatry 1987; 32 (5):368-70.

17 Veränderte Hirnasymmetrie als Risikofaktor somatischer Störungen – ein neurobiologisches Pathogenesemodell

W. Wittling

17.1 Begriffliche Vorbemerkungen

Somatische Störungen umfassen ein weites Spektrum von Symptomen, die sich auf die unterschiedlichsten Organbereiche beziehen können. Ihr gemeinsames Merkmal besteht darin, daß es sich um Störungen handelt, die sich auf körperlicher Ebene manifestieren bzw. eine körperliche Beschreibung zulassen.

Es gibt zahlreiche Versuche, die Gesamtgruppe somatischer Störungen nicht nur nach den betroffenen Organsystemen, sondern primär nach den ihnen zugrundeliegenden pathogenetischen Bedingungen zu klassifizieren. Hierbei kommen insbesondere den *Kriterien der körperlichen Bedingtheit und der körperlichen Begründbarkeit* eine wesentliche Rolle zu.

So werden von der großen Gruppe der somatischen Störungen im engeren Sinne, bei denen die biologisch-materielle Bedingtheit außer Frage steht, Störungen unterschieden, bei deren Genese oder Aufrechterhaltung psychischen Faktoren eine dominierende Rolle zugebilligt wird. Je nachdem, ob sich bei diesen psychogen verursachten oder mitverursachten Störungen ein organisches Substrat in Form eines nachweisbaren Organschadens oder eines bekannten pathophysiologischen Prozesses aufzeigen läßt oder nicht, unterteilt man sie wiederum in Störungen, die sich am treffendsten unter der Bezeichnung psychosomatische Störungen einerseits und in somatoforme Störungen andererseits zusammenfassen lassen. Während bei den *psychosomatischen Störungen* die psychischen Verursachungsbedingungen feststellbare körperliche Auswirkungen hinterlassen, was die entsprechenden Symptome als organisch begründbar erscheinen läßt, fehlen bei den *somatoformen Störungen* Anhaltspunkte für morphologische Schädigungen oder physiologische Funktionsstörungen. Insofern geht man davon aus, daß sie von ihrer Erscheinungsweise her zwar körperliche Erkrankungen nahelegen, in Wirklichkeit jedoch organisch nicht begründbar sind.

Die oben skizzierte Unterteilung somatischer Störungen und die damit verbundene begriffliche Terminologie basieren auf Modellvorstellungen, die zwar einen festen Platz im medizinischen Denken haben, in ihren Grundannahmen jedoch seit längerer Zeit heftig attackiert werden (Leigh und Reiser, 1977; Lipowski, 1977; Weiner, 1978). Auch der Verfasser des vorliegenden Beitrags hat aus seiner neurobiologischen Sichtweise heraus wiederholt Kritik an diesen Modellvorstellungen geäußert (Reinert und Wittling, 1980; Wittling, 1980; Wittling und Schweiger, 1994). Im Hinblick auf die einführenden Bemerkungen bedeutet dies zunächst, daß der Verfasser, ausgehend von einem multifaktoriellen Störungskonzept, die *Sinnhaftigkeit* eines Unterfangens in Frage stellt, körperliche Störungen danach zu unterscheiden, ob sie psychisch bedingt sind oder nicht.

Ein weiterer Anhaltspunkt der Kritik bezieht sich auf die *Verwendung des Begriffs somatoforme Störung*. Wenn wir es mit Störungen zu tun haben, deren Symptomatik sich auf körperlicher Ebene manifestiert, dann müssen diesen Störungen zwar nicht notwendigerweise morphologische Schädigungen zugrunde liegen, wohl aber in jedem Falle gestörte oder zumindest veränderte physiologische Funktionsabläufe, es sei denn, man zweifelt die Vertrauenswürdigkeit von Patientenaussagen generell an. Alle anderen Erklärungsversuche wären mit einer naturwissenschaftlichen Denkweise unvereinbar. Damit unterscheiden sich aber somatoforme Störungen allenfalls graduell, keineswegs jedoch prinzipiell von anderen somatischen Störungsformen. Wenn bislang physiologische Funktionsveränderungen als mögliche Verursachungsbedingungen somatoformer Störungen noch nicht nachgewiesen werden konnten, ist dies vermutlich nicht so sehr darauf zurückzuführen, daß derartige Veränderungen nicht existieren, als vielmehr darauf, daß entweder die diagnostischen Nachweisverfahren nicht differenziert genug waren oder in der Vergangenheit zu wenig Energie in die Erforschung potentieller physiologischer Vermittlungsmechanismen somatoformer Störungen investiert wurde – ein Trend, der durch die Verwendung des Begriffs somatoform natürlich noch verfestigt wird.

Im vorliegenden Beitrag wird daher bewußt auf den Begriff *somatoforme Störungen* verzichtet und ausschließlich die Bezeichnung somatische Störungen verwendet, auch dort, wo vom Störungsbild her ein vergleichbarer Sachverhalt gemeint ist. Das eigentliche Hauptanliegen des Beitrags besteht darin, die Aufmerksamkeit auf mögliche pathogenetische Mechanismen zu lenken, die unter Umständen zu einem verbesserten Verständnis der somatischen Störungsanfälligkeit im allgemeinen beitragen können und damit vermutlich auch für die Pathogenese somatoformer Störungen von Bedeutung sind. Insbesondere neurobiologischen Mechanismen ist in diesem Zusammenhang in der Vergangenheit zu wenig Beachtung geschenkt worden. Dies bezieht sich, um einen ersten Aspekt zu nennen, auf die Rolle, die dem Gehirn bzw. dem neuralen System überhaupt für die Regulation vegetativer Körperprozesse zuerkannt wird. Glücklicherweise vollzieht sich auf diesem Gebiet in jüngster Zeit ein Einstellungswandel, der sich z. B. in dem wachsenden Interesse manifestiert, daß man sich Fachrichtungen wie der *Neurokardiologie* oder *Neuroimmunologie* zuwendet. Geringe Auswirkungen zeigt dieser Einstellungswandel bislang jedoch noch auf einen zweiten Aspekt, der die modulierende Rolle interindividueller Differenzen in den Funktionsmerkmalen des Gehirns anbelangt. Im Grunde wird das Gehirn nach wie vor als Neutrum erachtet, dessen spezifischen Funktionsmerkmalen kein bedeutsamer moderierender Einfluß auf den Pathogeneseprozeß zugebilligt wird. Somit ist auch praktisch kein Platz für Überlegungen vorhanden, daß Unterschiede in den neuralen Funktionsmerkmalen zwischen verschiedenen Individuen die Krankheitsanfälligkeit in der einen oder anderen Richtung beeinflussen können, also potentielle Risikofaktoren darstellen. In den nachfolgenden Ausführungen soll daher die Rolle des Gehirns im Pathogeneseprozeß somatischer Störungen etwas ausführlicher untersucht werden, wobei beispielhaft für andere Funktionsmerkmale des neuralen Systems *funktionale Hemisphärenasymmetrien als potentielle Moderatorvariablen*

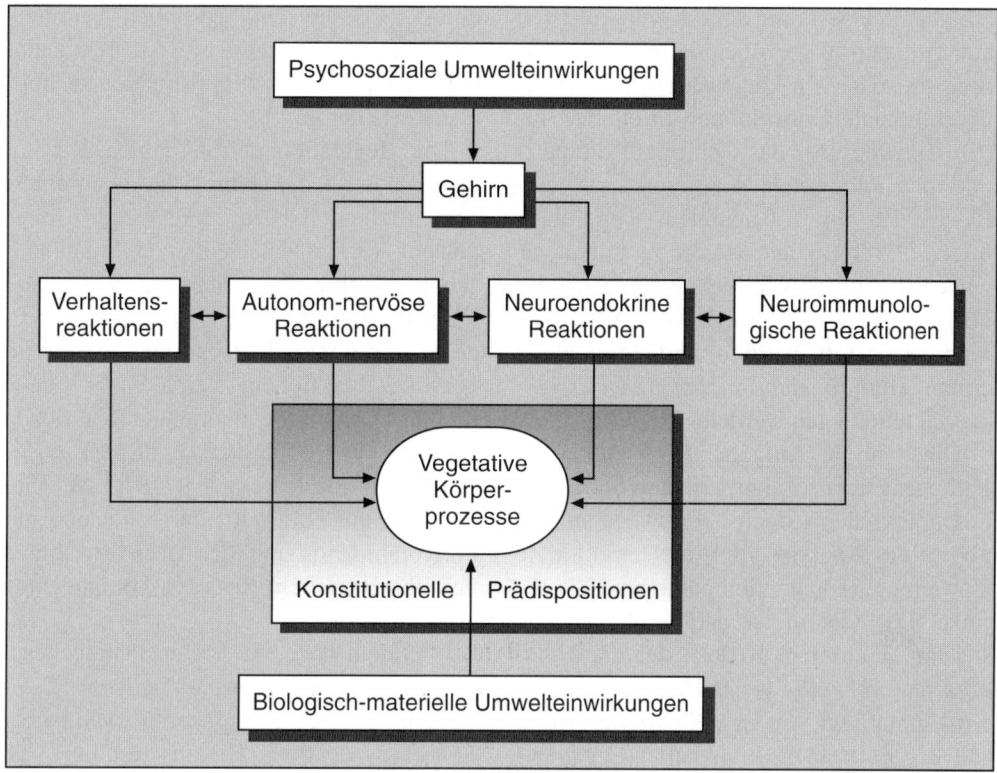

Abb. 17.1

in den Mittelpunkt der Überlegungen gerückt werden.

17.2
Neurobiologisches Pathogenesemodell somatischer Störungen

Die Pathogenese somatischer Störungen ist ein *multifaktorieller Prozeß,* bei dem der Organismus in Interaktion mit seiner materiellen, sozialen und kulturellen Umwelt gesehen werden muß. Körperliche Krankheiten manifestieren sich, wie Abb.17.1 verdeutlicht, grundsätzlich durch das wechselseitige Zusammenwirken von biologisch-materiellen und psychologisch-sozialen Umwelteinwirkungen auf die peripher-physiologischen Körperprozesse, wobei der biologischen Ausstattung des Organismus, seinen konstitutionellen und funktionellen Prädispositionen eine entscheidende Bedeutung als Moderatorvariable im Krankheitsgeschehen zukommt (für eine ausführliche Darstellung des Pathogenesemodells vgl. Wittling und Schweiger, 1994).

Die Mehrzahl der physikalisch-chemischen Faktoren wie
● Viren,
● Bakterien,
● Allergene,
● Toxine,
● Alkohol,
● Nikotin,
● Nahrungsgifte usw.

entfaltet ihre Wirkung auf die Körperorgane auf direktem Wege über peripher-biologische Prozesse. Im Gegensatz dazu wirken psychosoziale Umwelt- und Streßreize auf dem Umweg über das Gehirn auf die peripher-physiologischen Körperprozesse ein. Sie werden also auf neuralem Wege übertragen. Psychosoziale Streßreize sind daher zunächst einmal Wahrnehmungsreize, die über die üblichen Wahrnehmungsmechanismen registriert werden und im Gehirn einem *kognitiv-emotionalen Bewertungsprozeß* unterzogen werden.

Die zentrale Aufgabe des Gehirns im Pathogeneseprozeß körperlicher Störungen beschränkt sich jedoch keineswegs auf die kognitive Analyse und die emotionale Bewertung der potentiell pathogenen Streßreize. Das Gehirn ist darüber hinaus die Instanz in unserem Körper, der die *Metakontrolle über alle vegetativen Körperprozesse* unterliegt, die in ursächlicher Weise mit der Entstehung krankhafter Organveränderungen funktioneller oder morphologischer Art verbunden sind. Während seit langem bekannt ist, daß eine Vielzahl von Hirnstammstrukturen über automatisch ablaufende Regelkreise für die Aufrechterhaltung des Regulationsgleichgewichts in den Körperorganen zuständig ist, ist weit weniger bekannt, daß die übergeordnete Kontrolle über alle vegetativen Körperprozesse in *Regionen des zerebralen Kortex* angesiedelt ist. Neben dem medialen präfrontalen Kortex und dem orbitofrontalen Kortex kommt in diesem Zusammenhang insbesondere der *Insularegion,* die offenbar eine topographische Repräsentation aller Körperorgane enthält, eine entscheidende Rolle zu. Diese Regionen sind über monosynaptische und polysynaptische Bahnen mit den autonomen Regulationszentren im unteren Hirnstamm verbunden. Sie üben ihre Kontrollfunktion über die vegetativen Körperprozesse vor allem in solchen Situationen aus, die vom Individuum als bedeutsam, bedrohlich, belastend oder herausfordernd erlebt werden, wie dies bei psychosozialen Streßsituationen üblicherweise der Fall ist.

Die Regulation der viszeralen Körperprozesse durch das Gehirn erfolgt auf unterschiedlichen Übertragungswegen bzw. anhand von unterschiedlichen organismischen Vermittlungsmechanismen. Von zentraler Bedeutung sind hierbei neuroendokrine, neuroimmunologische und autonomnervöse Reaktionen. Verhaltensbezogene und intrapsychische emotionale Reaktionen sind als Vermittlungsmechanismen ebenfalls von Bedeutung, jedoch ist ihre Wirkung nur von indirekter Natur und nur in Kombination mit den oben erwähnten neurobiologischen Reaktionskomponenten zu verstehen.

Aus dem oben skizzierten Pathogenesemodell wird der *zentrale Stellenwert des Gehirns im Entstehungsprozeß somatischer Störungen* deutlich. Hieraus resultiert nun eine wesentliche Konsequenz. Wenn dem Gehirn tatsächlich eine so zentrale Bedeutung im Prozeßablauf bei der Krankheitsgenese zukommt, wie dies von dem neurobiologischen Störungsmodell vorhergesagt wird, und wenn man – was eigentlich keiner weiteren Begründung bedarf – davon ausgeht, daß sich die Gehirne verschiedener Menschen in ihren Funktionsmerkmalen unterscheiden, dann ergibt sich hieraus zwangsläufig, daß das Gehirn bzw. das neurale System eines Menschen selbst eine zentrale Variable im Prozeß der Krankheitspathogenese darstellt. Dies impliziert, daß der gesamte Pathogeneseprozeß in entscheidendem Maße durch *interindividuelle Differenzen* in den Funktionsmerkmalen des Gehirns wie auch des gesamten neuralen Systems determiniert oder moduliert wird. Interindividuelle Differenzen in den neurobiologischen Funktionsmerkmalen, die in diesem Zusammenhang von Relevanz sind, treten, wie insbesondere die Literatur zu den kardialen Auswirkungen von Hirnschädigungen belegt, unter anderem als Folgen pathologisch bedingter Funktionsveränderungen im Gehirn auf. Von wesentlich breiterer Bedeutung dürften jedoch interindividuelle Funktionsdifferenzen sein, die nicht die Folge pathologischer Veränderungen darstellen. Ebenso wie sich Menschen in ihren sonstigen Merkmalen unterscheiden, sollte man erwarten, daß sie sich innerhalb bestimmter Grenzen auch in ihrer funktionalen Hirnorganisation und in anderen neurobiologischen Funktionsmerkmalen voneinander unterscheiden, z. B. bedingt durch genetische Faktoren, reifungsbedingte Faktoren, perinatale Umwelteinflüsse oder einfach nur durch die normale Zufallsvariabilität. Vermutliche Ursachen dafür, daß sich die Neurowissenschaften bislang so wenig mit dem modulierenden Einfluß interindividueller Variationen zerebraler Funktionsaspekte auf die Krankheitspathogenese beschäftigt haben, mögen darin zu sehen sein, daß es ihnen bislang noch kaum befriedigend gelungen ist, Funktionsmerkmale des neuralen Systems zu definieren, die einige wesentliche Mindestvoraussetzungen erfüllen:

- Sie sollten konkret operationalisierbar sein und mit adäquaten Meßverfahren erfaßt werden können.
- Sie sollten in ausreichender Weise zwischen verschiedenen Individuen variieren.
- Die interindividuellen Variationen sollten einen validen und vorhersagbaren Bezug zur vegetativen physiologischen Reaktivität oder zur Krankheitsanfälligkeit eines Individuums aufweisen.

Wir werden uns nachfolgend mit einem neurobiologischen Funktionsmerkmal beschäftigen, das nach den uns vorliegenden Erfahrungen diese Voraussetzungen zu erfüllen scheint und möglicherweise eine Rolle als Risikofaktor im somatischen Pathogeneseprozeß spielt: Veränderungen

in den für das menschliche Gehirn typischen Hemisphärenasymmetrien bei der Kontrolle vegetativer Körperprozesse.

17.3 Hirnasymmetrien bei der neuralen Kontrolle vegetativer Körperprozesse

Die Erkenntnis, daß sich die zerebralen Hemisphären des menschlichen Gehirns trotz ihrer großen morphologischen Ähnlichkeit in funktionaler Hinsicht grundlegend voneinander unterscheiden, ist relativ jungen Datums. Sie hatte ihren Ausgangspunkt vor allem in den überaus populär gewordenen *Split-Brain-Untersuchungen,* die der amerikanische Neurobiologe Roger Sperry in den 70er Jahren an Patienten durchführte, denen aus therapeutischen Gründen die wichtigsten Verbindungssysteme zwischen der linken und rechten Hemisphäre (Corpus callosum) durchtrennt worden waren (z. B. Sperry, 1982). Allerdings beschränkten sich die Split-Brain-Untersuchungen vorzugsweise auf die Erforschung kognitiver und sprachbezogener Hemisphärenunterschiede. Die Erforschung von Hemisphärenasymmetrien bei der Kontrolle vegetativer oder autonomphysiologischer Körperprozesse verzögerte sich aufgrund methodischer Probleme und theoretischer Vorurteile bis gegen Ende der 80er Jahre und befindet sich derzeit immer noch in ihrem Anfangsstadium. Der erste umfassende Literaturüberblick über diesen aufstrebenden Forschungsbereich datiert erst aus dem Jahre 1995 (vgl. Wittling, 1995). Methodisch kommen bei der Erforschung von Hirnsymmetrien bei der Kontrolle vegetativer Körperprozesse – neben tierexperimentellen Studien und Untersuchungen an hirngeschädigten Patienten, die beide mit einer Reihe von Interpretationsproblemen behaftet sind – vor allem experimentellen Untersuchungen an gesunden Personen mit Hilfe der *Technik der lateralen visuellen Stimulation* die größte Bedeutung zu. Diese Technik basiert auf etablierten Prinzipien über den Verlauf der Sehbahn, die sicherstellen, daß visuelle Reize, die einem Probanden kurzzeitig in der linken oder rechten Hälfte seines Gesichtsfeldes dargeboten werden, ausschließlich in den visuellen Rindenfeldern der jeweils kontralateralen Hemisphäre verarbeitet werden. Eine Einschränkung dieser Standardtechnik für die Erforschung autonomphysiologischer Asymmetrien besteht allerdings in den extrem kurzen Reizdarbietungszeiten von weniger als 200 Millisekunden, die zur Gewährleistung einer unilateralen Hemisphärenstimulierung erforderlich sind, in der Regel jedoch keine ausreichende physiologische Aktivierung des Individuums zulassen. Diese Einschränkungen bestehen bei der vom Verfasser entwickelten und in verschiedenen Untersuchungen angewandten Variationsform der lateralen Stimulationstechnik nicht mehr. (Zur technischen Beschreibung vgl. Wittling, 1990; zur Erläuterung der theoretischen und physiologischen Grundlagen vgl. Wittling, 1995.)

Hierbei werden den Versuchspersonen Filme mit unterschiedlichen emotionalen Inhalten gezeigt, die eine *Aktivierung unterschiedlicher autonom-physiologischer Prozesse* bewirken sollen. Eine elektronische Maske, die an die horizontalen Augenbewegungen der Probanden gekoppelt ist, blendet auf dem Bildschirm jeweils den Teil des Fernsehbildes aus, der foveal fixiert wird, und darüber hinaus entweder die gesamte linke oder rechte Gesichtsfeldhälfte. Auf diese Weise kann der Film nur in einer ganz bestimmten Gesichtsfeldhälfte wahrgenommen werden, unabhängig davon, welche Augenbewegungen eine Versuchsperson ausführt. Dadurch ist sichergestellt, daß der Filminhalt jeweils ausschließlich in den visuellen Rindenfeldern der jeweils kontralateralen Hemisphäre verarbeitet wird. Um zu untersuchen, ob die sensorische Stimulierung einer Hemisphäre eine unterschiedlich starke Auswirkung auf die Aktivierung vegetativer Körperprozesse bei dem betroffenen Individuum hat, werden über die gesamte Filmdarbietung hinweg die jeweils interessierenden autonomphysiologischen Reaktionsparameter wie auch der subjektive emotionale Erregungsgrad kontinuierlich erhoben.

Nachfolgend werden einige der wichtigsten *autonom-physiologischen Reaktionsparameter,* unter Hinweis auf ausgewählte empirische Studien, tabellarisch dargestellt, für die zur Zeit klare Hinweise darauf existieren, daß sie in unterschiedlicher Weise von den beiden zerebralen Hemisphären kontrolliert werden.

Hinweise auf eine *Dominanz der rechten Hemisphäre* liegen im Hinblick auf die neurale Kontrolle folgende Reaktionsparameter vor:

- Kortisolausschüttung (Wittling und Pflüger, 1990; Wittling und Schweiger, 1993 a)
- Prolaktinausschüttung (Gerendai, 1987)
- Blutdruckregulation (Wittling, 1990)
- Herzschlagbeschleunigung (Zamrini et al., 1990)
- Zerebrales Feedback und subjektive Diskrimination kardiovaskulärer Prozesse (Walker und Sandman, 1979)
- Sympathische Kontrolle der Herzschlagfrequenz (Wittling, 1997 a; Wittling, Block, Genzel und Schweiger, in press)
- Kontrolle der elektromechanischen Herzaktivität bzw. Pumpleistung des Herzens, z. B. Schlagvolumen, Herzminutenvolumen, enddiastolisches Volumen, myokardiale Kontraktilität, isovolumetrische Anspannungszeit der Herzkammern so-

wie linksventrikuläre Austreibungsgeschwindigkeit und Austreibungsdauer (Wittling,1997a;Wittling, Block, Schweiger und Genzel, in press).
- Schmerzsensibilität (Cubelli, Caselli und Neri, 1984)
- Elektrodermale Aktivität (Hugdahl, 1984)
- Noradrenerge und serotonerge Neurotransmitteraktivität (Robinson, 1979; Arató et al., 1991)
- Subjektiv-emotionale Streßreaktivität (Wittling, 1996 a, 1997 b; Roschmann und Wittling, 1992; Roschmann und Wittling, 1993)
- Kontrolle hämatologischer Parameter wie Hämoglobin, Hämokrit usw. (Wittling, 1997b)
- Adrenalin und Noradrenalinausschüttung (Sander und Klingelhöfer, 1995)

Hinweise auf eine relative *Dominanz der linken Hemisphäre* fanden sich bislang im Hinblick auf folgende Reaktionsparameter:
· Reduktion der Herzschlaggeschwindigkeit (Zamrini et al., 1990)
- Anregung der T-Zell-vermittelten Immunaktivität sowie der NK-Zell-Aktivität (Renoux und Bizière, 1986; Kang et al., 1991)
- Kontrolle der parasympathischen Herzregulation (Wittling, Block, Genzel und Schweiger, in press)
- Dopaminerge Neurotransmitteraktivität (Glick, Ross und Hough, 1982)
- Subjektiv-emotionale Reaktionen auf Reizsituationen mit positiver Valenz und Anreizcharakter (Wittling, 1996a, 1997b).

Zusammenfassend läßt sich aus den obigen Befunden die Schlußfolgerung ableiten, daß funktionale Hirnasymmetrien ein universelles Phänomen darstellen, das nicht nur die neurale Kontrolle der kognitiven und subjektiv-emotionalen Reaktionen eines Individuums charakterisiert, sondern in

besonderem Maße auch seine autonom-physiologischen Körperprozesse. Faßt man die Gesamtheit der zur Zeit vorliegenden Befunde zu kognitiven, emotionalen und autonom-physiologischen Hirnasymmetrien zusammen, so lassen sich die Reaktionssysteme der beiden menschlichen Hemisphären wie folgt charakterisieren.

Eine der zentralen *Funktionen der rechten Hemisphäre* scheint darin zu bestehen, sich mit den Anforderungen der Außenwelt auseinanderzusetzen, das Individuum vor potentiellen Bedrohungen zu warnen und den Organismus in einen reaktionsbereiten Zustand zu versetzen, der es ihm gestattet, sich erfolgreich mit den äußeren Herausforderungen auseinanderzusetzen. Deshalb kommt der rechten Hemisphäre eine besondere Bedeutung für die Kontrolle der nach außen gerichteten Aufmerksamkeit im allgemeinen zu. Im speziellen wird die rechte Hemisphäre sehr viel stärker als die linke durch aversive psychosoziale Streßreize und emotionale Belastungssituationen aktiviert, und zwar sowohl in ihrem subjektiven Empfinden als auch in ihren physiologischen Reaktionen. Sie setzt sich subjektiv-emotional aktiv mit diesen Situationen auseinander und reagiert daher naturgemäß auch verstärkt mit eher negativen Gefühlszuständen, die allerdings dem aversiven Charakter der jeweiligen Situation angemessen sind. Physiologisch werden bei Konfrontation mit psychosozialen Streßreizen von der rechten Hirnseite aus die zentralen Streßreaktionsmechanismen ausgelöst, über die der Organismus verfügt. Zum einen kommt es zu einem starken sympathischen Aktivierungsanstieg in den autonomen Regulationszentren des unteren Hirnstammes mit der Folge, daß die sympathische Aktivität in den Körperorganen sowohl lokal durch die Ausschüttung von Noradrenalin an den sympathischen Nervenendigungen als auch systemisch durch die Ausschüttung von Adrenalin durch das

Nebennierenmark beträchtlich angeregt wird. Zusätzlich kommt es zu einer Aktivierung der Hypothalamus-Hypophysen-Nebennierenrinden-Achse mit einem entsprechenden Anstieg der Kortisolausschüttung. Beide Mechanismen zusammen bewirken die Aktivierung eines breiten Spektrums von Körperprozessen unterschiedlicher Art, denen eines gemeinsam ist: den Organismus in einen reaktionsbereiten Zustand zu versetzen, der es ihm ermöglicht, sich erfolgreich mit den Herausforderungen der Außenwelt auseinanderzusetzen.

Im Gegensatz zur rechten Hemisphäre sind die *Reaktionssysteme der linken Hemisphäre* hauptsächlich auf Ereignisse gerichtet, die sich im Innern des Individuums abspielen. Dies wird zum einen dadurch bedingt, daß die linke Hemisphäre aufgrund ihrer besonderen kognitiven Ausstattung für die symbolische, d. h. internale Repräsentation der Außenwelt verantwortlich ist. Zum anderen erhält die linke Hemisphäre aufgrund ihrer Kontrolle über das parasympathische System in hohem Maße interozeptive Impulse aus dem Körperinneren. Bei der Konfrontation mit der Außenwelt wird die linke Hemisphäre offenbar stärker durch Umweltsituationen aktiviert, die Anreizcharakter haben und belohnende oder verstärkende Aspekte beinhalten.

Dementsprechend reagiert diese Hemisphäre subjektiv-emotional mit stärkeren positiven Gefühlszuständen, wenn sie mit derartigen Reizsituationen konfrontiert wird. Auf der anderen Seite fühlt sie sich von negativen, belastenden Situationen eher abgestoßen und in ihrem Empfinden beeinträchtigt. Sie versucht sich eher passiv von diesen aversiven Situationen zu distanzieren, anstatt sich aktiv damit auseinanderzusetzen. Physiologisch gehen von der linken Hemisphäre offensichtlich die entscheidenden Impulse zur Steuerung des parasympathischen Aktivierungsniveaus an die autonomen Regulationszentren im unteren Hirn-

stamm aus. Somit dürfte die linke Hemisphäre eine zentrale Rolle spielen bei der Modulation aller parasympathisch kontrollierten Körperprozesse, die den sympathisch vermittelten Streßreaktionen entgegenwirken und das Ziel haben,

● den Organismus vor den Folgen einer übermäßigen Aktivierung zu schützen,
● die Regeneration und Energiespeicherung zu fördern und
● die Immunkompetenz zu verbessern.

17.4 Auswirkungen veränderter Hirnasymmetrien auf die Pathogenese somatischer Störungen

Nachdem, wie die obigen empirisch fundierten Charakterisierungen belegen, die beiden Hemisphären des menschlichen Gehirns völlig unterschiedliche Reaktionssysteme aufweisen, die sich insbesondere in Streßsituationen manifestieren, stellt sich die Frage, ob Variationen oder Abweichungen von den hier geschilderten typischen Reaktionsasymmetrien der Hemisphären, die naturgemäß bei verschiedenen Individuen auftreten können, einen Einfluß auf die Pathogenese somatischer Störungen haben.

Wir können davon ausgehen, daß die hier dargestellte Reaktionsasymmetrie eine funktionale Organisationsform ist, die sich im Verlaufe der phylogenetischen Hirnentwicklung etabliert und vermutlich bewährt hat. Ein entscheidender Vorteil dieser Organisationsform dürfte sein, daß die räumliche Trennung der neuralen Kontrollmechanismen von sympathischem und parasympathischem System einschließlich der damit zusammenhängenden neuroendokrinen Mechanismen in zwei getrennten Hemisphären eigentlich die optimale Voraussetzung dafür bieten sollte, daß beide Systeme unabhängig voneinander auf einem effektiven Aktivierungsniveau arbeiten können. Außerdem bietet diese Organisationsform den weiteren Vorteil, daß sich beide Systeme auf verschiedenen Ebenen gegenseitig wirkungsvoll beeinflussen können, was im Normalfall zu einem dynamischen Regulationsgleichgewicht zwischen beiden führen sollte. Wie wichtig eine effektive Interaktion und gegenseitige Beeinflussung zwischen beiden Systemen ist, ließe sich insbesondere am Beispiel der *Kontrolle der Herzaktivität* modellhaft belegen. Da jedoch auch die Mehrzahl der anderen Körperorgane dem gleichen Zusammenspiel von sympathischer und parasympathischer Kontrolle unterworfen ist, läßt sich leicht voraussagen, daß Abweichungen von den optimalen, phylogenetisch etablierten neuralen Kontrollmechanismen Auswirkungen auf ein weites Spektrum von vegetativen Organprozessen haben sollten. Wir gehen daher davon aus, daß Personen, die Abweichungen von den oben dargestellten typischen Reaktionsasymmetrien aufweisen, in stärkerem Maße für somatische Störungen anfällig sind als Personen mit einem typischen Asymmetriemuster. Wir haben diese Hypothese in verschiedenen empirischen Untersuchungen überprüft, die nachfolgend kurz skizziert werden sollen.

In unserer ersten Studie (Wittling, Roschmann und Schweiger, 1993) unterteilten wir eine Gruppe von 42 erwachsenen, nicht klinisch kranken Versuchspersonen mit Hilfe der Skala *Körperliche Beschwerden des FPI* in zwei Subgruppen mit

1. einem hohen Maß an körperlichen Beschwerden (Stanine scores 6 bis 9).

2. einem geringen Maß an körperlichen Beschwerden (Stanine scores 1 bis 4).

Mit Hilfe einer *EEG-Brain-Mapping-Technik* erfaßten wir die ereigniskorrelier-

ten Potentiale auf die Wahrnehmung von neutralen und von sehr stark aversiven Bildreizen. Als Reaktionsparameter verwendeten wir die späte Negativierung (N 800), die sich in einer früheren Untersuchung als charakteristisch für die Verarbeitung von emotional aversiven Reizen gegenüber neutralen Bildreizen erwiesen hatte (Roschmann und Wittling, 1992). Erwartungsgemäß unterschieden sich die beiden Versuchsgruppen nicht in ihren Reaktionen auf die neutralen Bildreize. Hinsichtlich der aversiven Streßreize wiesen jedoch die Personen mit geringen somatischen Beschwerden eine *deutlich höhere Aktivierung über den entsprechenden Regionen der rechten Hemisphäre* auf als die Personen mit vielen körperlichen Beschwerden. Dies deutet darauf hin, daß bei Personen mit vielen somatischen Beschwerden die typische rechtshemisphärische Reaktionsdominanz in aversiven Streßsituationen nicht oder zumindest geringer ausgeprägt ist als bei Personen, die weniger unter somatischen Beschwerden leiden.

In einer zweiten Studie an 56 erwachsenen Versuchspersonen (Wittling und Schweiger, 1993 a) nahmen wir die gleiche Unterteilung der Probanden in zwei Beschwerdegruppen vor wie in der oben beschriebenen Studie, wobei wir zusätzlich zur FPI-Skala noch einen *Krankheitsfragebogen* verwendeten. Zur Bestimmung der Hirnasymmetrien zeigten wir den Probanden mit Hilfe der oben beschriebenen Lateralisierungstechnik einen aversiven Film und bestimmten die Kortisolreaktionen auf diesen Film. Wiederum zeigte sich, daß Personen mit geringen somatischen Beschwerden eine *klare Asymmetrie zugunsten der rechten Hemisphäre* aufwiesen und unter rechtshemisphärischen Wahrnehmungsbedingungen eine sehr viel höhere Kortisolausschüttung auf den Film zeigten als bei linkshemisphärischer Filmwahrnehmung. Bei Personen mit häufigen somatischen Beschwerden hingegen war diese Kortisolasymmetrie nicht ausgeprägt, und sie zeigten sogar eine deutliche Tendenz in Richtung einer umgekehrten Asymmetrie mit stärkeren linkshemisphärischen Kortisolreaktionen.

In einer dritten Studie an 46 Versuchspersonen (Wittling und Schweiger, 1993 b) beschritten wir den umgekehrten Weg. Wir bestimmten zunächst für jede Versuchsperson die bei ihr vorliegende Hirnasymmetrie für die Kontrolle der Kortisolausschüttung in kognitiven Streßsituationen. Dazu wurden Aufgaben, die ein sehr hohes Maß an kognitiver Anstrengung erforderten, einmal der linken und einmal der rechten Hirnseite dargeboten und die dabei auftretende Kortisolausschüttung gemessen. Anhand dieser Vorgehensweise wurden die Versuchspersonen einer von zwei Gruppen zugeordnet:

1. Probanden mit einer typischen rechtshemisphärischen Kortisoldominanz und

2. Probanden mit einer untypischen linkshemisphärischen Dominanz der Kortisolkontrolle.

Wir fanden in guter Übereinstimmung mit den vorausgegangenen Studien, daß Personen mit einer *veränderten linkshemisphärischen Dominanz der Kortisolkontrolle* deutlich *mehr körperliche Beschwerden in der FPI-Skala* aufwiesen als Personen mit einer typischen rechtshemisphärischen Dominanz. Die Art der bei einer Person bestehenden Hemisphärenasymmetrie ermöglichte sogar eine relativ gute Vorhersage ihres somatischen Beschwerdegrades auf der Einzelfallebene. Unter den Personen mit *geringen somatischen Beschwerden* (Stanine scores 1 bis 4) befanden sich zu 87 % solche mit einer typischen rechtshemisphärischen Kortisoldominanz und nur zu 13 % solche mit einer veränderten Dominanz. Unter den Personen mit *starken somatischen Beschwerden* (Stanine scores 6 bis 9) fanden sich demgegenüber zu 73 % sol

che mit veränderter Dominanz und nur 27 % mit einer typischen Dominanz der Kortisolkontrolle. Betrachtet man sich die Dominanzverhältnisse bei Personen mit *sehr geringen somatischen Beschwerde*n (Stanine scores 1 bis 3) und *sehr starken somatischen Beschwerden* (Stanine scores 7 bis 9), waren die Verhältnisse noch eindeutiger. Unter den Personen mit *sehr geringen somatischen Beschwerden* fanden sich ausschließlich solche mit einer rechtshemisphärischen Kortisoldominanz, während sich unter den Personen mit sehr starken somatischen Beschwerden ausschließlich solche fanden, die eine veränderte linkshemisphärische Kortisoldominanz aufwiesen.

In unserer jüngsten, noch unveröffentlichten Studie (Wittling, 1996 b), die wir an 60 Versuchspersonen durchführten, teilten wir die Probanden nach dem Muster der gemessenen autonom-nervösen Hirnasymmetrien in zwei Gruppen auf:

1. Probanden mit einer typischen rechtshemisphärischen Sympathikusdominanz und einer ebenso typischen linkshemisphärischen Parasympathikusdominanz und

2. Probanden mit veränderten Dominanzmustern.

Wir erfaßten die Krankheitshäufigkeit im zurückliegenden Jahr mit Hilfe eines umfangreichen Krankheitsfragebogens, der alle wesentlichen Organsysteme erfaßt. Es ergab sich erwartungsgemäß eine *signifikant höhere Krankheitsanfälligkeit* unter den Personen mit veränderten autonom-nervösen Reaktionsasymmetrien. Außerdem wiesen diese Personen sowohl unter Streß- als auch unter normalen Ruhebedingungen eine deutlich verlängerte QTc-Zeit im EKG auf, was unter Umständen als Hinweis auf eine erhöhte Vulnerabilität des Herzens für ventrikuläre Arrhythmien gewertet werden kann.

Zusammenfassend betrachtet, werten wir die oben skizzierten Ergebnisse als vorläufige Belege für die in unserem neurobiologi-

schen Pathogenesemodell implizierten Annahmen, daß das

- Gehirn eines Menschen eine zentrale
  Rolle im Pathogeneseprozeß somatischer
  Störungen spielt und
- daß als unmittelbare Folge dieser Tatsache spezifische Funktionsmerkmale des
  neuralen Systems einen moderierenden
  Einfluß auf die Störungsgenese ausüben.

Zweifellos handelt es sich bei den vorgelegten Daten um erste Befunde, die einer
empirischen Stützung durch weitere Untersuchungen anderer Forschergruppen bedür-
fen. Einwände gegen die obige Interpretation unserer Befunde, die veränderte zere-
brale Regulationsasymmetrien als biologische Risikofaktoren somatischer Störungen
nahelegen, wären insbesondere dann gerechtfertigt, wenn sich nachweisen ließe,
daß die von uns gefundenen Differenzen in
den physiologischen Regulationsasymmetrien sekundärer Natur sind und ihrerseits
selbst auf Unterschiede in den psychologischen Reaktionsmerkmalen unserer Probanden zurückzuführen sind. Unter diesen
Umständen wären auch die gefundenen
Unterschiede in der somatischen Störungsanfälligkeit eher auf psychologische als auf
neurobiologische Faktoren zurückzuführen.
Wir haben daher diese alternative Interpre-
tationsmöglichkeit in allen unseren bisherigen Untersuchungen sowohl bei der Ver-
suchsplanung als auch bei der Versuchs-
auswertung explizit berücksichtigt und die
erhaltenen Befunde unter diesen Gesichtspunkten diskutiert. Eine sehr ausführliche
Diskussion dieser Aspekte findet sich beispielsweise in Wittling und Schweiger
(1993 a). Wir konnten in dieser Arbeit nachweisen, daß keines von insgesamt 12 untersuchten Persönlichkeitsmerkmalen (einschließlich Neurotizismus) sowie keine von
19 untersuchten Coping-Strategien einen
Einfluß auf die oben dargestellten Befunde
hatten. Ebensowenig waren die Ergebnisse
durch Unterschiede in der emotionalen

Reaktivität auf die dargebotenen Reizsituationen beeinflußt. Auch potentielle Unterschiede in der Art der bei einem Individuum
bestehenden emotionalen Hirnasymmetrien
übten keinen Einfluß auf die oben erwähnten Störungsbefunde und die Ausprägung
von physiologischen Regulationsasymmetrien im allgemeinen aus. Letzteres
konnte ausnahmslos für alle bislang untersuchten physiologischen Reaktionsparameter festgestellt werden. Wir gehen daher
zur Zeit davon aus, daß es sich bei dem
untersuchten Merkmal »*Veränderte physiologische Regulationsasymmetrien*« um einen originären Risikofaktor handelt, der die
somatische Störungsanfälligkeit eines Individuums begünstigt und nicht auf Faktoren
psychologischer Art zurückgeführt werden
kann.

17.5
Ausblick

Im vorliegenden Beitrag wurde exempla-
risch die Rolle eines einzelnen, ausgewählten neurobiologischen Funktionsmerk-
mals – veränderte Hirnasymmetrien – im
Pathogeneseprozeß somatischer Störungen
dargestellt. Es schließt sich daher die Frage
an, inwieweit sich die Überlegungen auch
auf andere neurale Funktionsaspekte übertragen lassen. Wenngleich diese Frage zur
Zeit noch nicht definitiv beantwortet werden kann, gibt es doch Hinweise dafür, daß
– wie es unser neurobiologisches Störungsmodell voraussagt – nicht nur Funktionsmerkmale der übergeordneten kortikalen
Kontrollsysteme einen Einfluß auf die
Pathogenese somatischer Störungen haben.
Auch *neurale Strukturen,* die dem Gehirn
als Vermittlungsmechanismen dienen, um
seine modulierenden Impulse auf die
Körperorgane zu übertragen, können den
Pathogeneseprozeß mindestens ebenso

nachhaltig beeinflussen. Der vermutlich einflußreichste dieser neurobiologischen Übertragungsmechanismen ist das *autonome Nervensystem* mit seinen beiden Hauptästen, dem sympathischen und dem parasympathischen System. Wie wir in einer umfangreichen, noch unveröffentlichten Studie feststellten, unterscheiden sich verschiedene Individuen grundlegend in der Stärke des *tonischen Ausprägungsniveaus* dieser beiden neuralen Reaktionssysteme. Dabei können die beiden Teilsysteme absolut unabhängig voneinander variieren, woraus sich ganz unterschiedliche Reaktionsschemata für verschiedene Individuen ergeben. Bemerkenswerterweise weisen spezifische Reaktionsmuster (z. B. hohe sympathische / niedrige parasympathische Aktivierung) außerordentlich enge Beziehungen zur somatischen Streßreagibilität und Störungsanfälligkeit sowie zu Persönlichkeitsmerkmalen der betroffenen Individuen auf.

Wir gehen nach den uns vorliegenden Befunden davon aus, daß gerade diese autonomen Reaktionsmuster von großer praktischer Relevanz für die medizinische Diagnostik sind und dazu beitragen werden, physiologisch fundierte funktionale Erklärungen für eine Störungsform anzubieten, die heute unter der, wie wir meinen, irreführenden Bezeichnung somatoforme Störungen zusammengefaßt werden.

▌ Literatur

Arató M, Frecska E, Tekes K, MacCrimmon DJ. Serotonergic interhemispheric asymmetry: Gender difference in the orbital cortex. Acta Psychiatr Scand 1991; 84:110-11.

Cubelli R, Caselli M, Neri M. Pain endurance in unilateral cerebral lesions. Cortex 1984; 20:369-75.

Gerendai I. Laterality in the neuroendocrine system. In: Ottoson D (ed). New York: Plenum Press 1987; 17-28.

Glick SD, Ross DA, Hough LB. Lateral asymmetry of neurotransmitters in human brain. Brain Res 1982; 234:53-63.

Hugdahl K. Hemispheric asymmetry and bilateral electrodermal recordings: A review of the evidence. Psychophysiol 1984; 21:371-93.

Kang DH, Davidson RJ, Coe CL, Wheeler RE, Tomarken AJ, Ershler WB. Frontal brain asymmetry and immune function. Behav Neurosc 1991; 105:860-9.

Leigh H, Reiser M. Major trends in psychosomatic medicine: The psychiatrist's evolving role in medicine. Ann Intern Med 1977; 87: 233-39.

Lipowski Z. Psychosomatic medicine in the seventies: An overview. Am J Psychiatry 1977; 134:233-44.

Reinert G, Wittling W. Klinische Psychologie: Konzepte und Tendenzen. In: Handbuch der klinischen Psychologie, in 6 Bdn. Wittling W. (Hrsg). Hamburg: Hoffmann & Campe 1980; 1: 14-80.

Renoux G, Bizière K. Brain neocortex lateralized control of immune recognition. Integr Psychiatry 1986; 4:32-40.

Robinson, RG. Differential behavioral and biochemical effects of right and left hemispheric cerebral infarction in the rat. Science 1979; 205:707-10.

Roschmann R, Wittling W. Topographic brain mapping of emotion-related hemisphere asymmetries. Int J Neurosc 1992; 63: 5-16.

Sander D, Klingelhöfer J. Changes of circadian blood pressure patterns and cardiovascular parameters indicate lateralization of sympathetic activation following hemispheric brain infarction. J Neurolog 1995; 242:313-8.

Sperry R. Some effects of disconnecting the cerebral hemispheres. Science 1982; 217:1223-6.

Walker BB, Sandman CA. Human visual evoked responses are related to heart rate. J Comp Physiol Psychol 1979; 93:717-29.

Weiner H. The illusion of simplicity: The medical model revisited. Am J Psychiatry 1980; 135:27-33.

Wittling W. Klinische Psychologie im Rahmen medizinischer Probleme und Institutionen. In: Handbuch der klinischen Psychologie, in 6 Bdn. Wittling W (Hrsg). Hamburg: Hoffmann & Campe 1980; 6: 341-407.

Wittling W. Psychophysiological correlates of human brain asymmetry: Blood pressure changes during lateralized presentation of an emotionally laden film. Neuropsycholog 1990; 28:457-70.

Wittling W. Brain asymmetry in the control of autonomic-physiologic activity. In: Brain Asymmetry. Davidson RJ, Hugdahl K (eds). Cambridge: MIT Press 1995; 305-57.

Wittling W. Brain asymmetry in the control of autonomic nervous activity and emotional processing. Invited paper presented at the Wenner Gren Center Foundation Symposium »Is There a Neurobiology of Love?«. Stockholm 1996a.

Wittling W. Das Gehirn als Risikofaktor: Funktionale Hirnasymmetrie als Moderatorvariable im somatischen Störungsprozeß. Vortrag an der Psychosomatischen Klinik der Universität anläßlich des Workshops »Somatisierung: Klinik und Therapie somatoformer Störungen«. Heidelberg 1996b.

Wittling W. Brain asymmetry and autonomic control of the heart. European Psychol 1997a; 2, No. 4.

Wittling W. The right hemisphere and the human stress response. In: Stress, Health, and the Social Environment. James P. Henry's Integrative Ethological Approach to Medicine Reflected by Recent Research in Humans and Animals. In Memory of a Great 20th Century Physiologist. Folkow B, Schmidt T, Uvnäs-Moberg K (eds). Acta Physiol Scand 1997b; 161 (Supplement 640): 55-59.

Wittling W, Block A, Genzel S, Schweiger E. Hemisphere asymmetry in parasympathetic control of the heart. Neuropsychologia (in press).

Wittling W, Block A, Schweiger E, Genzel S. Hemisphere asymmetry in neural control of the human myocardium. Brain Cogn (in press).

Wittling W, Pflüger M. Neuroendocrine hemisphere asymmetries: Salivary cortisol secretion during lateralized viewing of emotion-related and neutral films. Brain Cogn 1990; 14:243-65.

Wittling W, Roschmann R. Emotion-related hemisphere asymmetry: Subjective emotional responses to laterally presented films. Cortex 1993; 29:431-48.

Wittling W, Roschmann R, Schweiger E. Topographic brain mapping of emotion-related hemisphere activity and susceptibility to psychosomatic disorders. In: Imaging of the Brain in Psychiatry and Related Fields. Maurer K (Hrsg). Berlin: Springer 1993; 271-6.

Wittling W, Schweiger E. Neuroendocrine brain asymmetry and physical complaints. Neuropsycholog 1993 a; 31:591-608.

Wittling W, Schweiger E. Alterations of neuroendocrine brain asymmetry: A neural risk factor affecting physical health. Neuropsychobiol 1993 b; 28:25-9.

Wittling W, Schweiger E. Psychologische Behandlung und Mitbehandlung von psychosomatischen Krankheiten und Leiden. In: Handbuch der Angewandten Psychologie. Rosenstiel L von, Hockel CM, Molt W (Hrsg). Landsberg am Lech: ecomed 1994; V-7.3, 1-11.

Zamrini EY, Meador KJ, Loring DW, Nichols FT, Lee GP, Figueroa RE, Thompson WO. Unilateral cerebral inactivation produces differential left/right heart rate responses. Neurolog 1990; 40:1408-11.

18 Somatoforme Störungen: Dysregulation der Hypophysen-Nebennierenrinden-Achse am Beispiel chronischer Unterbauchbeschwerden

Ulrike Ehlert, Christine Heim und D. Hellhammer

18.1 Einleitung

Unter dem Begriff somatoforme Störungen werden, entsprechend gängiger Klassifikationssysteme, unterschiedlichste funktionelle Störungen zusammengefaßt. Sowohl für Forschungsfragestellungen als auch für therapeutische Entscheidungen sollte diese *Heterogenität somatischer Beschwerden* (mit oder ohne Vorliegen eines diagnostizierten Organbefundes) nach psychophysiologischen Abweichungen gruppiert werden (Salkovskis, 1996). Ein derartiges Vorgehen erlaubt die Beschreibung psychischer und physiologischer Besonderheiten betroffener Patienten und kann dementsprechend wertvolle Hinweise auf einen möglichen Zusammenhang zwischen psychischen Belastungen und der Entstehung bzw. Aufrechterhaltung der Störung geben. Daraus resultierend lassen sich gezielt therapeutische Maßnahmen auswählen und symptombezogen evaluieren.

Somatoforme Störungen unterscheiden sich nicht nur hinsichtlich der Unterschiedlichkeit körperbezogener Beschwerden, sondern auch bezüglich der Einsicht in eine mögliche Psychogenese der Beschwerden in bezug auf Stimmungsabweichungen und endokrine Parameter. So ergaben sich aus psychoendokrinologischen Untersuchungen an einem stationären Patientenkollektiv eines Allgemeinkrankenhauses (n = 159) Hinweise darauf, daß sich diese psychisch auffälligen Patienten anhand der Beurteilung der depressiven Gestimmtheit sowie der unstimulierten Speichelkortisolspiegel clusteranalytisch drei Großgruppen von Patienten zuordnen lassen (Ehlert, 1996).

1. Bei 46,5 % der Patienten fanden sich relativ erniedrigte Morgenkortisolkonzentrationen.

2. Bei 39 % der Patienten lagen normentsprechende Morgenkortisolspiegel vor.

3. Bei 14,5 % der Patienten waren die Kortisolspiegel im Mittel deutlich erhöht.

Bezüglich der im Selbsturteil erhobenen depressiven Gestimmtheit (Self-Rating Depression Scale, SRD; Zung, 1986) bestand ein signifikanter Unterschied zwischen den Gruppen dahingehend, daß sich hypokortisoläre Patienten deutlich geringer depressiv einschätzten als die Patienten der beiden anderen Gruppen und daß die hyperkortisolären Patienten die höchste mittlere depressive Gestimmtheit berichteten. Es zeigte sich für die Patienten mit erniedrigten Kortisolspiegeln ein negativer Zusammenhang zwischen dem Ausmaß an selbstberichteten körperlichen Beschwerden und dem Morgenkortisolspiegel. Unter Berücksichtigung der psychologischen und medizinischen Diagnosen nach DSM-III-R und ICD-9 waren in der hypokortisolären Gruppe Patienten mit somatoformen Störungen überrepräsentiert. Als eine homogene Gruppe fanden sich dabei *Frauen mit chronischen Unterbauchbeschwerden ohne Organkorrelat.* Die weiterführenden psychoendokrinologischen Untersuchungen an dieser Patientinnengruppe sollen im folgenden dargestellt und kritisch diskutiert werden.

18.2
Problemstellung

Chronische Unterleibsbeschwerden, die ohne zeitlichen Bezug zum Menstruationszyklus auftreten (CUBB), werden in der Medizin seit dem letzten Jahrhundert beschrieben (Artner, 1982) und stellen bis heute eine ätiologisch nahezu ungeklärte, häufig auftretende Störung bei Frauen dar. Die Prävalenzzahlen für CUBB variieren zwischen 2 und 24,5% (Jansen, 1990; Mathias et al., 1996). Etwa 40% aller Laparoskopien werden zur Diagnostik von CUBB durchgeführt (Howard, 1993). Für 10 bis 12% aller Hysterektomien gilt die Erkrankung als Operationsindikation (Reiter, 1990). Das Krankheitsbild der CUBB ist als *polysymptomatisch* zu beschreiben, wobei drückende, ziehende oder stechende Schmerzen im Unterbauch und in der Kreuzgegend das Leitsymptom darstellen. Die Schmerzen können plötzlich auftreten oder permanent mit wechselnder Intensität wahrgenommen werden. Die Schmerzen können das gesamte kleine Becken oder auch nur die Adnexen betreffen bzw. als Ausstrahlungsschmerzen bis in die Extremitäten auftreten. Begleitsymptome der CUBB sind:

- Kopfschmerzen
- Müdigkeit
- Durchblutungsstörungen
- Obstipation
- Fluor
- Dysurie
- Mastopathie

- Dyspareunie
- Anorgasmie

(Gabelmann, 1986; Knörr et al., 1989; Nezhat et al., 1995)

Als organische Befunde für die Erkrankung lassen sich gynäkologische oder extragenitale Gründe für die Schmerzentstehung heranziehen.

Gynäkologische Ursachen:
- Uterusanomalien
- Ligamentverkürzungen
- Defekte des muskulären Beckenbodens und des Parametriums
- Polyzystische Ovarien
- Adhäsionen
- Endometriose
- Pelvine Entzündungen

Extragenitale Ursachen:
- Neurologische Störungen (z. B. Neurinom, Neuritis)
- Urologische Erkrankungen (z. B. Zystitis, Urethritis)
- Orthopädische Störungen (z. B. Lordose, Spondylolisthesis)
- Gastrointestinale Beschwerden (chronische entzündliche Darmerkrankungen oder Appendizitis)

Bezüglich der Suche nach organischen Ursachen der CUBB ist jedoch festzustellen, daß eine nachgewiesene Organpathologie nicht zwangsläufig die Beschwerden erklärt. So fanden beispielsweise Steege und Stout bei Frauen mit CUBB keine Korrelation zwischen dem subjektiven Schmerzausmaß und dem Schweregrad diagnostizierter Adhäsionen (Steege und Stout, 1991). Rapkin berichtet, daß bei einer schmerzfreien Kontrollgruppe in 39% der Fälle Adhäsionen gefunden wurden, wohingegen sich bei Patientinnen mit CUBB nur in 26% der Fälle Adhäsionen zeigten (Rapkin, 1986). Vergleichbare Befunde werden auch für Endometriose-Patientinnen berichtet. Auch hier fand sich in verschiedenen Untersuchungen kein Zusammenhang zwischen

1. dem Krankheitsstadium entsprechend der *AFS-Klassifikation* (American Fertility Society, 1985) und der Schmerzintensität (Koninckx et al., 1991; Marana et al., 1991; Vercellini et al., 1991; Fukajy, Hoshiai & Yajima, 1993) und

2. zwischen der Lokalisation der Endometriose und dem subjektiv beschriebenen Schmerzort (Fedele et al., 1990).

Schließlich verweisen sowohl Longstreth als auch Walker et al. auf eine *hohe Komorbidität* zwischen CUBB und funktionellen Darmerkrankungen (insbesondere Colon irritabile), wobei die Ätiologie beider Störungen weitestgehend unbekannt ist (Longstreth, 1994; Walker et al., 1996). Vercellini et al. laparoskopierten Mädchen im Alter von 11 bis 19 Jahren mit CUBB und fanden in 40,4 % der Fälle keine Organpathologie (Vercellini et al., 1989). Die Analyse von 126 Laparoskopiebefunden erwachsener Frauen mit CUBB ergab bei 37,3 % keine pathologischen Veränderungen (Vercellini et al., 1990). Levitan et al. führten bei 186 Frauen mit CUBB eine Laparoskopie durch und konnten nur bei 8,2 % eine pelvine Pathologie nachweisen (Levitan et al., 1985). 91,8 % der Frauen zeigten einen völlig unauffälligen Befund. Deshalb nehmen die Autoren an, daß CUBB im Zusammenhang mit *psychischen Auffälligkeiten* der betroffenen Frauen zu sehen sind.

Die Diagnose CUBB wird nach Ausschluß der oben genannten organischen Ursachen chronischer Unterbauchbeschwerden gestellt. Hierzu sind folgende Untersuchungen erforderlich:

- Gynäkologische Basisuntersuchung (Palpitation des Abdomens, bimanuelle vaginale Untersuchung)
- Laboruntersuchungen (zum Ausschluß entzündlicher Prozesse)
- Abdominelle Sonographie
- Ausschlußuntersuchungen extragenitaler organischer Schmerzursachen
- Laparoskopie
- Hysteroskopie

Das Fehlen einer organischen Diagnose führt im Rahmen der medizinischen Therapie dazu, daß die betroffenen Frauen symptomatisch behandelt werden, wobei häufig keine tatsächliche Behebung der Beschwerden erreicht wird. Demzufolge äußern die Patientinnen erhebliche Unzufriedenheit über die Kommunikation mit dem behandelnden Arzt: Sie geben an, unzureichend informiert zu werden, und sie halten die Behandlung für ineffektiv (Grace, 1995).

18.3 Psychopathologische Befunde bei Frauen mit chronischen Unterbauchbeschwerden

Eine Reihe von Studien wurde zur Beschreibung psychischer Auffälligkeiten bei Frauen mit CUBB durchgeführt. Untersuchungen zu Persönlichkeitsmerkmalen und Einstellungen der Patientinnen ergaben Hinweise auf:

- ausgeprägte Hypochondrie
- Hysterie
- Angst
- Depression
- starkes Somatisierungsverhalten (Dellenbach und Häringer, 1996; Hodgiss, Sufraz und Watson, 1994; Nolan, Metheny und Smith, 1992, Walker et al., 1995)
- ungünstige Einstellungen gegenüber Partnerschaft und Sexualität (Beard et al., 1977).

Ein Zusammenhang zwischen subjektiv belastenden Lebensbedingungen und dem Auftreten der Unterbauchbeschwerden wurde von Menges nachgewiesen (Menges, 1985). Im Vergleich zu Kontrollpersonen zeigten die Patientinnen eine psychische Überforderung aufgrund von Arbeitsüberlastung; sie schilderten in einem höheren Ausmaß berufliche und partnerschaftliche Beziehungsprobleme, Konfrontationen mit unlösbaren Problemen und ungünstigere Veränderungen der Lebensbedingungen. Weiterhin wurde in verschiedenen Arbeiten gezeigt, daß Patientinnen mit CUBB im Vergleich zu schmerzfreien Kontrollfrauen bzw. Frauen mit einer extragenitalen Schmerzsymptomatik eine deutlich erhöhte Prävalenz für sexuellen und/oder körperlichen Mißbrauch in der Kindheit oder im Erwachsenenalter aufweisen (Harrop-Griffiths et al., 1988; Rapkin et al., 1990; Reiter et al., 1991; Walling et al., 1994).

Zusammenfassend läßt sich feststellen, daß Patientinnen mit CUBB eine Reihe von psychischen Auffälligkeiten zeigen, wobei jedoch keine Aussagen über das Ursache-Wirkung-Gefüge der jeweiligen pathologischen Befunde getroffen werden können. Weiterhin scheint die Prävalenz für sexuellen und/oder körperlichen Mißbrauch bei Frauen mit CUBB im Vergleich zu Kontrollgruppen deutlich erhöht zu sein. Bei einem nicht unerheblichen Anteil von Frauen mit sexuellen und/oder körperlichen Mißbrauchserfahrungen tritt eine *posttraumatische Belastungsstörung* (PTBS) auf (im Überblick Greene, 1994). Den Zusammenhang zwischen CUBB, sexuellem Mißbrauch und PTBS untersuchten Albach und Everaerd an weiblichen Inzestopfern und Kontrollfrauen (Albach und Everaerd, 1992). Eine PTBS wurde bei keiner der Kontrollfrauen, jedoch bei 62 % der Inzestopfer diagnostiziert, von denen 23 % unter CUBB litten.

Der Zusammenhang zwischen
1. subjektiv erlebten Belastungen aufgrund chronischer Stressoren, kritischer Lebensereignisse und/oder Mißbrauchserfahrungen,
2. psychischen Auffälligkeiten, wie Angststörungen und Somatisierungsverhalten, und
3. CUBB
läßt vermuten, daß es sich bei der diskutierten Symptomatik um eine streßabhängige Erkrankung handelt und daß diese dementsprechend mit charakteristischen endokrinen Auffälligkeiten einhergeht.

18.4
Psychoendokrinologie

Psychoendokrinologische Untersuchungen dienen der Erforschung des Zusammenhangs zwischen
- Streß,
- hormonellen Abweichungen von der physiologischen Homöostase und
- der Entstehung psychischer Auffälligkeiten.

In besonderem Maße ist die *Hypothalamus-Hypophysen-Nebennierenrinden-Achse* (HHNA) an der Reaktion auf Stressoren beteiligt, da die Anpassung des Organismus an psychische oder physische Belastungen durch Kortikotropin-Releasing-Faktor (CRF), einem neuroendokrinen Botenstoff im Zentralen Nervensystem (ZNS), übergreifend koordiniert wird. Über das Pfortadersystem gelangt CRF in den Hypophysenvorderlappen und aktiviert dort unter anderem die Freisetzung von Adrenokortikotropin (ACTH). Über die Blutbahn erreicht ACTH die Nebennierenrinden und bewirkt die Biosynthese und Freisetzung von Kortisol. Kortisol wiederum nimmt über negative Rückmeldekreisläufe sowohl hypophysär als auch hypothalamisch regulierenden Einfluß auf die HHNA-Aktivität. Eine Aktivierung der HHNA stellt die physiologisch sinnvolle Antwort des Organismus auf die Anpassung an eine neue Situation dar. Diese Anpassungsleistung wird besonders dann gezeigt, wenn sich ein Individuum in einer als neu, mehrdeutig, unvorhersehbar oder unkontrollierbar erlebten, persönlich bedeutsamen Situation antizipativ um Orientierung bemüht (Hellhammer, Kirschbaum und Lehnert, 1988; Mason, 1968). CRF versetzt den Organismus in die Lage, sich physiologisch und mental angemessen mit einem (antizipierten) Stressor auseinanderzusetzen. Unter chronischer Streßbelastung kommt es zu charakteristischen Veränderungen der HHNA-Aktivität, die sich insbesondere bei Funktionsprüfungen zur Reagibilität des Systems zeigen. In der klinischen Forschung werden deshalb neben der Untersuchung der basalen Hormonkonzentrationen in Urin, Speichel, Blut und in der Zerebrospinalflüssigkeit verschiedene Stimulations- und Suppressionstests durchgeführt (im Überblick Heim und Ehlert, im Druck). So kann beispielsweise durch die intravenöse Verabreichung von CRF ein dosisabhängiger Anstieg der ACTH- und der Kortisolfreisetzung aufgrund einer Stimulation der kortikotropen Hypophysenzellen beobachtet werden (Mueller, Stalla und von Werder, 1985). Soll gezielt die Kortisolreaktion auf eine Stimulation geprüft werden, so erfolgt die intravenöse Verabreichung von *ACTH-1,24* (Tetrakosaktid) (Chattoraj und Watts, 1986). Die Verabreichung von *Dexamethason* (DEX), einem synthetisch hergestellten Glukokortikoid, bewirkt eine Inhibition der HHNA-Aktivität und resultiert in einer Suppression der ACTH- und Kortisolfreisetzung. Der *Dexamethason-Suppressionstest* (DST) eignet sich zur Einschätzung der Feedback-Sensitivität der HHNA (Carroll et al.,

1981). Der Feedback-Effekt der Glukokortikoide wird über spezifische Rezeptorproteine vermittelt. Eine Up- oder Down-Regulation dieser Rezeptoren beeinflußt die Freisetzung der oben genannten Hormone in verschiedenen Hirnarealen. In tierexperimentellen Untersuchungen konnte nachgewiesen werden, daß die Bestimmung der Anzahl und der Bindungskapazität der *Glukokortikoidrezeptoren auf Lymphozyten* (GRL) die entsprechenden Vorgänge im ZNS reflektiert (Lowy, 1989). In den folgenden Ausführungen sollen verschiedene Befunde zur HHNA-Aktivität unter chronischer oder traumatischer Belastung aufgezeigt werden, um unsere Befunde bei Frauen mit CUBB diskutieren zu können.

Bei Vietnam-Kriegsveteranen mit einer PTBS fand sich sowohl im 24-Stunden-Sammelurin als auch im Plasma ein erniedrigter Kortisolspiegel im Vergleich zu gesunden Kontrollen (Yehuda et al., 1990; Yehuda et al., 1993 a; Yehuda et al., 1994). Bei bosnischen Kriegsgefangenen (Dekaris et al., 1993) und bei Überlebenden des Holocaust (Yehuda et al., 1993 b) zeigten sich ebenfalls erniedrigte Kortisolkonzentrationen. Die Untersuchung von Smith et al. zur Reagibilität der HHNA ergab, daß bei Kriegsveteranen mit einer PTBS

- erniedrigte unstimulierte Kortisolspiegel,
- normentsprechende ACTH-Spiegel,
- eine signifikant unterdrückte ACTH-Freisetzung und
- eine normentsprechende Kortisolreaktion nach der intravenösen Verabreichung von CRF

vorlag (Smith et al., 1989).

Bei dieser Studie litt jedoch ca. die Hälfte der untersuchten Patienten unter einer depressiven Erkrankung, so daß die Befunde möglicherweise neuroendokrine Korrelate der Depression widerspiegeln (siehe unten). Im DST (orale Gabe von 0,5 mg DEX) wurde von Yehuda eine übermäßige Unterdrückung der Kortisolfreisetzung bei Kriegs-veteranen mit PTBS im Vergleich zu Kontrollen beobachtet (Yehuda, 1993 b). Die Ergebnisse wurden von den Autoren als eine *Hyperreagibilität der HHNA auf den DST* interpretiert. Die Hypothese einer Hypersensitivität der HHNA wurde durch eine Bestimmung der GRL geprüft. Im Vergleich zu Patienten mit einer Panik-störung, einer Depression, einer Schizo-phrenie oder auch im Vergleich zu gesunden Personen zeigten Patienten mit einer PTBS die höchste Anzahl an GRL, wobei eine ten-denziell negative Korrelation zwischen der Kortisolausscheidung im 24-Stunden-Sam-melurin und der GRL-Anzahl bestand (Yehuda et al., 1991, 1993 a).

Für Patienten mit einer PTBS lassen sich die endokrinen Befunde wie folgt zusam-menfassen. Die Dysregulation der HHNA scheint sich durch

- erniedrigte unstimulierte Kortisolspiegel,
- eine reduzierte ACTH-Freisetzung nach CRF-Injektion,
- eine Supersuppression nach DEX-Gabe und
- eine erhöhte GRL-Anzahl

charakterisieren zu lassen.

Diese Dysregulation kann als *Hypokorti-solismus bei erhöhter Feedback-Sensitivität* bezeichnet werden.

Die psychoendokrinologischen Befunde bei der PTBS sind damit größtenteils gegenläufig zu Befunden bei depressiven Patienten, da sich bei diesen Patienten

- erhöhte basale Kortisolkonzentrationen (Cleare et al., 1995),
- eine Nonsuppression im Dexamethason-Suppressionstest (Carroll et al., 1981),
- eine unterdrückte ACTH-Freisetzung nach CRF-Gabe (Gold und Chrousos, 1985) und
- eine erniedrigte Anzahl von GRL (Gorm-ley, Lowy und Reder, 1985) findet.

Diese Befunde lassen sich als einen *Hyperkortisolismus bei erniedrigter Feed-back-Sensitivität* charakterisieren (Maes et al., 1994).

Veränderungen der HHNA-Funktion, die mit den endokrinen Befunden bei der PTBS vergleichbar sind, wurden bei Personen mit streßabhängigen körperlichen Beschwerden beobachtet. Patienten *mit chronischem Er-schöpfungssyndrom* (Chronic Fatigue Syn-drome; CFS) zeigten im Vergleich zu Gesunden

- eine erniedrigte Kortisolausscheidung im 24-Stunden-Sammelurin,
- erniedrigte unstimulierte Kortisolspiegel im Plasma,
- eine reduzierte ACTH-Freisetzung nach CRF-Stimulation und
- eine verminderte maximale Stimulierbar-keit der Kortisolfreisetzung nach ACTH-Applikation (Cleare et al., 1995; Demi-track, 1993).

Erniedrigte Morgenkortisolspiegel wur-den im Serum von Patienten mit idiopathi-schen, chronischen Schmerzsyndromen nachgewiesen (von Knorring und Almay, 1989). Kinder mit rezidivierenden Schmer-zen im oberen Abdomen zeigen ebenfalls erniedrigte basale Kortisolkonzentrationen (Alfvén, de la Torre und Uvnäs-Moberg, 1994). Eine verminderte Kortisolausschei-dung im Urin wurde für Patienten mit einem *Fibromyalgiesyndrom* berichtet (Crofford et al., 1994). Patienten mit Fibromyalgiesyn-drom, welche nicht unter einer Depression litten, wiesen ebenfalls eine überdurch-schnittlich ausgeprägte Suppression der Kortisolfreisetzung im DST auf (Hudson et al., 1984). Unter stimulierten Bedingungen wurde bei Patienten mit einem Fibromyal-giesyndrom eine erniedrigte adrenokortika-le Reaktivität beobachtet (Griep, Boersma und DeKloet, 1993; Crofford et al., 1994). Erniedrigte basale Kortisolspiegel sowie ei-ne adrenokortikale Hyporeaktivität wurden ebenfalls für unbehandelte Patienten mit rheumatischer Arthritis oder Asthma berichtet, wobei beide Störungen mit einer erniedrigten GRL-Dichte einhergehen können (Cash et al., 1992; Hedman, Nilsson und de la Torre, 1992; Schlaghecke et al., 1992; Kruger und Spiecker, 1994). Möglicherweise handelt es sich bei den genannten Störungen um eine Gruppe verwandter Störungen, welche gemeinsame endokrine Merkmale und Verhaltensmerkmale aufweisen.

Neben erniedrigten Kortisolspiegeln wurden verringerte Konzentrationen des adrenalen Steroidhormons *Dehydroepiandrosteronsulphat* (DHEA-S) bei Kindern mit rezidivierenden Bauchschmerzen und bei Patienten mit rheumatischer Arthritis nachgewiesen (de la Torre, 1994; Hedman, Nilsson und de la Torre, 1994). Möglicherweise reflektieren diese Befunde eine generalisierte Insuffizienz der Nebennierenrinde bei diesen Störungen.

Wir vermuten, daß ein Hypokortisolismus[1] kein spezifisches Korrelat der PTBS ist, sondern auch potentielle Bedeutsamkeit für die Entwicklung körperlicher Beschwerden besitzt, wobei möglicherweise unterschiedliche Mechanismen beteiligt sind. Die Freisetzung von Kortisol in belastenden Situationen wirkt durch metabolische und immunsuppressive Effekte protektiv auf den Organismus (Munck, Guyre und Holbrook, 1984). Personen mit dauerhaft erniedrigten Kortisolspiegeln fehlt dieser Schutzfaktor und deshalb weisen sie möglicherweise eine erhöhte Anfälligkeit für

● Autoimmunerkrankungen,
● Entzündungen,
● Asthma,
● Allergien und
● Schmerzsyndrome auf.

Die Mechanismen und Bedingungsfaktoren, die zur Entstehung des Hypokortisolismus beitragen, sind unklar. Neben Streß können unter anderem

● genetische Faktoren,
● geschlechtsspezifische Merkmale,
● Persönlichkeitsfaktoren und
● Coping-Strategien

in komplexer und heterogener Weise zur Entstehung des Hypokortisolismus beitragen (Henry et al., 1992; Kirschbaum, Wüst und Hellhammer, 1992; Henry, 1993; Yehuda et al., 1995).

18.5 Psychoendokrinologische Befunde bei Frauen mit CUBB

Im Rahmen einer ersten psychoendokrinologischen Untersuchung an *Frauen mit CUBB* (n = 9) und *Kontrollfrauen* (KG; n = 10) zeigte sich bei den Patientinnen ein signifikant erniedrigter Morgenkortisolspiegel im Vergleich zu den Kontrollfrauen. Im CRF-Stimulationstest lagen die Kortisolwerte der Patientinnengruppe zu allen Meßzeitpunkten unter den Vergleichswerten der Kontrollgruppe; der Meßwertverlaufsunterschied zwischen den Gruppen war hoch signifikant (Ehlert, Locher und Hanker, 1994).

In einer Folgeuntersuchung wurde der Zusammenhang zwischen Streßerfahrungen, einer Dysregulation der HHNA und der Entstehung der CUBB weitergehend geprüft. Im Vergleich zu schmerzfreien,

---

[1] Unter dem Begriff Hypokortisolismus wird eine relative adrenokortikale Unterfunktion verstanden, ohne notwendigerweise alle klinisch-pathologischen Kriterien eines Hypokortisolismus zu erfüllen.

infertilen Kontroll-Patientinnen (n = 14) berichteten Patientinnen mit CUBB (n = 16) vermehrt über sexuelle und/oder körperliche Gewalterfahrungen; 40 % der Patientinnen mit CUBB erfüllten die diagnostischen Kriterien einer PTBS nach DSM-III-R, wohingegen bei keiner der Patientinnen aus der KG eine derartige Störung diagnostiziert wurde. Weiterhin gaben die Patientinnen mit CUBB signifikant mehr aktuelle, negative kritische Lebensereignisse entsprechend der Kriterien nach DSM-III-R (Achse 4) als die Kontroll-Patientinnen an, wobei die Patientinnen beider Gruppen entsprechend ihrem *Selbsturteil* (SRD-Skala; Zung, 1986) nicht depressiv verstimmt waren. Im Vergleich zur Kontrollgruppe schilderten die Patientinnen mit CUBB ein deutlich stärkeres *Somatisierungsverhalten* (SOMS; Rief, Schäfer und Fichter, 1992) als die Kontrollgruppe. Im CRF-Stimulationstest (100 µg hCRF) wiesen die Patientinnen mit CUBB eine normentsprechende mittlere ACTH-Freisetzung, jedoch eine signifikant verminderte Kortisolreaktion auf. Am Tag nach Verabreichung einer reduzierten Dosis Dexamethason (0,5 mg) fanden sich bei den Patientinnen mit CUBB niedrigere Kortisolkonzentrationen als bei den Kontroll-Patientinnen (Heim et al., im Druck). Trotz der erniedrigten adrenokortikalen Reaktivität war die mittlere GRL-Anzahl bei Patientinnen mit CUBB signifikant niedriger als bei Kontrollen. Zu diesem Effekt können zwar die relativ hohen GRL-Werte von zwei Frauen der Kontrollgruppe beigetragen haben, dennoch kann die Aussage getroffen werden, daß die GRL der Patientinnen zumindest nicht up-reguliert sind (Heim et al., 1997).

Obwohl erhöhte Prävalenzraten sowohl für traumatische Lebensereignisse als auch für eine PTBS ermittelt wurden, wiesen die Patientinnen mit CUBB eine HHNA-Dysregulation auf, welche teilweise von neuroendokrinen Merkmalen der PTBS

abweicht. Andererseits besteht eine deutliche Übereinstimmung mit Ergebnissen aus Untersuchungen an Patienten mit streßabhängigen körperlichen Beschwerden, welche durch eine verminderte adrenokortikale Reaktivität bei verminderter GRL-Dichte charakterisiert zu sein scheinen. Möglicherweise besteht eine erhöhte Vulnerabilität für streßabhängige körperliche Beschwerden genau dann, wenn niedrige Kortisolspiegel nicht durch eine kompensatorische Gegenregulation der Glukokortikoidrezeptoren in den Zielzellen ausgeglichen werden.

18.6 Zusammenfassung und Ausblick

Unter Berücksichtigung der dargestellten Befunde aus der publizierten Literatur und unseren eigenen Arbeiten lassen sich unterschiedliche Konstellationen zwischen Abweichungen der HHNA-Funktion und psychischen Auffälligkeiten finden. Dabei scheinen psychiatrische Erkrankungen wie depressive Störungen, Eßstörungen oder Alkoholismus mit einer *adrenalen Hyperaktivität* einherzugehen (Brambilla et al., 1993; Heinz et al., 1995), wohingegen bei verschiedenen körperlichen Störungen, die durch psychische Faktoren bedingt oder aufrechterhalten werden, eine *adrenale Hypoaktivität* vorliegen kann.

Es lassen sich nun verschiedene ätiologische und therapierelevante Fragen aus den dargestellten Befunden ableiten, mit deren Beantwortung eine differenziertere Beurteilung des Stellenwertes psychoendokrinologischer Messungen für die Diagnose somatoformer Störungen ermöglicht würde. Beispielsweise gilt es zu untersuchen, ob tatsächlich eine adrenale Unterfunktion bei

Frauen mit CUBB vorliegt bzw. welcher Zusammenhang zwischen einer adrenalen Unterfunktion und dem Auftreten chronischer Schmerzsymptome besteht.

Die erniedrigte Freisetzung von Nebennierenrindenhormonen, wie Kortisol oder DHEA, kann möglicherweise mit einer veränderten Morphologie der Hormondrüse einhergehen. In Tieruntersuchungen wurde gezeigt, daß eine dauerhafte Stimulation der HHNA die Entstehung einer Hypertrophie der Nebennierenrinde bedingt (Malendowicz, 1986). Befunde eines vergrößerten adrenalen Volumens bei Patienten mit einer Major depression werden als Ausdruck einer dauerhaft erhöhten HHNA-Aktivität angesehen (Nemeroff et al., 1992; Rubin et al., 1995). Umgekehrt kann angenommen werden, daß ein Hypokortisolismus mit einer Atrophie der Nebennierenrinde assoziiert ist. Konsistent mit dieser Annahme berichten Sternberg et al. über ein verringertes adrenales Volumen bei Lewis-Ratten, welche einen Hypokortisolismus aufweisen (Sternberg et al., 1989 a). Sollte sich dieser Befund im Humanbereich bestätigen, läge neben der hormonellen Disinhibition ein weiteres Merkmal für eine adrenale Hypoaktivität bei CUBB vor.

Der Zusammenhang zwischen endokriner Dysregulation und chronischem Schmerz liegt möglicherweise in den Effekten des Kortisols auf die Synthese von *Prostaglandinen* (PG). PG sind hochpotente Mediatoren zahlreicher physiologischer und pathophysiologischer Prozesse. Besondere Bedeutung besitzen sie für die weibliche Reproduktion aufgrund ihrer kontrahierenden Wirkung auf Uterus und Tuben. So verweisen beispielsweise Untersuchungen an Frauen mit dysmenorrhöischen Beschwerden auf bis zu dreifach höhere PG-Konzentrationen im Menstrualblut im Vergleich zu beschwerdefreien Frauen (Benedetto, 1989). Kortisol nimmt einen inhibierenden Einfluß auf die Synthese der PG. In verschiedenen In-vitro-Untersuchungen konnte eine glukokortikoidinduzierte Hemmung der PG-Freisetzung sowohl im Myometrium als auch in der Peritonenalflüssigkeit nachgewiesen werden (Casey, MacDonald und Mitchell, 1985; Morimoto und Oku, 1995). Im Fall der CUBB könnte, durch die erniedrigten Kortisolspiegel bedingt, eine Disinhibition der Phospholipaseaktivität und eine in der Folge gesteigerte PG-Synthese die Entstehung und Aufrechterhaltung der Schmerzsymptomatik bewirken. Hinweise für diese Hypothese ergeben sich auch aus dem Befund von Hamaty et al., demzufolge erhöhte PG-Konzentrationen im Serum von Patienten mit Fibromyalgiesyndrom gemessen wurden (Hamaty et al., 1989). Darüber hinaus zeigte sich in einer Studie von Waylonis und Heck, daß 65 % der untersuchten Fibromyalgie-Patientinnen unter CUBB litten (Waylonis und Heck, 1992).

Sollte sich der Nachweis für die oben genannten Zusammenhänge erbringen lassen, könnten folgende Konsequenzen für die Diagnostik und Therapie der CUBB abgeleitet werden:

- *Die Überprüfung der adrenalen Reaktivität* anhand des DST könnte auch im klinischen Alltag Hinweise auf eine mögliche Streßabhängigkeit des Störungsbildes erlauben.

- *Pharmakologische Behandlungsansätze* mit PG-Synthesehemmern bzw. Glukokortikoiden sollten zu einer Beschwerdereduktion bei Frauen mit CUBB führen.

- *Psychotherapeutische Interventionen* sollten indirekt durch eine Reduktion der psychischen Auffälligkeiten infolge traumatischer Lebensereignisse und/oder einem adäquaten Umgang mit chronischen Stressoren zu einer Reduktion der Schmerzsymptomatik führen (Ehlert, 1994).

▌ Literatur

Albach F, Everaerd W. Posttraumatic stress symptoms in victims of childhood incest. Psychother Psychosom 1992; 57:143-51.

Alfvén G, De la Torre B, Uvnäs-Moberg K. Depressed concentrations of oxytocin and cortisol in children with recurrent abdominal pain of non-organic pain. Acta Pediatr 1994; 83: 1076-80.

American Fertility Society. Revised American Fertility Society classification of endometriosis. Fertil Steril 1985; 43:351-2.

Artner J. Funktionelle Unterleibsbeschwerden der Frau. Med Klin 1982; 77:683-5.

Beard RW, Belsey EM, Lieberman BA, Wilkinson JC. Pelvic pain in women. Am J Obstet Gynecol 1977; 128:566-70.

Benedetto, C. Eicosanoids in primary dysmenorrhea, endometriosis and menstrual migraine. Gynecol Endocrinol 1989; 3:71-94.

Brambilla F, Ferrari E, Panerai A, Manfredi B, Petraglia F, Catalono M, Sacerdote P. Psychoimmunoendocrine investigation in anorexia nervosa. Neuropsychobiology 1993; 27:9-16.

Bundesminister für Jugend, Familie und Gesundheit. Internationale Klassifikation der Krankheiten, Verletzungen und Todesursachen (ICD). 9. Revision. Köln: Kohlhammer 1986.

Carroll BJ, Feinberg M, Greden JF, Tarika J, Albala AA, Haskett RF, McJames N, Kronfol Z et al. A specific laboratory test for the diagnosis of melancholia. Arch Gen Psychiatry 1981; 38:15-22.

Casey ML, McDonald PC, Mitchell MD. Despite a massive increase in cortisol secretion in women during parturition, there is an equally massive increase in prostaglandin synthesis. J Clin Invest 1985; 75:1852-7.

Cash JM, Crofford LJ, Gallucci WT, Sternberg EM, Gold PW, Choursos GP, Wilder RL. Pituitary-adrenal axis responsiveness to ovine corticotropin releasing hormone in patients with rheumatoid arthritis treated with low dose prednisone. J Rheumatol 1992; 19:1692-6.

Chattoraij SC, Watts NB. Endocrinology. In: Textbook of Clinical Chemistry. Tietz NW (ed). Philadelphia: Saunders 1986; 997-1171.

Cleare AJ, Beran J, Allain T, McGregor A, Wesseley S, Murray RM, O'Keane V. Contrasting neuroendocrine responses in depression and chronic fatigue syndrome. J Affective Disord 1995; 34:283-9.

Crofford LJ, Pillemer SR, Kalogeras KT, Cash JM, Michelson D, Kling MA, Sternberg EM, Gold PW, Chrousos GP, Wilder RL. Hypothalamic-pituitary-adrenal axis perturbations in patients with fibromyalgia. Arthritis Rheum 1994; 37:1583-92.

Dekaris D, Sabioncello A, Mazuran R, Rabatic S, Svoboda-Beusan I, Racunica NL, Tomasic J. Multiple changes of immunologic parameters in prisoners of war. Assessments after release from a camp in Manjaca, Bosnia. J Am Med Assoc 1993; 270:595-9.

Dellenbach P, Haeringer MT. Chronic pelvic pain. Expression of a psychological problem. Presse Medizin 1996; 25:615-20.

Demitrack MA. Neuroendocrine research strategies in chronic fatigue syndrome. In: Chronic Fatigue and Related Immune Deficiency Syndromes. Progress in Psychiatry. Goodnick PJ, Klimas NG (eds). Washington, DC: Am Psychiat Press 1993; 40:45-66.

Ehlert U. Differentialdiagnostik und verhaltenstherapeutische Behandlung bei einer Patientin mit chronischen Unterbauchbeschwerden ohne organisches Korrelat. Verhaltenstherapie 1994; 4:28-37.

Ehlert U. Etablierung eines psychologischen Konsiliar-Liaisondienstes im Allgemeinkrankenhaus: Subgruppendifferenzierung und Behandlungseffekte. Unveröffentlichte Habilitationsschrift, Universität Trier 1996.

Ehlert U, Locher P, Hanker J. Psychoendokrinologische Untersuchungen bei Frauen mit chronischen Unterbauchbeschwerden. In: Psychosomatische Gynäkologie und Geburtshilfe. Kentenich H, Rauchfuß M, Diederichs P (Hrsg). Berlin: Springer 1994; 202-12.

Fedele L, Parazzini F, Bianchi S, Arcaini L, Candiani GB. Stage and localization of pelvic endometriosis and pain. Fertil Steril 1990; 53:155-8.

Friedman SB, Mason JW, Hanburg DA. Urinary 17-hydroxycorticosteroid levels in parents of children with neoplastic disease: A study of chronic psychological stress. Psychosom Med 1963; 25:364-76.

Fukaya T, Hoshiai H, Yajima A. Is pelvic endometriosis always associated with chronic pain? A retrospective study of 618 cases diagnosed by laparoscopy. Am J Obstet Gynecol 1993; 169:719-22.

Gabelmann J. Der chronische Unterbauchschmerz (Pelipathie). In: Psychosomatische Probleme in der Gynäkologie und Geburtshilfe. Fervers-Schorre B, Poettgen H, Stauber M (Hrsg). Berlin: Springer 1986; 148-53.

Gold PW, Chrousos GP. Clinical studies with corticotropin releasing factor: Implications for the diagnosis and pathophysiology of depression. Psychoneuroendocrinology 1985; 10:401-20.

Gormley GJ, Lowy MT, Reder AT. Glucocorticoid receptors in depression: Relationship to the dexamethasone suppression test. Am J Psychiatry 1985; 142:1278-84.

Grace VM. Problems of communication, diagnosis and treatment experienced by women using the New Zealand health services for chronic pelvic pain: A quantitative analysis. Health Care Women International 1995; 16: 521-35.

Greene BR, Blanchard EB, Wan CK. Long-term monitoring of psychosocial stress and symptomatology in inflammatory bowel disease. Behav Res Ther 1994; 32: 68-76.

Griep EN, Boersma JW, DeKloet ER. Altered reactivity of the hypothalamic-pituitary-adrenal axis in the primary fibromyalgia syndrome. J Rheum 1993; 20:469-74.

Hamaty D, Valentine JL, Howard R, Howard CW, Wakefield V, Patten MS. The plasma endorphin, prostaglandin and catecholamine profile of patients with fibriositis treated with cyclobenzaprine and placebo: a 5-month study. J Rheum 1989; 19 (Suppl):164-8.

Harrop-Griffiths J, Katon W, Walker E, Holm L, Russo J, Hickok L. The association between chronic pelvic pain, psychiatric diagnoses, and childhood sexual abuse. Obstet Gynecol 1988; 71:589-94.

Hedman M, Nilsson E, De la Torre B. Low blood and synovial fluid levels of sulphoconjugated steroids in rheumatoid arthritis. Clin Exp Rheum 1992; 10:23-30.

Heim C, Ehlert U. Pharmakologische Provokationsmethoden in der Psychosomatik. In: Enzyklopädie der Psychologie. Biologische Psychologie: Psychoendokrinologie und Psychoimmunologie. Bd 3. Hellhammer D,

Kirschbaum C (Hrsg). Göttingen: Hogrefe (im Druck).

Heim C, Ehlert U, Rexhausen J, Hanker JP, Hellhammer DH. Psychoendocrinological observations in women with chronic pelvic pain. Ann N Y Acad Sci 1997; 821: 456-8.

Heim C, Ehlert U, Hanker JP, Hellhammer DH. Abuse-related posttraumatic stress disorder and alterations of the hypothalamic-pituitary-adrenal-axis in women with chronic pelvic pain. Psychosom Med (in press).

Heinz A, Rommelspacher H, Graf KJ, Kurten I, Otto M, Baumgartner A. Hypothalamic-pituitary-gonadal axis, prolactin and cortisol in alcoholics during withdrawal and after three weeks of abstinence: Comparison with healthy control subjects. Psychiatr Res 1995; 56: 81-95.

Hellhammer D, Kirschbaum C, Lehnert H. Zur Rolle der Hypothalamus-Hypophysen-Nebennierenrinden-Achse in Belastungssituationen. Homo 1988; 39: 16-26.

Henry JP. Psychological and physiological responses to stress: The right hemisphere and the hypothalamo-pituitary-adrenal axis. An inquiry into problems of human bonding. Integr Physiol Behav Sci 1993; 28: 368-87.

Henry JP, Haviland MG, Cummings MA, Anderson DL, Nelson JC, McMurray JP, McGhee WH, Hubbard RW. Shared neuroendocrine patterns of post-traumatic stress disorder and alexithymia. Psychosom Med 1992; 54:407-15.

Hodgkiss AD, Sufraz R, Watson JP. Psychiatric morbiditiy and illness behaviour in women with chronic pelvic pain. J Psychosom Res 1994; 38:3-9.

Howard FM. The role of laparoscopy in chronic pelvic pain: Promise and pitfalls. Obstet Gynecol Surv 1993; 48:357-87.

Hudson JI, Pliner LF, Hudson MS, Goldenberg DL, Melby JC. The dexamethasone suppression test in fibrositis. Biol Psychiatry 1984; 1489-93.

Jansen B. Pelipathie. In: Gynäkopsychologie. Schulze C (Hrsg). Forum für Verhaltenstherapie und psychosoziale Praxis Bd. 17. Tübingen: DGVT 1990; 43-6.

Kirschbaum C, Wüst S, Hellhammer D. Consistent sex differences in cortisol responses to psychological stress. Psychosom Med 1992; 54:648-57.

Knörr K, Knörr-Gärtner H, Beller FK, Lauritzen C. Geburtshilfe und Gynäkologie. Physiologie und Pathologie der Reproduktion. 3. Aufl. Berlin: Springer 1989.

Knorring L von, Almay BGL. Neuroendocrine responses to fenfluramine in patients with idiopathic pain syndromes. Nordisk psykiatrisk Tidsskrift 1989; 43:61-5.

Koninckx PR, Meuleman C, Demeyere S, Lesaffre E, Cornillie FJ. Suggestive evidence that pelvic endometriosis is a progressive disease, whereas deeply infiltrating endometriosis is associated with pelvic pain. Fertil Steril 1991; 55:759-65.

Kruger U, Spiecker H. Die Diagnostik der Nebennierenrindeninsuffizienz bei steroidpflichtigem Asthma bronchiale – der CRH-Test im Vergleich zum Cortisol-Tagesprofil im Serum und Cortisol im 24-h-Urin. Pneumologie 1994; 48:793-8.

Levitan Z, Eibschitz I, De Vries K, Hakim M, Sharf M. The value of laparoscopy in women with chronic pelvic pain and a »normal pelvis«. Int J Gynaecol Obstet 1985; 23: 71-4.

Longstreth GF. Irritable bowel syndrome and chronic pelvic pain. Obstet Gynecol Surv 1994; 49:505-7.

Lowy MT. Quantification of type I and II adrenal steroid receptors in neuronal, lymphoid and pituitary tissues. Brain Research 1989; 503:191-7.

Maes M, Meltzer H, Cosyns P, Calabrese J, D'Hondt P, Blockx P. Adrenocorticotropic hormone, beta-endorphin and cortisol responses to oCRH in unipolar depressed patients pretreated with dexamethasone. Prog Neuropsychopharmacol Biol Psychiatry 1994; 18:1273-92.

Malendowicz K. A correlated stereological and functional study on the long-term effects of ACTH on rat adrenal cortex. Folia Histochem Cytobiol 1986; 24:203-12.

Marana R, Muzii L, Caruana P, Dell'Acqua S, Mancuso S. Evaluation of the correlation between endometriosis extent, age of the patients and associated symptomatology. Acta Eur Fertil 1991; 22:209-12.

Mason JW. A review of psychoendocrine research on the pituitary-adrenal cortical system. Psychosom Med 1968; 30:576-607.

Mathias SD, Kuppermann M, Liberman RF, Lipschutz RC, Steege JF. Chronic pelvic pain: Prevalence, health-related quality of life, and economic correlates. Obstet Gynecol 1996; 87:321-7.

Menges A. Streßkrankheit Pelipathie. Unveröffentlichte Diplomarbeit, Universität Marburg 1985.

Morimoto K, Oku M. Effects of progesterone, cortisol and dehydroepiandrosterone-sulfate on prostaglandin production by cultured human myometrial cells. Nippon Sanka Fujinka Gakkai Zasshi 1995; 47:391-7.

Mueller OA, Stalla GK, Werder K von. Corticotropin Releasing Factor (CRF): diagnostische Aspekte. Internist 1985; 26:251-8.

Munck A, Guyre PM, Holbrook NJ. Physiological functions of glucocorticoids in stress and their relation to pharmacological actions. Endocr Rev 1984; 5:25-44.

Nemeroff CB, Krishnan KRR, Reed D, Leder R, Beam C, Dunnick R. Adrenal gland enlargement in major depression. A computed tomographic study. Arch Gen Psychiatry 1992; 49:348-87.

Nezhat F, Nezhat C, Nezhat CH, Levy JS, Smith E, Katz L. Use of hysteroscopy in addition to laparoscopy for evaluating chronic pelvic pain. J Reprod Med 1995; 40:431-4.

Nolan TE, Mctheny WP, Smith RP. Unrecognized association of sleep disorders and depression with chronic pelvic pain. South Med J 1992; 85:1181-3.

Rapkin AJ. Adhesions and pelvic pain: A retrospective study. Obstet Gynecol 1986; 68:13-5.

Rapkin AJ, Kames LD, Darke LL, Stampler FM, Naliboff BD. History of physical and sexual abuse in women with chronic pelvic pain. Obstet Gynecol 1990; 76:92-6.

Reiter RC. A profile of women with chronic pelvic pain. Clin Obstet Gynecol 1990; 33:130-6.

Reiter RC, Shakerin LR, Gambone JC, Milburn AK. Correlation between sexual abuse and somatization in women with somatic and nonsomatic chronic pelvic pain. Am J Obstet Gynecol 1991; 165:104-9.

Rief W, Schäfer S, Fichter MM. SOMS: Ein Screening-Verfahren zur Identifizierung von

Personen mit somatoformen Störungen. Diagnostica 1992; 38:228-41.

Rubin RT, Phillips JJ, Sadow TF, McCracken JT. Adrenal gland volume in major depression. Arch Gen Psychiatry 1995; 52:213-8.

Salkovskis PM. Somatoforme Störungen. In: Lehrbuch der Verhaltenstherapie. Bd 2: Störungen. Margraf J. (Hrsg). Berlin: Springer 1996; 163-89.

Schlaghecke R, Kornely E, Wollenhaupt J, Specker C. Glukokortikoid receptors in rheumatoid arthritis. Arthritis Rheum 1992; 35: 740-4.

Smith MA, Davidson J, Ritchie JC, Kudler H, Lipper S, Chappell P, Nemeroff CB. The corticotropin-releasing hormone test in patients with posttraumatic stress disorder. Biol Psychiatry 1989; 26:349-55.

Steege JF, Stout AL. Resolution of chronic pelvic pain after laparoscopic lysis of adhesions. Am J Obstet Gynecol 1991; 165:278-81.

Sternberg EM, Hill JM, Chrousos GP, Kamilaris T, Listwak SJ, Gold PW, Wilder RL. Inflammatory mediator-induced hypothalamic-pituitary-adrenal axis activation is defective in streptococcal cell wall arthritis-susceptible Lewis-rats. Proceedings: National Academy of Sciences 1989; 86:2374-8.

De la Torre B. Psychoendocrinologic mechanisms of life stress. Stress Medicine 1994; 10:107-14.

Vercellini P, Bocciolone L, Vendola N, Colombo A, Rognoni MT, Fedele L. Peritoneal endometriosis. Morphologic appearance in women with chronic pelvic pain. J Reprod Med 1991; 36:533-6.

Vercellini P, Fedele L, Arcaini L, Bianchi S, Rognoni MT, Candiani GB. Laparoscopy in the diagnosis of chronic pelvic pain in adolescent women. J Reprod Med 1989; 34:827-30.

Vercellini P, Fedele L, Molteni P, Arcaini L, Bianchi S, Candiani GB. Laparoscopy in the diagnosis of gynecologic chronic pelvic pain. Int J Gynaecol Obstet 1990; 32:261-5.

Walker EA, Katon WJ, Hansom J, Harrop-Griffiths J, Holm L, Jones ML, Hickok LR, Russo J. Psychiatric diagnosis and sexual victimization in women with chronic pelvic pain. Psychosomatics 1995; 36:531-40.

Walker EA, Gelfand AN, Gelfand MD, Green C, Katon WJ. Chronic pelvic pain and gynecological symptoms in women with irritable bowel syndrome. J Psychosom Obstet Gynecol 1996; 17:39-46.

Walling MK, O'Hara MW, Reiter RC, Milburn AK, Lilly G, Vincent SD. Abuse history and chronic pain in women: II. A multivariate analysis of abuse and psychological morbidity. Obstet Gynecol 1994; 84:200-6.

Waylonis GW, Heck W. Fibromyalgia syndrome. New associations. Am J Phys Med Rehabil 1992; 71:343-8.

Wittchen HU, Saß H, Zaudig M, Koehler K. Diagnostisches und Statistisches Manual Psychischer Störungen: DSM-III-R. American Psychiatric Association. Weinheim: Beltz 1987.

Yehuda R, Southwick SM, Nussbaum G, Wahby V, Giller EL, Mason JW. Low urinary cortisol excretion in patients with posttraumatic stress disorder. J Nerv Ment Dis 1990; 178:366-9.

Yehuda R, Giller EL, Southwick SM, Lowy MT, Mason JW. Hypothalamic pituitary adrenal dysfunction in posttraumatic stress disorder. Biol Psychiatry 1991; 30:1031-48.

Yehuda R, Resnick H, Kahana B, Giller EL. Long-lasting hormonal alterations to extreme stress in humans: Normative or maladaptive? Psychosom Med 1993 a; 55:287-97.

Yehuda R, Southwick SM, Krystal JH, Bremmer D, Charney DS, Mason JW. Enhanced suppression of cortisol following dexamethasone administration in posttraumatic stress disorder. Am J Psychiatry 1993 b; 150:83-6.

Yehuda R, Teicher MH, Levengood RA, Trestman RL, Siever CJ. Circadian regulation of basal cortisol levels in posttraumatic stress disorder. Ann N Y Acad Sci 1994; 746:378-86.

Yehuda R, Keefe RS, Harvey PD, Levengood RA, Gerber DK, Geni J, Siever LJ. Learning and memory in combat veterans with posttraumatic stress disorder. Am J Psychiatry 1995; 152:137-9.

Zung WWK. Zung self-rating depression scale and depression status inventory. In: Assessment of Depression. Sartorius N, Ban TA (Hrsg.). Berlin: Springer 1986; 221-31.

19 Somatoforme Störungen – Interkulturelle Aspekte von Forschung und Gesundheitsversorgung*

M. Borchert, J. Sommerfeld und R. Bischoff

Schenkt man dem 1995 veröffentlichten *World Mental Health Report* Glauben, so steht Krankheit im ausgehenden 20. Jahrhundert zunehmend im Zeichen psychosozialen Leidens. Strukturelle Gewalt, Verelendung und rapider sozialer und kultureller Wandel führen bei einer wachsenden Zahl von Menschen zu Depression, Angst, Gewalt und Drogenmißbrauch (Desjarlais et al., 1995). Depressionen und Angststörungen allein machen weltweit schätzungsweise 20 bis 30 % aller Konsultationen in primären Gesundheitseinrichtungen aus, werden aber selten diagnostiziert, geschweige denn behandelt (Sugar, Kleinman und Heggenhougen, 1994). Viele dieser Störungen gehen mit körperlichen Beschwerden wie Schlaflosigkeit, Erschöpfung, Appetitlosigkeit und Müdigkeit einher.

In den 90er Jahren unternahm die WHO eine Studie in 15 Ländern aus allen Kontinenten. 26 422 erwachsene Patienten aus allgemeinmedizinischen Sprechstunden wurden untersucht. Es bestätigte sich der Befund, daß psychische Probleme an allen Orten häufig sowie mehrheitlich dem *neurotischen Formenkreis* (Mood, Anxiety, Somatoform Disorders and Neurasthenia) zuzuordnen sind (Sartorius et al., 1993; aus-führlich dargestellt bei Üstün und Sartorius, 1995).

In diesem Beitrag interessieren von den letztgenannten Krankheitsbildern speziell die *somatoformen Störungen;* sie sind definiert als mit körperlichen Beschwerden einhergehende Erkrankungen, die sich in Abwesenheit einer organisch nachweisbaren Pathologie bzw. als Metaphern für persönliche und soziale Problematiken präsentieren (Kirmayer und Robbins, 1991). In der Vergangenheit wurden derartige Krankheitsbilder vor allem bei Patienten westlicher Industrienationen untersucht; erst in jüngerer Zeit wird systematisch die Frage nach ihrer globalen Relevanz gestellt. Es wird vermutet, daß Somatisierung in nichtwestlichen Kulturen eine bevorzugte Ausdrucksform von psychologischen Problemen ist (Isaac, Janca and Orley, 1996). Gleichwohl gilt bisher für die Praxis der Medizin in Entwicklungsländern, daß angesichts des häufigen Vorkommens sogenannter Armutskrankheiten die Möglichkeit eines nichtsomatischen Hintergrunds von körperlichen Beschwerden weitgehend ignoriert wird.

Auf die Variationsbreite somatoformer Symptomatiken und die gesellschaftliche

* Gewidmet Herrn Prof. H. J. Diesfeld, Direktor der Abteilung für Tropenhygiene und Öffentliches Gesundheitswesen am Hygieneinstitut des Universitätsklinikums Heidelberg, zum 65. Geburtstag

und kulturelle Determination von Kranksein und Krankheit im Kulturvergleich bezieht sich der erste Teil dieses Beitrags (19.1). Der zweite Teil dieses Beitrags diskutiert neuere multizentrische Prävalenzstudien (19.2). Im dritten Teil werden – aus der Perspektive der primären Gesundheitsversorgung in einem afrikanischen Gesundheitsdistrikt – Probleme der Diagnose und Behandlung somatoformer Störungen unter einfachen Bedingungen aufgezeigt (19.3).

19.1
Psychische und psychosomatische Störungen im Kulturvergleich

Zwei Disziplinen und Denkrichtungen erforschen Erscheinungsweise, Häufigkeit und Verteilung mentaler Störungen im Kulturvergleich. *Kulturanthropologie* und *transkulturelle Psychiatrie* betonen, daß nicht nur das Vorkommen und die Symptomatik, sondern auch der Verlauf und die Folgen psychischer Störungen im interkulturellen Vergleich stark variieren (Kirmayer, 1984 und 1989). Forschungsansätze dieser Art relativieren die Möglichkeit universaler Kategorien und betonen die Notwendigkeit, mentale Erkrankung zunächst im jeweiligen kulturellen Zusammenhang zu untersuchen.

Vergleichende epidemiologische Studien, die auf der Grundlage standardisierter psycho- und soziometrischer Erhebungsinstrumente durchgeführt werden, gehen hingegen davon aus, daß Erkrankungen wie Schizophrenie, Angstneurosen und Depressionen in allen Gesellschaften vorkommen und auch einen ähnlichen Verlauf nehmen (Harding et al., 1980). Dieser Ansatz geht von der Annahme aus, daß universal gültige psychiatrische Kategorien für mentale Erkrankungen, wie DSM-IV oder ICD-10, konstruiert werden können, und daß es sich bei den kulturspezifischen Manifestationen lediglich um verschiedene Erscheinungsformen derselben, eindeutig diagnostizierbaren psychiatrischen Krankheiten handelt.

In Anlehnung an die in der Kulturanthropologie weithin verwendete Abgrenzung von Erkenntnisansätzen, die entweder von den Sprach- und Denkkategorien des Erforschten oder denen des Forschenden ausgehen, wird der medizinanthropologische Forschungsansatz als *emisch,* der Ansatz der vergleichenden Epidemiologie als *etisch* bezeichnet. Ergebnisse beider Ansätze sollen hier dargestellt und diskutiert werden.

19.1.1
Somatoforme Störungen aus der Perspektive von Medizinanthropologie und transkultureller Psychiatrie

In jüngerer Zeit wenden sich Medizinanthropologen und transkulturell arbeitende Psychiater vermehrt der kulturellen Interpretation somatoformer Störungen zu. Einige Beispiele sollen diesen emischen Ansatz illustrieren:

Nigerianische Patienten, bei denen Angstneurosen, Depressionen und Schizophrenie diagnostiziert wurden, stellten sich in den psychiatrischen Kliniken ihres Landes häufig mit Beschwerden wie »Hitzegefühl« im Kopf, »Wurmkriechen« im Körper, Kopfschmerzen, Gefühl der Schwere im Kopf und »beißenden Sensationen« im gesamten Körper vor (Edigbo, 1993). In psychiatrischen Kliniken Chinas, Taiwans und Hongkongs ist die »Nervenschwäche« (Neurasthenie) eine der häufigsten Diagnosen, bei der die Patienten über Schwächegefühle, Müdigkeit, Kopfschmerz, Schwindel und gastrointestinale Schwierigkeiten klagen (Kleinman, 1982). Lateinamerikaner leiden häufig, wenn ihr Ärger keinen sozialen Ausdruck finden kann, unter Traurigkeit (Pena), die mit körperlichen Beschwerden wie »ein zu weiches Herz« oder »erregtes, wäßriges Blut« einhergeht (Koss, 1990).

Eine besondere Herausforderung an die Diagnostik somatoformer Störungen und ihre Übersetzung in universale Konstrukte stellen sogenannte *kulturgebundene Syndrome* (culture-bound syndromes) dar. Unter diesem Begriff werden Symptom- und Verhaltenskonstellationen verstanden, die von internationalen psychiatrischen Klassifikationssystemen wie DSM-IV und ICD-10 nur schwer oder überhaupt nicht erfaßt werden können und die – zumindest ursprünglich – in einem bestimmten kulturellen Zusammenhang beschrieben worden sind.

Auf *nervliche Überlastung* (nerfiza, nerves, nevra, nervios) zurückführbare somatische Beschwerden, wie Kopf- und Muskelschmerzen, reduzierte Reaktionsbereitschaft, Appetitmangel, Übelkeit und Schlaflosigkeit wurden in Ägypten, Nordeuropa, Griechenland, Mexiko und Teilen Südamerikas dokumentiert (Finerman, 1994).

Die Vorstellung, nach einem dramatischen, übernatürlichen Schreckerlebnis an *Seelenverlust* (susto) zu erkranken, äußert sich in Mexiko und weiten Teilen Zentral- und Südamerikas unter anderem mit somatischen Symptomen, wie Fieber, Durchfall und Erbrechen.

Die *Furcht vor Spermaverlust* (dhat, dhatu, jiryan, shen-k'uei) führt in verschiedenen Gesellschaften Asiens (Indien, China, Taiwan) zu vegetativen Angstsymptomen und somatischen Beschwerden, wie Erschöpfung und Muskelschmerzen.

Vegetative Angstsymptome sind möglicherweise auch somatoformer Ausdruck der in weiten Teilen Südwestasiens, Chinas und Indiens vorkommenden Furcht vor der *Retraktion des Genitales* (koro, jinjin bemar, suk yeong, suo-yang) (Finerman, 1994).

Angesichts dieser und einer Vielzahl anderer ethnographischer Daten stellt sich die Frage, wie sich die Zusammenhänge zwischen Kultur und somatoformen Störungen zufriedenstellend konzeptualisieren lassen. Sozialstruktur, Sprache, Normen, Einstellungen prägen die Art und Weise, wie Krankheit wahrgenommen und wie mit ihr umgegangen wird. Eine Erkrankung wird subjektiv erfahren, über die wahrgenommenen Symptome wird verbal und nonverbal kommuniziert, und die Suche nach Linderung und Heilung wird eingeleitet. In der subjektiven Erfahrung und dem darauf begründeten Krankheitsverhalten kommen *kulturspezifische Kategoriensysteme* zum Tragen, mit denen Symptome wahrgenommen, ausgedrückt und in ihrer Schwere und Auswirkung bewertet werden. Diese kulturelle und soziale Konstruktion von Erkrankung ist eines der grundlegenden Axiome medizinanthropologischer Forschung (Kleinman, 1980).

Aus medizinanthropologischer Sicht gliedert sich der Erkrankungsbegriff in zwei unterscheidbare Konstrukte:

1. Krank*heit* als medizinisch nachweisbare Störung biologischer oder psychologischer Prozesse.

2. Krank*sein* als die psychosozial begründete Erfahrung und Bedeutung der wahrgenommenen Erkrankung (Kleinman, 1980).

Kranksein ist damit offenkundig und zweifelsfrei kulturgebunden, d. h. mit Sprache und Kognition assoziiert: vermittelt über kulturspezifische Persona- und Körperkonzepte gewinnt subjektives Empfinden in Form sprachlich geäußerter Symptome Gestalt.

Die Medizinanthropologie geht noch einen Schritt weiter: Nicht nur das Kranksein, sondern auch die Krankheit könne »nur verstanden werden innerhalb bestimmter Bedeutungszusammenhänge und sozialer Beziehungen« (Kleinman, 1980: 73). Diese Bestimmung trifft auch auf den Begriff der Somatisierung zu: Die Zweiteilung von Gesundheitsstörungen in somatische und psychische geht nicht auf eine vor- oder außerkulturelle menschliche Natur zurück, sondern auf die dem europäischen Denken geläufige Unterscheidung von *res cogitans* und *res extensa*. Diese macht wiederum ihre Überbrückung durch einen psychosomatischen Übergangsbereich erst notwendig (Fabrega, 1990). Mit solchen Überlegungen knüpft die Medizinanthropologie an wissenschaftstheoretische Arbeiten von Lakatos, Kuhn, Feyerabend und anderen an, in denen der Mythos einer selbstzugeschriebenen Kulturfreiheit der westlichen Medizin demontiert wird.

Kleinman zufolge sollten daher die im Prozeß der Anamneseerhebung, Diagnostik und Therapie verwendeten ätiologischen und nosologischen Begrifflichkeiten als *Erklärungsmodelle* (explanatory models) bezeichnet werden (Kleinman, 1980: 105). Unterschiedliche Modelle, also divergierende Krankheitswahrnehmung und Krankheitskonzeptualisierung von Laien (Patienten) und Experten, führen dabei, wie Kleinmans Untersuchungen in China und Taiwan gezeigt haben, oft zu *Störungen in der Heiler-Patient-Kommunikation* (Kleinman, 1980, 1982, 1986). Differenzen zwischen der lokal kulturgebundenen Interpretation einer körperlichen Beschwerde durch den Patienten und der Einordnung der gleichen Symptome in ein universelles Klassifikationssystem durch den Arzt können nicht einfach ausgeräumt, sondern allenfalls gemeinsam bearbeitet werden.

Eine komplexe kulturspezifische Terminologie prägt also die kulturell jeweils legitimierte Art, wie Körperbeschwerden als Krankheiten klassifiziert und entsprechende Verhaltensweisen eingeleitet werden. Die so begründete Sprechweise dient der Kommunikation von Notlagen: Nach Kleinman ist Somatisierung »der normative Ausdruck persönlicher und sozialer Notlagen in einem Idiom körperlicher Beschwerde und medizinischer Hilfesuche« (Kleinman, 1986). Kleinman hält *Somatisierung für den dominierenden Ausdruck von Lebensschwierigkeiten* in vielen nichtwestlichen Kulturen. Mumford betont, daß Patienten aus nichtwestlichen Kulturen zwar häufiger Körpersymptome äußern als Patienten aus westlichen Kulturen, woraus jedoch nicht geschlossen werden dürfe, daß sie sie auch häufiger empfinden (Mumford, 1993). Vieles deutet darauf hin, daß Somatisierung vor dem 19. Jahrhundert auch in Europa eine größere Rolle gespielt hat, bis die dann entstehende Konzeption vom *Selbst als autonomen Individuum* die Voraussetzung dafür schuf, daß Gefühle nicht mehr vorzugsweise in körperlichen Beschwerden, sondern in einer psychologisierenden Sprechweise ihren Ausdruck fanden (Kleinman, 1982: 55f.).

Psychologisierung, d. h. eine Tendenz, Notlagen in psychologischen Begriffen wahrzunehmen und psychosoziale Behandlungsformen zu suchen, setzt sich seither in westlichen Gesellschaften nach und nach durch, wenngleich je nach gesellschaftlicher Schicht in unterschiedlichem Ausmaß. So tendieren Patienten mit einem höheren Bildungsstand oder höherem sozioökonomischen Status eher zu einem psychologisierenden Umgang mit ihren Problemen als Patienten mit niedrigem Bildungshintergrund und einer benachteiligten sozioökonomischen Lebenssituation (Leff, 1987: 25.57).

Somatisierung und Psychologisierung können als zwei Strategien verstanden werden, psychosoziale Nöte der Umgebung mitzuteilen. Die Präsentation von Notlagen in der Gestalt körperlicher Erkrankungen (Somatisierung) ist in Gesellschaften zu erwarten, in denen der Ausdruck persönlicher emotionaler Beschwerden aus kulturellen Gründen stigmatisiert ist und eine psychosoziale Ätiologie in der Arzt-Patient-Kommunikation nicht zur Sprache kommen soll bzw. darf.

Körperliche Erfahrung und Sprache sind also eng miteinander assoziiert. Körperliche Erfahrung wird einerseits über Sprache kommuniziert, andererseits sind es die körperlichen Empfindungen, die den lexikalischen Wortschatz und die metaphorischen Ausdrucks- und Handlungsmöglichkeiten begründen (Kirmayer, 1992). Komplexere Terminologien für emotionale Zustände entstehen erst im Verlaufe linguistischer Differenzierung (Kleinman, 1982: 63); so wird in vielen Sprachen nicht zwischen Angst und Depression unterschieden. Mit der Differenzierung und Veränderung von Sprache, kosmologischen sowie religiösen Systemen und gesellschaftsphilosophischen Entwicklungen kann es zu einer graduellen Veränderung des kulturspezifischen Repertoires an Ausdrucksformen für Kranksein kommen.

19.2 Epidemiologische Studien zur Prävalenz somatoformer Störungen

Ungeachtet der Überlegungen und Beobachtungen seitens der Medizinanthropologie und der transkulturellen Psychiatrie ist in international tätigen Public-Health-Kreisen noch immer die Ansicht verbreitet, daß psychische Probleme in der alltäglichen Praxis der Basisgesundheitsdienste von Entwicklungsländern keine große Rolle spielen. Diesem Schluß liegt die verbreitete Annahme zugrunde, psychische und psychosomatische Störungen seien ein Wohlstandsphänomen und in armen Ländern vergleichsweise selten; allenfalls der Schizophrenie wird eine gewisse, von kulturellen und sozioökonomischen Faktoren unabhängige Bedeutung zugestanden (Dhadphale et al., 1989). Auch die Depression ist zunächst für eine in Entwicklungsländern selten vorkommende Krankheit gehalten worden, während man heute davon ausgeht, daß sie dort genauso häufig vorkommt wie in industrialisierten Ländern (Abas et al., 1994). Möglicherweise werden auch die somatoformen Störungen eine ähnliche Neubewertung erfahren.

In einer internationalen, von der WHO koordinierten Studie wird die Bedeutung der somatoformen Störungen derzeit untersucht. An Phase I der Studie nahmen Zentren aus Ländern mit unterschiedlichem kulturellen und sozioökonomischen Hintergrund teil:

- São Paulo (Brasilien)
- Temple (USA)
- Cagliari und Mailand (Italien)
- Harare (Zimbabwe)
- Bangalore (Indien)

Zunächst wurde die transkulturelle Anwendbarkeit von Instrumenten geprüft, die sich an ICD-10 und DSM-IV orientieren. Bei insgesamt 180 Patienten, die zu 59 % aus einem allgemeinmedizinischen, zu 41 % aus einem psychiatrischen Kontext stammten, wurden die in die Lokalsprache übersetzten standardisierten Fragebögen zunächst von einem angeleiteten Interviewer ohne psychiatrische Spezialkenntnisse, dann von einer psychiatrischen Fachkraft angewandt. Die Instrumente zeigten hierbei eine gute interpersonelle Reliabilität (Janca et al. 1995 a).

In Phase II, bei der weitere Zentren mitarbeiten und die Patientenstichprobe deutlich größer ist, wird die Validität der Instrumente durch den Abgleich der Interviewergebnisse mit anderen medizinischen Daten aus Krankenakten untersucht. Definitive Aussagen zur Prävalenz und zum Verteilungsmuster somatoformer Störungen sollen erst in der Phase II gemacht werden; trotz der noch sehr mageren Datenbasis

(weltweit n = 180) seien hier die Ergebnisse des vorläufigen Reports aus Phase I wiedergegeben (Isaac et al., 1995).

Zwischen 11 % (USA) und 23 % (Italien) der Patienten gaben medizinisch nicht erklärte Körpersymptome an. Dabei zeigte sich eine Reihe von Übereinstimmungen zwischen den verschiedenen Studienorten. Am häufigsten äußerten sich die somatoformen Störungen als Schmerzen; sie belegten in allen fünf Zentren Platz 1, und in vier von fünf Zentren auch Platz 2 der Symptomenliste. Unter den Schmerzen war wiederum – außer in Indien – der Kopfschmerz das häufigste Symptom. Gliederschmerzen waren – außer in Italien – überall in der Gruppe der zehn häufigsten Symptome zu finden (Tab. 19.1).

Manche Symptome erwiesen sich als kulturgebunden. Hektische Flecken, Erröten und Erblassen spielten in Indien und Zimbabwe keine Rolle, wohingegen in den USA selten über gastrointestinale Beschwerden wie Aufstoßen und Schluckauf

Tab. 19.1 Häufigkeit medizinisch nicht erklärter Symptome, nach Ort. (Aus: M. Isaac et al. Psychotherapy and Psychosomatics 1995; 64: 88-93. Wiedergabe mit Genehmigung der S. Karger AG, Basel)

Bangalore (Indien n = 40		Cagliari/Mailand (Italien) n = 27		Harare (Zimbabwe n = 39	
Rücken*schmerz*	68 %	*Kopfschmerz*	85 %	*Kopfschmerz*	66 %
Gliederschmerz	65 %	Herzklopfen	74 %	Rücken*schmerz*	54 %
Kopfschmerz	65 %	Brustschmerz	59 %	Brustschmerz	46 %
Gelenkschmerz	58 %	Übelkeit	59 %	Oberbauch-beschwerden	46 %
Schwäche	43 %	Beschleunigte Atmung	59 %	Bauchschmerz	44 %
Gehschwierigkeiten	43 %	Schwäche	56 %	Gelenkschmerz	38 %
Brustschmerz	38 %	Kloßgefühl in der Kehle	56 %	*Gliederschmerz*	38 %
Schwindel	33 %	Bauchschmerz	56 %	Körperschütteln	36 %
Oberbauch-beschwerden	28 %	Atemlosigkeit	56 %	Herzklopfen	36 %
Trockener Mund	23 %	Aufgedunsenheit	48 %	„loose bowels"	33 %

geklagt wurde. Generell erwiesen sich Erklärungsmuster für Symptome als stärker kulturabhängig als die Ausprägung der Symptome selbst; beispielsweise führten Inderinnen ihre Körpersymptome häufig auf die Nichtbeachtung von Ernährungsvorschriften und die Nichteinhaltung von postpartalen Ritualen zurück. Der Anteil von Patienten, die ihre Körpersymptome mit belastenden Lebensereignissen in Zusammenhang brachten, variierte erheblich: von 8 % in São Paulo über Bangalore (28 %), Harare (34 %), Temple (44 %) bis Cagliari und Mailand mit 59 % (Isaac et al., 1995). In der Diskussion heben die Autoren hervor, daß »die transkulturelle Ähnlichkeit im Spektrum der präsentierten Körpersymptome augenfälliger war als deren Unterschiede« (Isaac et al., 1995: 92).

Gegen solche vergleichende epidemiologische Studien werden folgende Einwände erhoben:

1. Alles, was durch westliche Krankheitskategorien nicht erfaßt wird, wird leicht übersehen; lokale Erklärungsmodelle müssen deswegen in die Falldefinitionen einbezogen werden (Patel, 1995 a).

2. Es wird an die Problematik der Übertragung von Erkenntnissen aus Dienstdaten auf die Bevölkerung erinnert: Daten, die in den Gesundheitsdiensten gewonnen werden, erlauben zwar eine Aussage über die relative Bedeutung von bestimmten Erkrankungen im Patientenkollektiv. Wegen der geringen Inanspruchnahme der Dienste können aber nur in beschränktem Maße Rückschlüsse auf das Geschehen in der Bevölkerung gezogen werden; die Dunkelziffer ist bei verschiedenen Krankheiten unterschiedlich groß und kann sehr große Werte annehmen.

3. Die kulturelle Bedingtheit der Kategorien und Instrumente« wird nicht mitreflektiert (etischer Forschungsansatz); man beschränkt sich darauf zu untersuchen, ob westliche Kategorien und Instrumente in sich widerspruchsfrei in nichtwestlichen Kulturen angewandt werden können, um

São Paulo (Brasilien) n = 40		Temple (USA) n = 34		Alle Zentren n = 180	
Kopfschmerz	80 %	*Kopfschmerz*	56 %	*Kopfschmerz*	70 %
Gliederschmerz	72 %	Brust*schmerz*	41 %	*Gliederschmerz*	48 %
Schwindel	67 %	Schwindel	26 %	Rückenschmerz	43 %
Kribbeln	62%	Atemlosigkeit	26 %	Schwindel	43 %
Taubes Gefühl, Prickeln	56 %	Nahrungsmittel- unverträglichkeit	26 %	Brustschmerz	43 %
Aufgedunsenheit	55 %	*Gliederschmerz*	24 %	Beschleunigte Atmung	40 %
Herzklopfen	55 %	Aufgedunsenheit	24 %	Gelenkschmerz	37 %
Kloßgefühl in der Kehle	54%	Heißer/kalter Schweiß	24 %	Schwäche	36 %
Atemlosigkeit	54 %	Anderer Schmerz	18 %	Bauchschmerz	36 %
Gelenkschmerz	49 %	Herzklopfen	18 %	Aufgedunsenheit	34 %

sodann die Ergebnisse, die diese Instrumente produzieren, kulturvergleichend quantitativ auszuwerten (Mumford, 1993). Der vom kulturellen Hintergrund abhängige Bedeutungsgehalt der Beschwerden interessiert dabei nicht; eine sich auf den Kranken einlassende, emische Verstehweise ist nicht gefragt. Wenn jedoch die Bedeutung der Beschwerden und ihr Bezug zur Lebenssituation nicht geklärt werden, wer garantiert dann, daß somatisch nicht erklärte Brustschmerzen in Cagliari und Harare das gleiche Krankheitsgeschehen abbilden? Eine detaillierte Erörterung methodologischer Probleme der psychiatrischen Epidemiologie in Afrika sowie einige Verbesserungsvorschläge finden sich bei Parry (1996).

19.3
Überlegungen zur Bedeutung somatoformer Störungen im Distriktgesundheitswesen Schwarzafrikas: das Beispiel Burkina Faso

19.3.1
Rahmenbedingungen

Das Modell des *zweistufigen Distriktgesundheitswesens* wurde von der WHO entwickelt und von vielen Ländern Schwarzafrikas übernommen. Ein Gesundheitsdistrikt in Burkina Faso (Westafrika) ist 2 000 bis 3 000 km² groß und hat 100 000 bis 200 000 Einwohner. In 10 bis 15 Gesundheitszentren bietet das nichtärztliche Personal (durchschnittlich zwei Gesundheitsarbeiter pro Zentrum) präventive Dienste[1], eine allgemeinmedizinische Sprechstunde und einfache Geburtshilfe an. Im Distriktkrankenhaus, in dem neben zwei Ärzten noch ca. 30 weitere paramedizinische Kräfte arbeiten, kommen hinzu: einfache Labordiagnostik[2] sowie essentielle operative[3], internistische und pädiatrische Therapie (ambulant und stationär). Das Spektrum der im Distrikt verfügbaren Medikamente umfaßt vor allem altbewährte Antibiotika, antiparasitäre Mittel und Analgetika sowie einige wenige Antihypertensiva, Sedativa und Neuroleptika. Aufwendigere diagnostische und therapeutische Verfahren stehen – wenn überhaupt – nur in den Großstädten zur Verfügung und sind daher wegen der damit verbundenen hohen direkten und indirekten Kosten für den Großteil der Bevölkerung unerreichbar.

Ressourcenknappheit ist aber nicht nur ein Problem der Anbieter von Gesundheitsdiensten, sondern gleichermaßen ihrer Nutzer. In Burkina Faso wendet ein Haushalt durchschnittlich 33 US $ pro Jahr für die Gesundheitsversorgung auf, was 3,7 % eines Jahreseinkommens von 908 US $ entspricht (Sauerborn et al., 1995). Nur ein kleiner Teil der Bevölkerung verfügt über eine Krankenversicherung, so daß Erkrankungen und ihretwegen veranlaßte diagnostische und therapeutische Maßnahmen direkt zu erheblichen ökonomischen Einbußen führen.

Ein Charakteristikum des Distriktgesundheitswesens Burkina Fasos ist die ausgeprägte Unternutzung der vorhandenen Angebote, ein Phänomen, das auch aus an-

---

[1] Impfprogramm, Schwangerensprechstunde, Ernährungsüberwachung bei Kindern, Familienplanung
[2] Im wesentlichen: Blutbild, Blutsenkung, Blutzucker, Albumin im Urin und mikroskopische Untersuchungen von Stuhl, Urin, Liquor
[3] z. B. Kaiserschnitt, Herniotomie; aufwendigster Eingriff: Darmresektion

deren Ländern Schwarzafrikas bekannt ist. Die WHO sieht einen Erstkontakt mit den Gesundheitsdiensten pro Einwohner und Jahr als Minimum an, unterhalb dessen nicht zu erwarten ist, daß das Gesundheitswesen einen signifikanten Einfluß auf die Gesundheitssituation der Bevölkerung hat. Im ländlichen Burkina Faso wird dieses Minimum mit 0,17 Erstkontakten pro Einwohner und Jahr weit unterschritten (Projet Burkinabè-Allemand de Santé Publique, 1994). Ähnlich wie in Europa werden mehr als die Hälfte der Krankheitsepisoden vom Haushalt selbst behandelt. Der Anteil der Erkrankungen, die zur Inanspruchnahme westlicher bzw. schulmedizinischer Gesundheitsdienste führen, liegt hier wie dort bei 20 %; in Burkina ist der Anteil, der auf die traditionellen Heiler entfällt, etwa gleich groß (für Burkina Faso: Sauerborn et al., 1995; für Großbritannien: Williamson und Danaher, 1978). In Tabelle 19.2 finden sich einige weitere Kennzahlen zur Gesundheitsversorgung in Burkina Faso und Deutschland.

19.3.2
Therapeut-Patient-Beziehung im Distriktgesundheitswesen

Als Ursachen für die Unternutzung der Dienste im afrikanischen Gesundheitsdistrikt wurden benannt:

- unzureichende geographische und finanzielle Zugänglichkeit der Dienste,
- kulturell bedingte Bevorzugung traditioneller Medizin,
- Unzufriedenheit der Patienten mit der Qualität der Dienstleistung.

Die Anstrengungen der ersten Jahre seit Einführung des Distriktkonzeptes galten der besseren Verfügbarkeit von Gesundheitseinrichtungen und -personal, sodann nahm man sich der Erprobung von Finanzierungsmodellen an, die das Funktionieren der Einrichtungen einerseits sicherstellen und den finanziellen Verhältnissen der Landbevölkerung andererseits gerecht werden sollten. In jüngerer Zeit gerieten die technische Qualität der Dienste und die *Patientenzufriedenheit* ins Blickfeld von Public-Health-Experten. Befragungen ergaben eine verbreitete Unzufriedenheit der Patienten mit dem Verhalten des Gesundheitspersonals, besonders im Bereich der Mutter-Kind-Fürsorge (Sauerborn et al., 1989). Die Patienten fühlen sich nicht ausreichend respektiert und informiert, ihre Beschwerden führen nicht zu dem Maß von Zuwendung, das sie erwarten – und von traditionellen Heilern erhalten. Befragt, was für sie einen guten Krankenpfleger ausmacht, gaben fast alle der angesprochenen zairischen Dorfbewohner an erster Stelle Eigenschaften aus dem Bereich der kommunikativen Kompetenz an: Respekt, Geduld,

Tab. 19.2 Kennzahlen der Gesundheitsversorgung in Burkina Faso und Deutschland, 1990 und 1991

	Burkina Faso	Deutschland
Einwohner je Arzt	57.320	370
Säuglingssterblichkeit / 1000 Lebendgeburten	133	7
Lebenserwartung bei der Geburt, männlich (Jahre)	46	73

Höflichkeit, Aufmerksamkeit, Freundlichkeit und Offenheit (Haddad et al., 1995; entsprechend für Tansania: Gilson et al., 1994). Auch hierin zeigt sich eine Parallelität der Verhältnisse in Afrika und in den Industrieländern, wo zwischenmenschliche Aspekte der Arzt-Patient-Beziehung ebenfalls von vorrangiger Bedeutung für die Patientenzufriedenheit sind (Bensing, 1991; Lewis 1994).

19.3.3
Somatoforme Störungen im Distriktgesundheitswesen

Es gibt nicht viele systematische Untersuchungen über Häufigkeit und Erscheinungsform von somatoformen Störungen im Basisgesundheitswesen Schwarzafrikas. Gureje und Obikoya fanden somatoforme Störungen bei 17 % der Patienten einer allgemeinmedizinischen Sprechstunde in Ibadan, Nigeria (Gureje und Obikoya, 1992). Dhadphale et al. fanden depressive Störungen bei 9 % von allgemeinmedizinischen Patienten in Kenia, die alle auch über somatische Beschwerden klagten (Dhadphale et al., 1989). Im weiteren sollen einige grundsätzliche Überlegungen zur Dringlichkeit der Problematik sowie zu Diagnose- und Behandlungsmöglichkeiten dieser Kranken angestellt werden.

19.3.4
Warum sind somatoforme Störungen im Distriktgesundheitswesen Schwarzafrikas ein Problem?

Wie Patel halten wir Somatisierung für eine wichtige Ursache von Fehldiagnosen im Basisgesundheitsdienst Schwarzafrikas (Patel 1996). Bei Beschwerden, die sich

nicht somatisch erklären lassen, wird in der Regel nicht erwogen, daß es sich um eine somatoforme Störung handeln könnte. Als Folge werden die Patienten, wenn sie die Dienste häufig und beharrlich aufsuchen, zu intensiv und schließlich doch fehldiagnostiziert. Wenn sich andererseits der Verdacht der Psychogenese einstellt, kommt das leicht dem Verdikt gleich, eine wirkliche Krankheit liege nicht vor. Die Behandlungsergebnisse sind schlecht, was zu einer weiteren fruchtlosen Nutzung der Dienste führt (Janca et al., 1995 b). Den Patienten wird auf diese Weise nicht geholfen, womöglich wird ihnen durch invasive Maßnahmen geschadet; ihnen und der Gesellschaft aber werden unnötige Kosten durch überflüssige medizinische Maßnahmen aufgebürdet. Anders als in Deutschland wird dieser ineffiziente Einsatz von Ressourcen nicht durch deren reichliche Bemessung aufgefangen; die in Schwarzafrika zur Verfügung stehenden finanziellen, materiellen und personellen Ressourcen sind so knapp bemessen, daß jede suboptimale Verwendung unweigerlich eine spürbare *Verschlechterung essentieller Versorgungsleistungen* bedeutet.

Da die Mehrheit der Bevölkerung nicht krankenversichert ist, entspricht es auch dem unmittelbaren ökonomischen Interesse der Patienten, daß unnötige diagnostische und therapeutische Maßnahmen unterbleiben.

19.3.5
Möglichkeiten und Grenzen von Diagnose und Therapie

Biomedizinische diagnostische Möglichkeiten im Distriktgesundheitswesen sind aus materiellen Gründen sehr beschränkt, eine weitergehende Diagnostik ist den meisten Patienten unerreichbar. Es ist deswegen davon auszugehen, daß gewisse organische

Ursachen von Beschwerden unentdeckt bleiben, die in modernen Zentren identifiziert werden könnten. Somit wäre eine Vorgehensweise, die automatisch sämtliche nicht erklärten Körperbeschwerden als somatoforme Störung interpretiert, mit einer hohen Irrtumswahrscheinlichkeit behaftet (Gureje und Obikoya, 1992). Kulturell angepaßte Positivkriterien, mit denen ein Vorliegen von somatoformen Störungen wahrscheinlich gemacht werden könnte, wären sehr hilfreich; ihre Formulierung und Validierung ist ein bislang ungedeckter Forschungsbedarf.

Ein einseitiger Ausbau der diagnostischen Möglichkeiten wäre für die Patienten nur von sehr begrenztem Nutzen, denn aus den bekannten materiellen Gründen ist auch das Spektrum der therapeutischen Optionen eingeschränkt – vor allem bei nichtinfektiösen Krankheiten. Die Bedeutung der psychosomatischen Handlungsweise wird dadurch im Distriktgesundheitswesen eher größer: So geht es einerseits darum, Patienten mit somatoformen Störungen eine angemessene Behandlung zukommen zu lassen, andererseits darum, Patienten zu helfen, mit ihren nicht heilbaren organischen Krankheiten zu leben. Die Grenze zwischen diesen beiden Patientengruppen ist wegen der oben beschriebenen diagnostischen Unsicherheit unscharf, verglichen mit einem Kontext, in dem moderne Biomedizin zum Alltag gehört. Gerade wenn die Technik nur in engen Grenzen weiterhilft, sollte nicht die Krankheit, sondern der kranke Mensch im Vordergrund stehen: ein dem Menschen und seiner Lebenssituation angemessene Lösung oder Linderung des Gesundheitsproblems ist das Ziel.

Wären afrikanische Patienten bereit, sich auf nichtsomatische Diagnosen und Therapieangebote einer »sprechenden Medizin« einzulassen? Patel meint dazu: »Obwohl Patienten mit allgemeinen psychologischen Problemen (common mental disorders) häufig körperliche Beschwerden präsentieren, geben die meisten zu, daß die grundlegende Ursache keine körperliche ist – vorausgesetzt, das Konzept von Psyche ist kulturell akzeptabel, wobei dieses Konzept das Herz, die Seele oder den Geist einschließt« (Patel, 1996: 742). Bei einer Studie in Kolumbien, Indien, den Philippinen und dem Sudan waren zwischen 11 und 41 % der Mütter kranker Kinder bereit, Schlafstörungen, Einnässen, Stottern, Kopfschmerzen und ähnliches als Probleme zu benennen, wenn beim Besuch der Krankenstation konkret danach gefragt wurde (Giel et al., 1981). Umgekehrt kann das Vorbringen somatischer Beschwerden als Versuch der Patienten interpretiert werden, sich auf das Gesundheitssystem und die dort gesprochene Sprache einzustellen. Dieser Somatisierungsdruck ließe sich möglicherweise verringern, wenn das Gesundheitspersonal signalisiert, daß es auch nichtsomatische Krankheitsursachen gelten läßt. Es wäre jedoch ein Mißverständnis, wenn man sich als oberstes Ziel setzte, den Patienten vom Somatisieren abzubringen: der erste Schritt – und manchmal der einzige – ist, ihn als Hilfesuchenden zu akzeptieren und seine Beschwerden als legitime, individuelle Ausdrucksform seines Leidens ernst zu nehmen.

Für die Problematik somatoformer Störungen lassen sich zwei Hypothesen formulieren:

1. Man darf hoffen, daß es durch *angemessene Beziehungs- und Behandlungsangebote* einem Teil der Patienten ermöglicht wird, auf Somatisierung als Eintrittskarte zur Gesundheitsversorgung zu verzichten und sich von einer Fixierung auf medikamentöse Behandlung zu distanzieren (Harding et al., 1980).

2. Eine nähere Betrachtung der *psychotherapeutischen* – und speziell der *familientherapeutischen* – *Funktion traditioneller*

Heiler könnte helfen, kulturell angepaßte Behandlungsstrategien von psychologischen Problemen im allgemeinen und somatoformen Störungen im besonderen für das Basisgesundheitswesen zu entwickeln.

Wir können und wollen hier der traditionellen Medizin nicht ungeprüft ein generelles Gütesiegel verleihen; trotzdem sehen wir eine mögliche Perspektive darin, daß es als Ergebnis einer vertieften Beschäftigung mit der traditionellen Psychotherapie zu einer gezielten Zusammenarbeit zwischen westlichen und traditionellen Therapeuten bei somatoformen Störungen kommen könnte: der Krankenpfleger in der Gesundheitsstation übernimmt die Funktion des verständigen und annehmenden Allgemeinarztes, der den Patienten zum (traditionellen) Psychotherapeuten überweist.[4]

19.4 Diskussion

Das, was die westliche Medizin somatoforme Störungen nennt, läßt sich als Gesundheitsproblem in allen Kulturen beobachten und in den Sprechstunden aller Länder wiederfinden; indes sind die Ausdrucksformen somatoformer Störungen kulturell bedingt, was eine Integration etischer und emischer Erkenntnisansätze notwendig macht. Psychologische und medizinanthropologische Erkenntnisse wurden beim Aufbau von Basisgesundheitsdiensten zunächst kaum berücksichtigt. Die WHO konzentrierte sich auf sozioökonomische Faktoren als Bedingung der Entstehung und Perpetuierung von Krankheit und betonte die aktive Rolle der unmittelbar Betroffenen selbst und ihrer Dorfgemeinschaft (Djukanovic und Mach, 1975; Newell, 1975).

Mittlerweile wurde unter dem Signum *mental wellbeing* eine Neuorientierung eingeleitet. Es verbreitet sich die Erkenntnis, daß menschliches Leiden mehr umfaßt als soziales Elend und seine somatischen Folgen. In den Aufgabenkatalog von Basisgesundheitsdiensten werden allmählich auch Erkrankungen aufgenommen, die ihren Ursprung zwar in der sozialen und kulturellen Lebenswelt haben, von den Betroffenen selbst aber nicht als Ausdruck materiellen Elends erlebt und konzeptionalisiert werden.

»Obwohl bei bis zu einem Drittel der Patienten der Basisgesundheitsdienste in Afrika unspezifische psychologische Störungen diagnostiziert worden sind, erkennt das Gesundheitspersonal weniger als 10 % dieser Fälle. Als wichtigste Gründe dafür werden angegeben: die Somatisierung, d.h. die Präsentation psychologischer Probleme als körperliche Beschwerden, und das unzureichende Problembewußtsein auf seiten des Gesundheitspersonals« (Patel 1996: 742).

Die *Verbesserung der diagnostischen und interaktiven Kompetenz des Gesundheitspersonals* ist somit eine unerläßliche Voraussetzung für einen angemesseneren Umgang mit somatisierenden Patienten. Es gilt, die Einstellung zu vermitteln, daß gute Medizin nicht nur eine korrekte somatische Diagnostik und Therapie verlangt, sondern

---

[4] Eine wohlwollende Darstellung von Funktionsweise und Effizienz der traditionellen Psychotherapie findet sich z. B. bei Bräutigam und Osei, 1979; Machleidt und Peltzer, 1994.

auch Zuwendung und Offenheit für die Lebenssituation des Patienten, als Voraussetzung für den Aufbau einer tragfähigen Beziehung zum Patienten. Die WHO hat deshalb die Entwicklung und Erprobung von Weiterbildungsmodulen zu einem Bestandteil von Phase II ihrer Studie über somatoforme Störungen gemacht.

Zur umfassenderen Patientenversorgung bedarf es im Süden nicht einer Sonderdisziplin, die für Psychisches zuständig ist, sondern eines *ganzheitlichen Gesundheitskonzepts,* das den kulturellen, psychischen, sozialen und somatischen Dimensionen von Krankheit und Gesundheit gleichermaßen gerecht wird. Dabei sollte einer *lokalen Terminologie* der Vorzug gegeben werden, da westliche Diagnosen – wegen ihrer Fremdartigkeit – das Verständnis für den Patienten eher behindern oder ihn gar stigmatisieren (Patel, 1996). Ein Beispiel für den Versuch, kulturspezifische Kriterien für Somatisierung zu entwickeln, findet sich bei Ebigbo für Nigeria (Ebigbo, 1982).

Am Beispiel somatoformer Störungen zeigt sich die *Begrenztheit von Forschungsansätzen,* die einseitig epidemiologisch oder medizinanthropologisch ausgerichtet sind: Als vorwiegend quantifizierende Wissenschaft muß sich die *Epidemiologie* darauf verlassen, daß das, was in gleicher Form auftritt, auch das gleiche ist – eine bei psychischen Erkrankungen gewagte Unterstellung. Als eine primär auf das Verstehen gerichtete Wissenschaft bleibt die *Medizinanthropologie* tendenziell dem Einzelfall verhaftet. Nur eine Verbindung beider Disziplinen (z. B. bei Weiss et al., 1995) kann die für die Versorgung gleichermaßen wichtigen Fragen beantworten, wie häufig und in welchen Subpopulationen somatoforme Störungen auftreten und was ihr Bedeutungsgehalt im soziokulturellen Zusammenhang ist.

Welchen Nutzen aber kann die hiesige Psychosomatik aus der internationalen Perspektive ziehen? Zum einen ist die Auseinandersetzung mit emischen Erklärungsmustern von Krankheit eine gute Voraussetzung für die Arbeit mit Migranten oder Angehörigen von Subkulturen; diese Auseinandersetzung sollte bereits in der Ausbildung beginnen. Zum anderen kann das Nach-draußen-Schauen die Augen für Verhältnisse drinnen öffnen, die sonst leicht übersehen werden. Wenn wir die wichtige Rolle der Selbstbehandlung und der traditionellen Medizin in Afrika zur Kenntnis nehmen und erforschen, so ist es bis zur Einsicht nicht weit, daß die Patienten in Deutschland ebenfalls ein *pluralistic care seeking behaviour* an den Tag legen. Auch hierzulande sollte sich die Schulmedizin ernsthaft der Frage widmen, was die Alternativmedizin für die Patienten so attraktiv macht; möglicherweise werden ihr dadurch eigene Defizite klarer.

Literatur

Alle im Original englischsprachigen Zitate wurden von uns übersetzt.

Abas M, Broadhead J, Mbape P, Khumalo-Sakatkwa G. Defeating depression in the developing world: a Zimbabwean model. Br J Psychiatry 1994; 164:293.

Bensing J. Doctor-Patient communication and the quality of care. Soc Sci Med 1991; 32 (11):1301-10.

Bräutigam W, Osei Y. Psychosomatic illness concept and psychotherapy among the Akan of Ghana. Can J Psychiatry 1979; 24:451-7.

Dejarlais R, Eisenberg L, Good B, Kleinman A et al. World Mental Health: Problems and Priorities in Low-Income Countries. Oxford: Oxford University Press 1995.

Dhadphale M, Cooper G, Cartwright-Taylor L. Prevalence and presentation of depressive illness in a Primary Health Care setting in Kenya. Am J Psychiatry 1989; 146:659-61.

Djukanovic V, Mach EP (eds). Alternative Approaches to Meeting Basic Health Needs in Developing Countries. Genf: WHO 1975.

Ebigbo PO. Development of a culture specific (Nigeria) screening scale of somatic complaints indicating psychiatric disturbance. Cult Med Psychiatry 1982; 6:29-43.

Ebigbo PO. A cross sectional study of somatic complaints of Nigerian females using the Enugu somatization scale. Cult Med Psychiatry 1986; 10:167-86.

Fabrega H. The concept of somatization as a cultural and historical product of Western medicine. Psychosom Med 1990; 52:653-72.

Finerman R. Anhang II: Kulturspezifische Störungen. In: Internationale Klassifikation psychischer Störungen. ICD-10 Kapitel V (F) Forschungskriterien. Dilling H, et al. (Hrsg). Bern, Göttingen, Toronto, Seattle: Hans Huber 1994.

Giel R, De Arango MV, Climent CE, et al. Childhood mental disorders in primary health care: results of observations in four developing countries. Pediatrics 1981; 68:677-83.

Gilson L, Alilio M, Heggenhougen K. Community satisfaction with primary health care services: an evaluation undertaken in the Morogoro Region of Tanzania. Soc Sci Med 1994; 39 (6):767-80.

Gureje O, Obikoya B. Somatization in primary care – pattern and correlates in a clinic in Nigeria. Acta Psychiatr Scand 1992; 86:223-7.

Haddad S, Fournier P. Quality, cost and utilization of health services in developing countries. A longitudinal study in Zaire. Soc Sci Med 1995; 40 (6):743-53.

Harding TW, De Arango MV, Baltazar J, Climent CE, Ibrahim HHA, Ladrigo-Ignacio L, Srinivasa Murti R, Wig NN. Mental disorders in primary health care: a study of their frequency and diagnosis in four developing countries. Psychol Med 1980; 10:231-41.

Isaac M, Janca A, Burke KC, Costa e Silva JA, Acuda SW, Altamura AC, Burke Jr JD, Chandrashekar CR, Miranda CT, Tacchini G. Medically unexplained somatic symptoms in different cultures. Psychother Psychosom 1995; 64:88-93.

Isaac M, Janca A, Orley J. Somatization – a culture-bound or universal syndrome? J Ment Health 1996; 5 (3):219-22.

Iwata N, Roberts RE. Age differences among Japanese on the center for epidemiologic studies depression scale: an ethnocultural perspective on somatization. Soc Sci Med 1986; 43:967-74.

Janca A, Burke Jr JD, Isaac M, Burke KC, Costa e Silva JA, Acuda SW, Altamura AC, Chandrashekar CR, Miranda CT, Tacchini G. The World Health Organization somatoform disorders schedule: a preliminary report on design and reliability. Eur Psychiatry 1995 a; 10:373-8.

Janca A, Isaac M, Costa e Silva JA. World Health Organization international study of somatoform disorders – background and rationale. Eur J Psychiatry 1995 b; 9 (2): 100-10.

Janca A, Isaac M, Bennett LA, Tacchini G. Somatoform disorders in different cultures – a mail questionaire survey. Soc Psychiatry Psychiatr Epidemiol 1995 c; 30:44-8.

Kirmayer LJ. Overview: Culture, affect and somatization. Part I. Transcult Psychiatr Res Rev 1984; 21:159-88.

Kirmayer LJ. Cultural variations in the response to psychiatric disorders and emotional stress. Soc Sci Med 1989; 29:327-39.

Kirmayer LJ, Robbins JM. Three forms of somatization in primary care: prevalence, cooccurrence, and sociodemographic characteristics. J Nerv Ment Dis 1991; 179:647-55.

Kirmayer LJ, Laurence J. Body's insistence on meaning: metaphor as presentation and representation in illness experience. Med Ant Quart 1992; 6 (4): 323-46.

Kirmayer LJ, Robbins JM, Paris J. Somatoform disorders: personality and the social matrix of somatic distress. J Abnorm Psychol 1994; 103:125-36.

Kleinman A. Patients and Healers in the Context of Culture: An Exploration of the Borderland between Anthropology, Medicine, and Psychiatry. Berkeley: University of California Press 1980.

Kleinman A. Neurasthenia and depression: a study of somatization and culture in China. Cult Med Psychiatry 1982; 6:117-90.

Kleinman A. »Somatization«, in Social Origins of Distress and Disease: Depression, Neurasthenia, and Pain in Modern China. New Haven, London: Yale University Press 1986; 51-67.

Koss JD. Somatization and somatic complaint syndromes among Hispanics: overview and ethnopsychological perspectives. Transcult Psychiatr Res Rev 1990; 27:5-29.

Leff J. Transcultural psychiatry. In: Oxford Textbook of Medicine. Weatherall DJ, Ledingham JGG, Warrell DA (eds). Oxford: Oxford University Press 1987; 2557-9.

Lewis JR. Patient views on quality care in general practice: literature review. Soc Sci Med 1994; 39 (5):655-70.

Machleidt W, Peltzer K. Comparison of culturally different approaches towards the therapy of schizophrenia. Curare 1994; 17:59-81.

Mumford DB. Somatization: a transcultural perspective. Int Rev Psychiatry 1993; 5: 231-42.

Newell KW (Hrsg). Health by the People. Genf: WHO 1975.

Parry C. A review of psychiatric epidemiology in Africa: strategies for increasing validity when using instruments transculturally. Transcult Psychiatr Res 1996; 33.

Patel V. Explanatory models of mental illness in sub-Saharan Africa. Soc Sci Med 1995 a; 40 (9):1291-8.

Patel V, Gwanzura F, Simunyu E, Lloyd K, Mann A. The phenomenology and explanatory models of common mental disorder: a study in primary care in Harare, Zimbabwe. Psychol Med 1995 b; 25:1191-9.

Patel V. Recognition of common mental disorders in primary care in African countries: should »mental" be dropped? Lancet 1996; 347 (9003):742-4.

Projet Burkinabè-Allemand de Santé Publique. Tableau Synoptique des Indicateurs Sanitaires 1994.

Sartorius N, Üstün TB, Costa e Silva JA, Goldberg D, Lecrubier Y, Ormel J, Korff M von, Wittchen HU. An international study of psychological problems in primary care. Arch Gen Psychiatry 1993; 50:819-24.

Sauerborn R, Nougtara A, Sorgho G, Bidiga J, Tiebelesse L, Diesfeld HJ. Assessment of MCH Services in the District of Solenzo, Burkina Faso. II. Acceptability. J Trop Pediatr 1989; 35:10-13.

Sauerborn R, Ibrango I, Nougtara A, Borchert M, Hien M, Benzler J, Koob E, Diesfeld HJ. The economic costs of illness for rural households in Burkina Faso. Trop Med Parasitol 1995; 46:54-60.

Sugar JA, Kleinman A, Heggenhougen K. Social and behavioral pathologies. In: Health and Social Change in Developing Countries: An International Perspective. Chen LC, Kleinman A, Ware NC. Boston: Harvard University Press 1994; 51-84.

Üstün TB, Sartorius N (eds). Mental Illness in General Health Care. Chichester: John Wiley & Sons 1995; 1-398.

Weiss MG, Raguram R, Channabasavanna SM. Cultural dimensions of psychiatric diagnosis: a comparison of DSM-III-R and illness explanatory models in South India. Br J Psychiatry 1995; 166:353-9.

Williamson JD, Danaher K. Self-Care in Health. London: Croom Helm 1978.

Sachverzeichnis

PSYCHIATRIE UND PSYCHOTHERAPIE

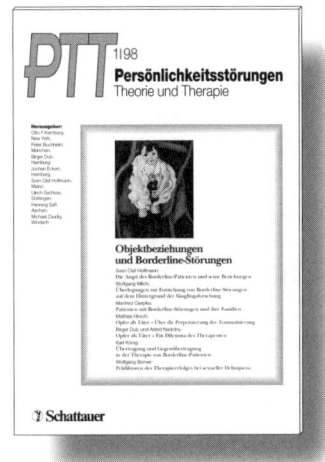

Das neue Periodikum von Schattauer

Persönlichkeitsstörungen
Theorie und Therapie
PTT

1998. 2. Jahrgang.
4 Hefte jährlich.
Jährlicher Bezugspreis
DM 136,–*/öS 993,–*/sFr 121,–*
ISSN 1433-6308

* unverbindlich empfohlener Preis/
  inkl. Versandkosten

Persönlichkeitsstörungen (PST; ICD F60) werden in ihrer Häufigkeit weit unterschätzt. Bei stationären Psychiatriepatienten wird nur jede dritte PST tatsächlich diagnostiziert, und das Therapieangebot ist entsprechend unzureichend. Vertieftes theoretisches Wissen und qualifizierte Erfahrung sind das Gebot der Stunde. PTT bietet neben Weiterbildungsmaterialien für Facharzt und Zusatztitel in jeder Ausgabe einen ausgewählten Themenschwerpunkt.

Herausgeber dieses neuen Periodikums ist der Nestor auf dem Gebiet der Persönlichkeitsstörungen, Prof. Dr. med Otto F. Kernberg gemeinsam mit einem Team renommierter Experten aus Forschung und Praxis.

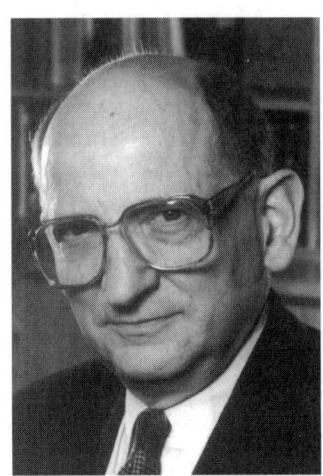

Die Herausgeber:
Otto F. Kernberg
Prof. Dr. med., New York
Peter Buchheim
Prof. Dr. med., München
Birger Dulz
Dr. med., Hamburg
Jochen Eckert
Prof. Dr. phil. Dipl.-Psych., Hamburg
Sven Olaf Hoffmann
Prof. Dr. med. Dipl.-Psych., Mainz
Ulrich Sachsse
Prof. Dr. med., Göttingen
Henning Saß
Prof. Dr. med., Aachen
Michael Zaudig
PD Dr. med., Windach

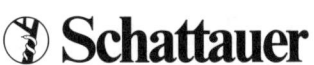

Schattauer

Irrtum und Preisänderungen vorbehalten

PSYCHOTHERAPIE

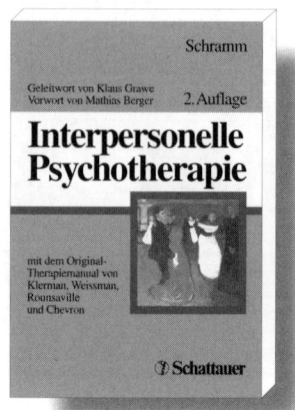

Schramm (Hrsg.)
**Interpersonelle
Psychotherapie**
bei Depressionen und anderen
psychischen Störungen

2. Auflage 1998. 352 Seiten,
8 Abbildungen, 39 Tabellen, kart.
DM 79,–/öS 577,–/sFr 76,–
ISBN 3-7945-1845-4

Geleitwort von
Klaus Grawe, Bern

Vorwort von
Mathias Berger, Freiburg

unter Mitarbeit von
M. Bohus, D. v. Calker
und S. Hedlund

Die erste deutschsprachige Einführung in die Interpersonellen Psychotherapie (IPT), die von Klerman und Weissman et al. entwickelt wurde:

▶ Entwicklung der IPT in den USA und in Deutschland, Abgrenzung gegenüber anderen Therapieverfahren

▶ Epidemiologie, Diagnose und Verlauf depressiver Erkrankungen als Beziehungsstörungen

▶ Übersetzung des Original-Therapiemanuals mit der Durchführung der Interpersonellen Depressionstherapie

▶ Hinweise zur praktischen Anwendung der IPT: Kombinierte Behandlung mit Psychopharmaka, stationärer

**Mit dem Original-
Therapiemanual
von
Klerman, Weissman,
Rounsaville und Chevron**

Bereich, schwierige Therapiesituationen, Miteinbeziehung von Bezugspersonen, Erfolgsbeurteilung

Da sich die IPT keiner ideologisch ausgerichteten Lehrmeinung verpflichtet fühlt, sondern an dem pragmatischen Ziel einer möglichst wirksamen und ökonomischen Therapie orientiert ist, leistet sie über ihr therapeutisches Anliegen hinaus einen wesentlichen Beitrag auf dem Weg von der „Konfession zur Profession" in der Psychotherapie. Die erste Auflage war in weniger als zwei Jahren vergriffen. Die Neuauflage wurde überarbeitet und aktualisiert.

Ein Grundlagenwerk für Psychotherapeuten, Psychiater, Nervenärzte, für klinische und Forschungszwecke.

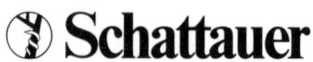

Schattauer

Irrtum und Preisänderungen vorbehalten

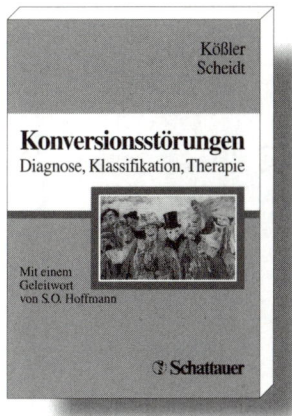

Kößler/Scheidt
Konversionsstörungen
Diagnose, Klassifikation, Therapie

Geleitwort von
Sven Olaf Hoffmann

1997. 138 Seiten, 1 Abbildungen,
22 Tabellen, kart.
DM 39,–/öS 285,–/sFr 36,–
ISBN 3-7945-1803-9

Freuds »*Genieblitz*« (S. O. Hoffmann), das Konzept der Konversion, also die Umsetzung psychischer Energien in körperliche Symptome, hat sich für eine Reihe neurotischer Symptome als das Verständnismodell schlechthin erwiesen. Das Buch nimmt eine umfassende Aufarbeitung dieses Krankheitskonzeptes vor. Besondere Schwerpunkte sind **Diagnostik**, **Klassifikation** und **Therapie**.

Verschiedene und zum Teil gegensätzliche Forschungsergebnisse aus den einzelnen Bereichen der Konversionsstörungen werden zunächst dargestellt und kritisch beurteilt. Für den Bereich der Diagnostik zeigt sich dabei übereinstimmend, daß das jeweilige Grundverständnis und die Definition psychosomatischer Störung für die **Diagnosesicherheit** ganz

---

**»Es gibt derzeit
keine Übersicht zum Thema
Konversion,
die klarer, gründlicher und
ehrlicher wäre ...«**

Sven Olaf Hoffmann
im Geleitwort zu diesem Buch

---

entscheidend sind. Von der Diagnostik nicht zu trennen sind die modernen **Klassifikationssysteme** (z.B. ICD-10: Dissoziative Störungen F44). Ihre Auswirkungen sowohl auf die Diagnosestellung als auch die Therapie sind weitreichend. Die Autoren machen die komplexen Wechselwirkungen von Diagnostik und Klassifikation mit ihren Vor- und Nachteilen für die verschiedenen Ansätze deutlich.

Als dritter Schwerpunkt dieses Buches steht die **Therapie**, die für Konversionsstörungen ebenfalls in einem engen Zusammenhang mit den beiden erstgenannten Bereichen steht. Hierbei werden neben allgemeinen Überlegungen therapeutische Prinzipien dargestellt. Grundlage ist dabei ein **psychodynamisches Krankheitsverständnis**.

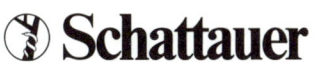

PSYCHOTHERAPEUTISCHE MEDIZIN

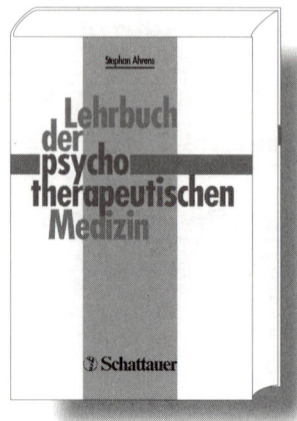

Ahrens (Hrsg.)
Lehrbuch der psychotherapeutischen Medizin

1997. 656 Seiten,
19 Abbildungen,
19 Tabellen, geb.
DM 98,–/öS 715,–/sFr 94,–
ISBN 3-7945-1627-3

Mit der Einführung der Fachgebietsbezeichnung **„PsychotherapeutischeMedizin"** und der Aufnahme der Psychotherapie in die psychiatrische Weiterbildung hat diese Disziplin erheblich an Bedeutung gewonnen.

Das Buch vermittelt einen ebenso fundierten wie praxisorientierten, didaktisch einprägsamen Überblick über das gesamte Gebiet. Seine wichtigsten Themen:

▶ Weiter- und Fortbildung in der psychotherapeutischen Medizin

▶ Psychotherapierichtlinien, Kassenanträge und ICD-10-Codierung

**fundiert
praxisnah
didaktisch gelungen**

▶ Psychoanalytische Krankheitslehre und Entwicklungspsychologie

▶ Anamnese, Diagnostik und Testverfahren

▶ Psychotherapeutische Methoden und Techniken

▶ Spezielle psychosomatische Krankheitsbilder und ihre Behandlung

Die Beiträge dieses Lehrbuchs wurden von mehr als 50 fachlich besonders ausgewiesenen Autorinnen und Autoren verfaßt. Durch einen einheitlichen Gliederungsrahmen und die sorgfältige Regie des Herausgebers wurde erreicht, daß es ein Werk aus einem Guß ist.

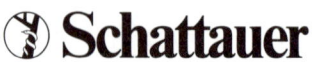
Schattauer